JN139189

漏斗胸の治療

永竿智久 / 香川大学医学部形成外科
野口昌彦 / 長野県立こども病院形成外科

Treatment of pectus excavatum

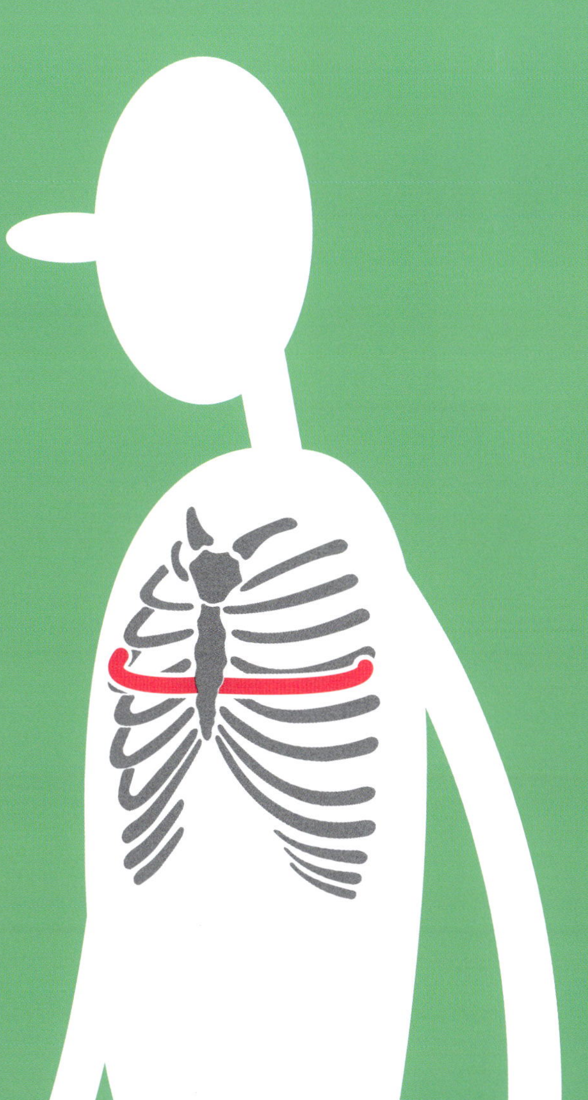

克誠堂出版

著者紹介

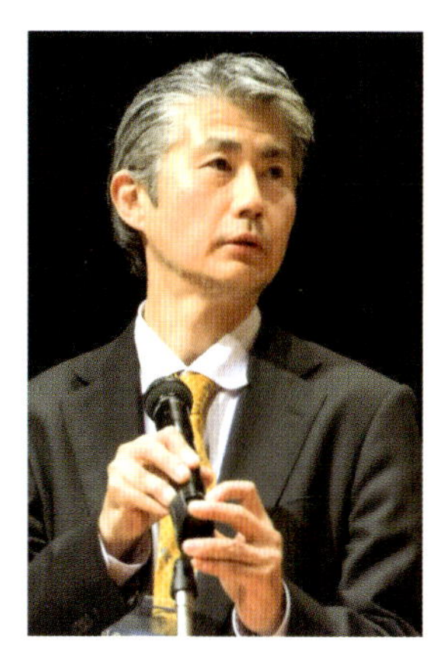

永竿智久（ながさお　ともひさ）
昭和40年生まれ。山口県出身。
平成2年慶應義塾大学医学部卒業。同大学講師，准教授を経て，平成26年より香川大学に移籍。目の形成手術・乳房再建・頭頸部再建など，形成外科の治療全般を行うが，漏斗胸の手術は得意中の得意。東京・大阪からも多くの患者が香川大学を受診する。香川県を「アートと医療の国際都市・かがわ」にする，夢の実現に向けて奮闘中。

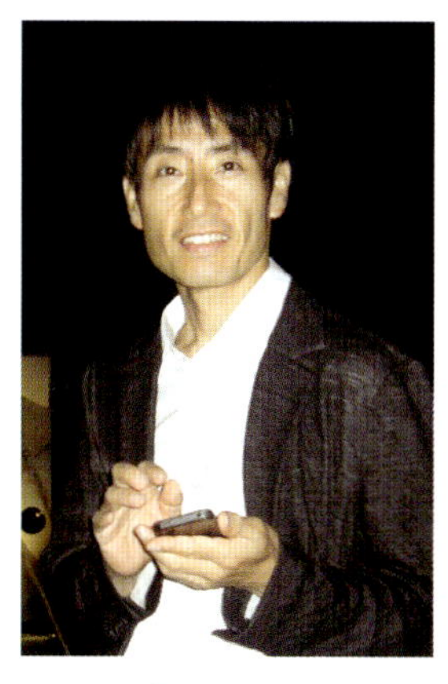

野口昌彦（のぐち　まさひこ）
昭和37年生まれ。長野県出身。
昭和62年信州大学医学部卒業。社会保険中京病院にて3年間，熱傷治療を学んだ後，平成2年より信州大学医学部形成外科勤務。同助手を経て平成6年より長野県立こども病院形成外科部長として勤務。小児形成外科医として専門とするクラニオフェイシャルサージャリー・眼瞼下垂の治療のほか，漏斗胸に関しては小児例だけでなく成人症例や複雑難治症例に対する治療を，県内のみならず広く中部地方全体で手がけている。漏斗胸における患者会である「全国漏斗胸っ子(者)の会：代表二木幸子」のサポーティングドクターも兼ねている。より安全で効果的な漏斗胸治療の開発を目的に，米国における次世代漏斗胸治療機器の開発プロジェクトに参画している。

序文

15年前ほど前から漏斗胸の手術に本格的に取り組んでいます。何にでものめりこむ性格なので，手術を数多く行うのみならず，いかにすればよりうまく手術ができるのか，数学や力学までもち出して研究するようになりました。

そうした臨床と研究の成果について嬉しがって発表するものですから，ついには「なぜ永竿先生はそんなに漏斗胸の手術が好きなのですか」と，学会発表の質疑応答で聞かれるまでになってしまいました。その時は「漏斗胸の治療は私のライフワークですから」と反射的に答えました。これはもちろん論理的には奇妙な返答です。「なぜ君は彼女をそんなに好きなのか」と訊かれて，「だって彼女は僕の最愛のひとだから」と答えるのと同じで，循環論法です。でも私はそう答えて，「ああそうか，漏斗胸の治療は俺のライフワークなのか」と初めて気が付きました。人間とはこんなものなのですね。自分の言葉で自分が気付く。思わず口から出たこの言葉をきっかけに，私は漏斗胸の治療にかける自分の情熱を初めて自覚しました。そして「ではなぜ，自分はこんなに漏斗胸の手術に魅せられているのだろうか？」と自問してみました。すぐには答えを出すことができず，3～4年くらい考え続けていました。

全国の漏斗胸のエキスパートが集まる，「漏斗胸手術研究会」という学会があります。漏斗胸の手術を行う先生方は，呼吸器外科，小児外科，形成外科など科を問わずおいでになりますが，この学会には日本全国の腕に覚えのある先生方，「われこそ日本の代表」と思われている先生方ばかりが参加します。そのようにプライドの高い先生方ばかりが参加する会合で，なおかつ商売敵でもあるわけですから，学会の最中は殺気が漲っています。舌鋒鋭く，遠慮仮借ない意見が飛び交います。症例の写真を提示すれば，歯に衣着せぬ批判が来ます。学会場でなかったら殴り合いすらするかもしれません（？）。

しかしラグビーのノーサイドの後のように，ひとしきり罵倒しあった後は非常に良い雰囲気で飲めるのです。その中である先生が，ふとつぶやかれました。「なぜ僕らはライバルなのに，こんなに仲がよいのかね？」 別の先生の口から，思わず言葉が出ました。「それは漏斗胸の手術がサムライの手術で，われわれがサムライだからですよ」。この言葉の意味を尋ねることもなく，その場にいた先生方は深く，深く，うなずいたものでした。私にもその意味がすぐに解りました。

漏斗胸の手術は楽ではありません。骨と軟骨を扱うわけですから，まず力が要ります。また，心臓と肺に隣接する領域を操作するだけに，相当な心理的緊張を要します。漏斗胸の患者さんは将来のある若年の患者さんが多いので，なおさらです。さらに，結果の良し悪しがそのまま表面に現れるわけですから，妥協やごまかしは一切ききません。このような厳しい手術を好んでやっている自分たちは現代のサムライのようなものだと，その場のだれもが瞬間的に納得したのでしょう。なぜ自分が漏斗胸の治療がこれほどまでに好きなのか，という私の疑問も氷解しました。そうか，漏斗胸をやっている俺たちはサムライなのだと。患者さんたちの喜びに支えられたこの誇りこそが，私たちの漏斗胸の治療にかける情熱の源なのだと。

漏斗胸の患者さんは1,000人に1人といわれていますが，これはひと昔前の数字です。10年ほど前までは，あまり良い治療結果を出すことができていませんでした。ゆえに漏斗胸について悩まれている患者さんがおいでになったとしても，いざとなると二の足を踏んで受診しなかったのでしょう。このために，実際よりもはるかに少ない発生頻度が報告されていたのではないでしょうか。しかし最近では，漏斗胸の手術は以前に比して格段に安全に行え，かつ良い結果を出すことが可能になっています。またインターネットの普及に伴い，情報へのアクセスが加速度的に良くなっています。それに伴い，ますます多くの漏斗胸の患者さんが治療を求めるようになっています。ところが，漏斗胸の手術を行える医師はまだまだ多くありません。より多くの若い外科医たちに，漏斗胸の手術を行うサムライたちの仲間入りをしてほしいという想いで，この本を書かせていただきました。

この本は，私と最も仲のよいサムライである，長野県立こども病院の野口昌彦先生と二人で書かせていただきました。しかし，学会などでお会いする他のサムライたち—東京女子医大形成外科の菊池雄二先生，川崎医大小児外科の植村貞繁先生，札幌医大呼吸器外科の渡辺敦先生，モスクワ市立病院胸部外科のウラジーミル・クズミチェフ先生，熊本赤十字病院小児外科の寺倉宏嗣先生など—の諸先生のご意見も，大きな参考にさせていただいています。この場を借りてお礼を申し上げます。

また私をいつも支えてくれている，香川大学形成外科のスタッフに感謝します。彼らのサポートなしにはこの本は世に出なかったでしょう。

さらにご高閲をいただきました日本形成外科学会理事長(2016年現在)である大阪大学医学部形成外科の細川亙教授に深謝いたします。そして，この本の出版に漕ぎつけるまで多大な骨折りをいただいた，堀江拓様をはじめとする克誠堂のスタッフの方々，ありがとうございました。

平成28年1月吉日

香川大学医学部形成外科
永竿　智久

私が漏斗胸治療に専念しだしたのは1990年の始めで，形成外科専門医を習得したころからです。当然ながら，治療の主流であったのはRavitch法に代表される胸骨挙上術でした。この時代，形成外科では「漏斗胸治療といえば新潟大学の星栄一先生」と言われるほど，星先生のご活躍には目覚ましいものがありました。特に先生が1998年にまとめられた漏斗胸治療のレビューには目を見張るものがあり，今でも漏斗胸治療を考えるうえでの私のバイブルとなっています。

そんな先生に少しでも追いつこうと，当時私なりに取り組んだテーマが，漏斗胸治療の中でも難しいとされていた非対称性漏斗胸変形に対する治療法の開発でした。そして自分なりの答えをまとめ報告した1999年，福岡での日本形成外科学会総会で初めてNuss法の存在を知ることになったのです。すでに250例を超す漏斗胸治療を経験していたことから，わずか金属バー 1本で治療するというNuss法での結果を俄には信じることができない気持ちでいっぱいでした。同日，講演が終了するやいなや，Nuss先生のもとに掛けより見学を申し入れました。結局，その想いが覆されるまでに要したのは渡米までのわずか数カ月でした。

さて，帰りの飛行機の中，頭を占めていたのが心損傷の可能性でした。低侵襲手術を謳う同術式において，これだけは是が非でも避けなければならないことでした。こうしてまず報告したのが，スキンフックを用いた胸骨尾側部小切開からの胸骨挙上補助による視野確保でした。しかし当時は，剥離をはじめ実際の手技は手探りで模索するしかなく，随分と怖い思いもしました。心臓こそ傷つけなかったものの，心膜損傷から始まり血胸，心タンポナーデによる緊急ドレナージ，異物反応からMRSA感染に発展し，引いては抜去までの3年間毎週通院治療で乗り切ったお子さんなど，およそNuss法で報告されていた合併症のほとんどを経験しました。これらのトラウマからか，Nuss法が一般的となり15年近くとなる現在でも，Nuss法を行う際には緊張を伴います。近年「危機的出血への対応ガイドライン」が麻酔科学会を中心にまとめられていますが，院内では蚊帳の外と考えられている形成外科医の自分が，意外にも最も危機的対応を迫られる対象者ではと肝を冷やすこと然りです。

そんな思いもあって，漏斗胸治療に携わる多くの医療者が，そしてこれから漏斗胸治療に取り組もうと考える若手医師たちがこのような不安を抱えることがないようにと，永竿先生の情熱に後押しされ，「何故こうしなければ？」がわかる，理論に基づいた漏斗胸治療の教科書として本書を執筆する運びとなりました。自分が永竿先生の仰られる“サムライ”の域に達しているのかは甚だ疑問ではありますが，現在までの実体験を元に得た知識が少しでも皆様の参考になればと考えます。

漏斗胸治療は，その結果がシンプルに判断できるだけにうそがつけません。手技的にはシンプルに思えるNuss法ながら，治療者のさじ加減1つで結果は大きく異なります。そんなNuss法を安全かつ有効な治療法として活用できるよう，そしてまだまだ発展途上の治療である漏斗胸治療に取り組む医療者が1人でも増え，さらなる治療法の発展につながることで多くの患者さんに寄与できるよう，本書がその一助になればと思います。

最後になりますが，漏斗胸を通じ知り合った多くの方に感謝の気持ちを込め，この場をお借りしてお礼を申し上げます。また，ご高閲いただきました大阪大学医学部形成外科の細川亙先生に深謝いたしますとともに，原稿の遅延から始まり多大なご迷惑をお掛けしました克誠堂スタッフの方々の粘り強い対応に心からお礼を申し上げます。

平成28年1月吉日

長野県立こども病院形成外科
野口　昌彦

刊行にあたって

漏斗胸は比較的頻度の高い先天性の外表形態異常であり，機能的な障害が見られる重度のものもあるが，むしろ整容的な面からの治療要求が高い疾患である。治療法としては，かつてはRavitchの胸骨挙上法が有名であり，それに工夫を加えたさまざまな修正術式があった。また，胸骨を左右に180度回転させる胸骨飜転法もあって，これについてもその改良法としての血管柄付き飜転法などが考案された。さらに胸郭そのものには手を加えず，皮下や筋肉下に人工物や自家組織を埋め込むような術式も古くから行われていた。

そのような中でNussが考案した術式は，それまでの漏斗胸に対する治療を一変させ，漏斗胸手術がNuss法に統一されるのではないかというような勢いもあった。しかし，Nuss法手術が普及するにつれ，極めて重大な心損傷などの合併症を生じ得ることがわかり，また，成人患者に対する手術の難しさなども認知され始めた。また，Nuss原法によりすべての症例で良好な結果を得ることは意外と難しいことが認識されると，あるものはNuss法の適用症例をかなり絞り込み，あるものは症例に応じたさまざまな修正をNuss法に加えていく方向性をとることになった。

そのような中で，本書の著者は日本におけるNuss法施行者の双璧であり，Nuss法の長所はもちろん短所も知り尽くした二人である。その豊富な経験と，また理論にも裏付けられた記述は有意義である。この本が，漏斗胸を美しく安全に治療することの大きな手助けになることを信じて疑わない。

漏斗胸は，形成外科以外にも胸部外科，整形外科，小児外科などの診療科が扱ってきた。そのような中で，現代漏斗胸治療の集大成の成書が二人の形成外科医の合作として出版されたことは実に喜ばしく誇らしいことである。

大阪大学医学部形成外科

細川　亙

目 次

IV 治療各論③　Nuss法(応用編)

V 合併症の回避

VI 特殊な状況における治療

VII 漏斗胸手術の将来

I

治療のための基本的知識：漏斗胸総論

1　漏斗胸の状態評価
2　漏斗胸が心肺機能に与える影響
3　心肺機能に対する手術の効果
4　漏斗胸の成因
5　漏斗胸と遺伝

永竿智久

1 漏斗胸の状態評価

!! 漏斗胸は胸郭の陥没を主たる症状とする先天疾患として知られるが，一口に陥没といっても胸郭のどの部分が凹んでいるのか，どの程度凹んでいるのか，そしてその程度はどのくらいなのかは患者によって大きく異なる。良好な治療結果を出すためには，陥没の状態を的確に表現する指標が必要である。本項においてはこれらの指標について整理する。

形態評価について

漏斗胸の胸郭は特徴的な形態を呈すので，漏斗胸という疾患の診断そのものは容易である。しかしその陥没のあり方は各患者によってさまざまである(図 1)。

効率的に治療を行うためには，

①陥没はどのような概形を呈すのか
②どの部分がどの程度陥没しているのか
③陥没部に胸骨がどの程度含まれるのか
④左右のいずれに陥没の程度が強いのか
⑤陥没の程度は胸郭の前後径と比較するとどの程度の割合なのか，

についてよく把握した後に手術計画を立てる必要がある。

しかし胸郭および陥没の形状は，多くの場合複雑な三次元形状を呈しているので，単純な指標のみでは評価することはなかなか難しい。そこで以下に列挙した複数の項目についてチェックを行い，総合的に陥没の形状を評価する[1)]。

評価ポイント 1 概形の評価

受皿型 (saucer type)：広くなだらかな陥没

カップ型(cup type)：狭く，急峻な陥没

陥没している部分の局在に応じてこの 2 タイプに分類する(図 2)。

評価ポイント 2 変形の上下範囲の評価

変形が上下にわたる範囲の指標として，胸骨が陥没部に含まれる程度を評価する。変形の縦径を L_1 とし，この範囲に含まれる胸骨の長さ L_2 との比 L_1/L_2 を評価する(図 3)。

評価ポイント 3 変形の左右範囲の評価

正中線と最陥没部の距離，および胸骨縁と最陥没部の距離を評価する。

評価ポイント 4 CT による判定

最陥没点における水平断 CT 画像を用いて判定を行う。胸郭横径(T)，左右胸郭前後径(R および L)，最陥没点より椎体に至る距離(A)を測定の後(図 4)，以下のパラメータを

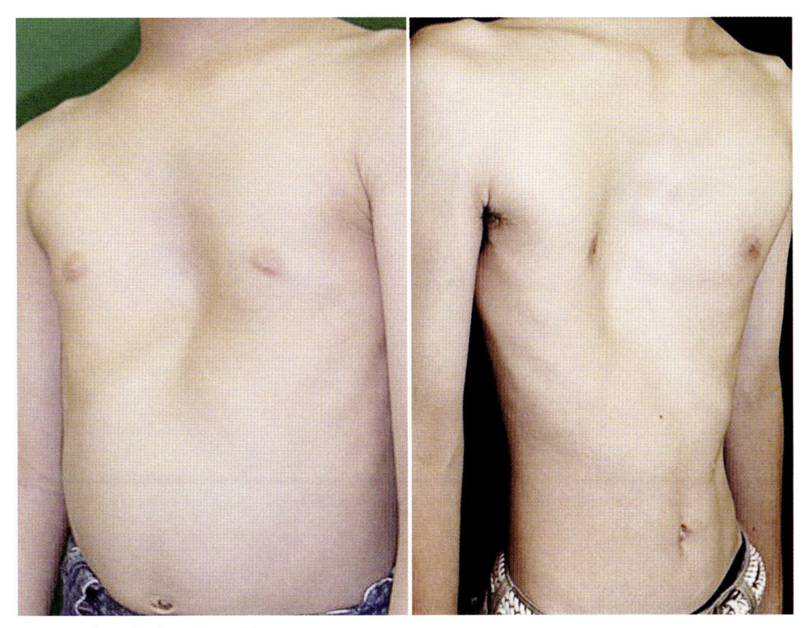

図 1　陥没程度の個人差
漏斗胸患者の胸郭の形態には大きな個人差が見られる。左の症例においては陥没は狭い範囲に限局しているが，右の症例においては広い範囲にわたって陥没が存在する。

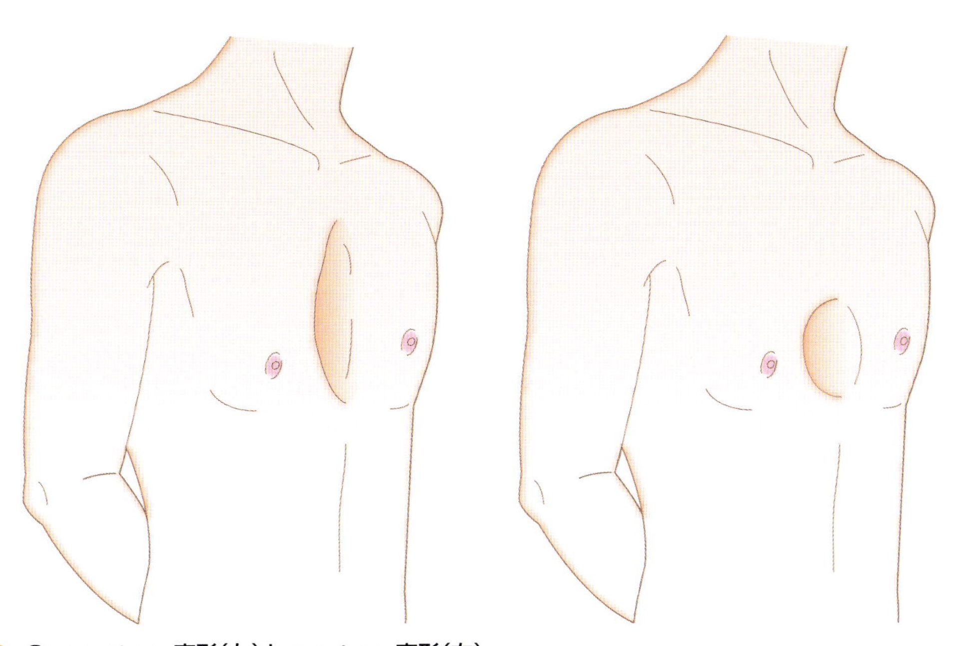

図 2　Saucer type 変形(左)と cup type 変形(右)
Saucer type は Grand Canyon type ともいわれ，胸郭の広い範囲にわたって陥没が存在する。実際に治療を行うにあたっては，両者において要求される操作が大きく異なるので区別が必要である。

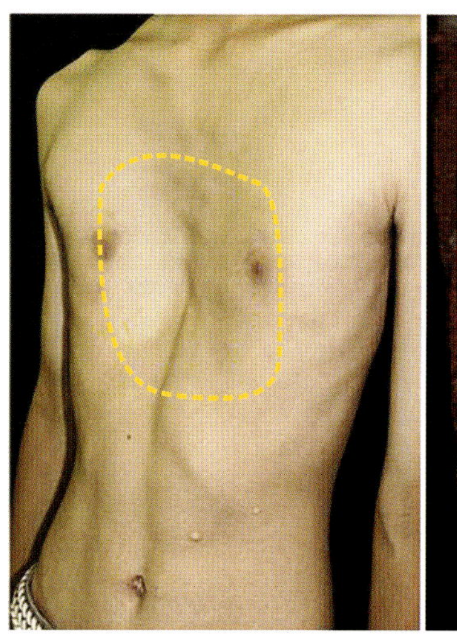
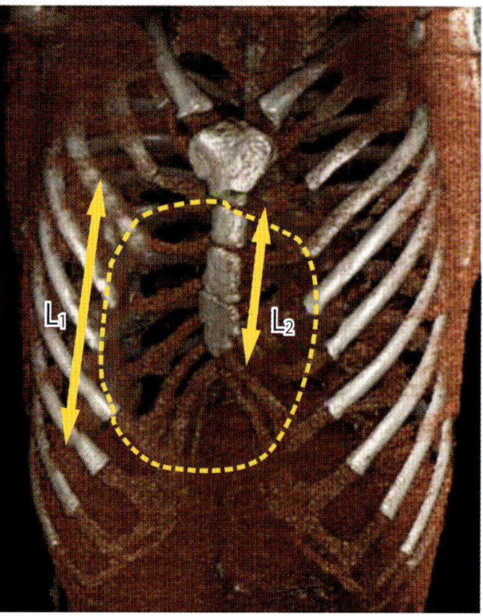

図 3　変形の上下範囲の評価
陥没部位のうち，胸骨が占める長さを評価する。

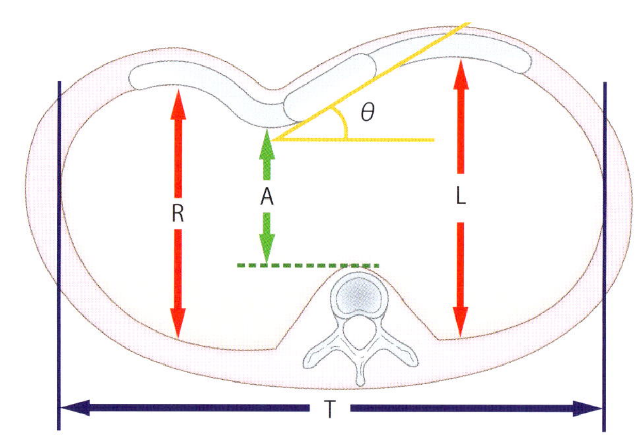

図 4　CT における指標計算に使用する値

計算して胸郭形態を評価する。

①Haller index：胸郭の横径(＝T)を，胸郭の最陥没点から椎体までの距離(＝A)で割って得られる値

②非対称 index：左右の胸腔の前後径の比㊗/㊝をパーセンテージで表したもの

③Chest shape index：右胸腔の前後径を胸腔の横径で割ることにより得られる値

④胸骨の捻じれ：胸骨の後面が冠状面に対してなす角度(θ)

なかでも Haller index は特に頻用されている指標であり，Haller index を用いて手術の適応が論じられる場合が多い[2)3)]。一般的にいって，吸気終末位における Haller index が 3.25 以上の症例が，手術治療の適応になると考えられている[4)]。

なお，CT における胸骨ならびに肋軟骨の所見も，漏斗胸の状態を評価するにあたり重要な指標である。

すなわち CT 所見において，

①胸骨が分節状の形態をとっているのか，癒合して 1 枚化しているのか

②肋軟骨の骨化は進行しているか

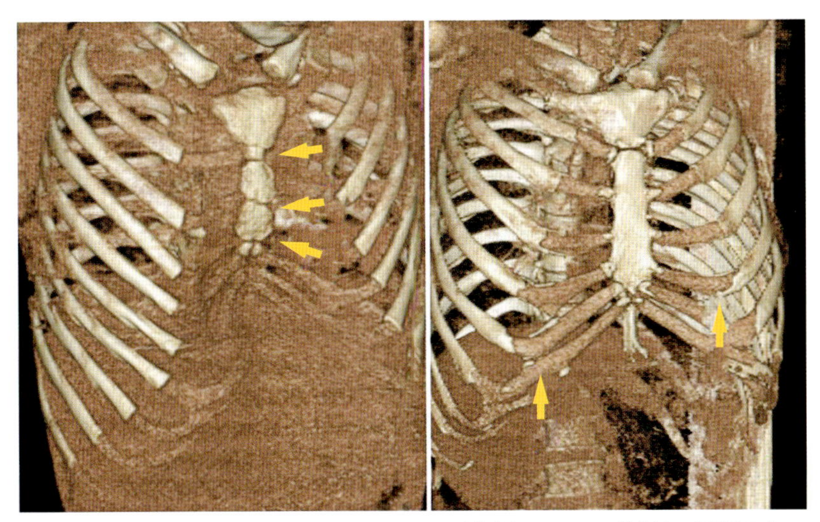

(a)小児においては胸骨がいくつかの分節に分かれている(7歳，男児)。　(b)成人においては肋軟骨の部分的な骨化が進行している(51歳，男性)。

図5　年齢に伴う胸郭の形状変化

を評価に含むべきと考えている(図5)。この理由については別項(Ⅳ-3「成人と小児における，Nuss手術が胸郭に与える影響の差異」)にて詳しく説明するが，漏斗胸の手術を行うにあたっては胸郭の柔軟性が大きく問題になり，胸骨および肋軟骨の状態をCTで評価することで，胸郭の柔軟性をおおよそ推測することができる。

引用文献

1) Cartoski MJ, Nuss D, Goretsky MJ, et al: Classification of the dysmorphology of pectus excavatum. J Pediatr Surg 41: 1573-1581, 2006
2) Haller JA Jr, Kramer SS, Lietman SA: Use of CT scans in selection of patients for pectus excavatum surgery; A preliminary report. J Pediatr Surg 22: 904-906, 1987
3) Daunt SW, Cohen JH, Miller SF: Age-related normal ranges for the Haller index in children. Pediatr Radiol 34: 326-330, 2004
4) Albertal M, Vallejos J, Bellia G, et al: Changes in chest compression indexes with breathing underestimate surgical candidacy in patients with pectus excavatum; A computed tomography pilot study. J Pediatr Surg 48: 2011-2016, 2013

I 治療のための基本的知識：漏斗胸総論

永竿智久

2 漏斗胸が心肺機能に与える影響

!! 漏斗胸の存在により肺機能(vital capacity および 1 秒率)は約 10～20%低下する。また胸壁の圧迫により，右室の ejection fraction も低下する傾向があり，心肺機能の低下が認められる。このため，有酸素運動時に息苦しさや胸痛を訴える患者が多い。手術を行うことにより，心肺機能の改善が期待できる。

漏斗胸患者を診察するにあたっては，患者やその両親から「漏斗胸があることで臓器には問題はないのですか」という質問を，ほぼ確実に受ける。

漏斗胸においては心肺機能に低下は見られるのであろうか？ 物理的に心臓ならびに肺が胸壁から圧迫を受けているのであるから，素直に考えるとそれらの臓器の機能に影響があるように思える。その反面，大部分の患者は通常の学校に通い，普通に仕事をしている場合が多いので，漏斗胸はあくまでも形態のみの問題で機能にはさして影響がないようにも思える。これらのいずれが正しいのであろうか？

漏斗胸患者の心肺機能の評価に関する既存研究の多くは，安静時あるいは運動負荷時における被験者の機能を生理学的検査に基づいて評価したうえで，心拍出量・有酸素運動能を正常人群と比較する手法をとっている。そのうえで漏斗胸患者においては正常人に比較して心肺機能が低下していると結論づけている(表)[1)～8)]。ただし心肺機能は心臓のポンプ機能と肺の換気機能の両要素より構成されるので，これらの機能のいずれが問題になっているのか，またその原因は何かについてさらに論じられる必要がある。

■呼吸機能への影響

Lawson ら[7)]の行った臨床研究が母集団の大きさと調査手法の点において優れており，代表的調査として特に参考になる。同研究において，Lawson らは 408 人の漏斗胸術前患者を対象として vital capacity(VC)，FEV1(1 秒率)，forced expiratory flow (FEF)に基づき漏斗胸患者の心肺機能を評価した。その結果，VC および FEV1 については患者群で正常に比して 13％低下しており，FEF については正常に比して 20%低下していたと報告している。この結論は他の報告[1)～6)]ともほぼ整合している。

■心機能への影響

心機能に関しては Lesbo ら[8)]の報告が参考となる。同研究においては 75 人(漏斗胸群 49 人，正常群 26 人)の 10 歳代の被験者を対象として，正常時および運動負荷を与え

表　既存の報告と要旨

報告者	対象	方法	結論
Rowland T[1]	12人の漏斗胸患者と20人の正常人(患者群・対照群ともに10歳代の少年)	被験者群に対して運動試験を施行。その後の心肺機能の評価につきドップラーエコーを用いて比較(ランダム化比較試験)。	Endurance fitnessは漏斗胸群において低下。
Saleh RS[2]	30人の漏斗胸患者(男性23人，女性7人)と正常人25人	正常人25人と比較。心血管MRIで心肺血流の定量的評価を施行。拍出率，心筋長，心肺サーキットの環流時間・流量インデックスを調査(ランダム化比較試験)。	平静時においてはコントロール群と漏斗胸群で差がない。最大負荷時におけるcardiac indexは漏斗胸患者において低下。この原因はstroke indexが小さいことにある。
Xino-Ping J[3]	27人の漏斗胸患者(男性24人，女性3人；平均8.7歳)	VC，TLC，RV，FRC，MVV，FEV1,V25, V75を測定して正常と比較。	VC, FEV1，V25が漏斗胸患者において有意に低下。TLC, MVV, V75は正常と有意差なし。
Quigley PM[4]	36人の思春期の漏斗胸患者(16 ± 3歳)	正常時における肺機能を測定して正常人10人と比較(年齢調整あり)。運動時における心拍数についても評価。	安静時においては漏斗胸患者において%VCが有意に低下。58%の患者が呼吸に関する自覚症状あり。
Morshuis WJ[5]	35人の漏斗胸患者(17.9 ± 5.6歳)	肺機能(TLC, IVC, 動脈血ガス)を評価。	TLC，IVCはそれぞれ正常の86 ± 14.4%，72 ± 16.2%と低下。動脈血ガスは変化なし。
Tang M[6]	49人の漏斗胸患者および26人のコントロール	Cardiac index(= $l/min/mm^2$)に基づき心機能を評価。さらにFEV1に基づき肺機能を評価。	術前のCIは正常人8.1 ± 1.0に対して漏斗胸患者6.6 ± 1.1で有意に低下。
Lawson ML[7]	408人の漏斗胸術前患者と45人の漏斗胸術後患者	VC，FEV1，FEF(25〜75 %)に基づき漏斗胸患者の心肺機能を評価。	術前の段階でVCおよびFEV1は患者群で正常に比して13%低下。FEFは正常に比して20%低下。
Lesbo M[8]	49人の漏斗胸患者と26人の正常人(患者群・対照群とともに10歳代)	正常時ならびに運動負荷時の心肺機能を評価。自転車運転における最大負荷。平静時には心エコー。拍出量・有酸素運動能を評価(ランダム化比較試験)。	左室については漏斗胸群と正常群で有意差なし。 右室に関する評価項目で漏斗胸群が低下。胸骨の後退が原因で右室が圧迫を受けている。

た状態で心血管MRIを用いて心肺血流の定量的評価を行った。その結果，左室については漏斗胸群と正常群で有意差は存在しないものの，右室のejection fractionが低下していることを指摘している。

これらの既存研究より，漏斗胸患者においては肺機能・心機能ともに正常に比して低下していると考えてよいであろう。とりわけ運動時における右室機能が低下しており，そのため十分な心肺機能が発揮できない。

実際に患者を診察すると，形態に関する悩み以外に「サッカーやマラソンなど有酸素運動を行う際に，すぐに息苦しさを感じる」という訴えを聞くことが多い。こうした症状は，胸部形成の手術を行うことにより軽減する。

引用文献

1)Rowland T, Moriarty K, Banever G: Effect of pectus excavatum deformity on cardiorespiratory fitness in adolescent boys. Arch Pediatr Adolesc Med 159: 1069−1073, 2005
2)Saleh RS, Finn JP, Fenchel M, et al: Cardiovascular magnetic resonance in patients with pectus excavatum compared with normal controls. J Cardiovasc Magn Reson 13: 12−73, 2010
3)Xiao-Ping J, Ting-Ze H, Wen-Ying L, et al: Pulmonary function for pectus excavatum at long-term follow-up. J Pediatr Surg 34: 1787−1790, 1999
4)Quigley PM, Haller JA Jr, Jelus KL, et al: Cardiorespiratory function before and after corrective surgery in pectus excavatum. J Pediatr 128: 638−643,

1996
5) Morshuis WJ, Folgering HT, Barentsz JO, et al: Exercise cardiorespiratory function before and one year after operation for pectus excavatum. J Thorac Cardiovasc Surg 107: 1403-1409, 1994
6) Tang M, Nielsen HH, Lesbo M, et al: Improved cardiopulmonary exercise function after modified Nuss operation for pectus excavatum. Eur J Cardiothorac Surg 41: 1063-1067, 2012
7) Lawson ML, Mellins RB, Tabangin M, et al: Impact of pectus excavatum on pulmonary function before and after repair with the Nuss procedure. J Pediatr Surg 40: 174-180, 2005
8) Lesbo M, Tang M, Nielsen HH, et al: Compromised cardiac function in exercising teenagers with pectus excavatum. Interact Cardiovasc Thorac Surg 13: 377-380, 2011

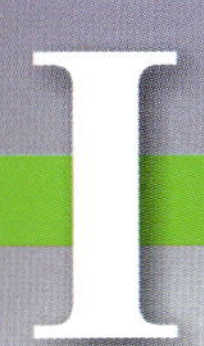

治療のための基本的知識：漏斗胸総論

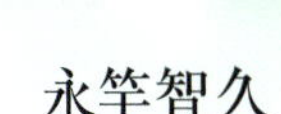

3 心肺機能に対する手術の効果

永竿智久

!! 漏斗胸においては胸郭が陥没を呈しているので，縦隔臓器の位置が偏移している。特に心臓の右房・右室および気管支は胸壁の陥没により圧迫を受けやすく，このために機能不全が生じ得る。変形した胸郭を修正する手術を行うことで，低下した機能を回復することが期待できる。すなわち漏斗胸の手術は単に形態の改善を図るのみではなく，機能面の改善も，その大きな目的の 1 つである。

前項（Ⅰ-2「漏斗胸が心肺機能に与える影響」）で，漏斗胸患者においては心肺機能が低下していることを述べた。それでは低下している機能は，治療を行うことで改善するのであろうか。

漏斗胸における心肺機能の低下は，胸壁による物理的な心臓・肺の圧迫に起因する。そこでこれらの臓器の解剖学的位置が手術に伴っていかに変化するのかについて考えてみる。

心臓の解剖学的な位置変化

Nuss 手術の前後における心臓の位置の変化について評価した結果，手術を行うことにより心臓は正常の位置に近づくことが Jeong ら[1]により報告されている。また，胸壁の陥没により気管および気管支が圧迫を受けて変位している所見は，患者の CT 上でしばしば観察される（図）が，Kamiyama ら[2]はこうした気管の変位も，手術を行うことで胸郭形態を改善すれば，それに伴って軽減することを報告している。すなわち，漏斗胸の手術を行うことにより，変位している心臓ならびに肺・気管の位置が整位されることが証明されている。

機能面の変化

Gürkan ら[3]は，術前に前胸部の陥没により右室が圧迫を受けている症例を対象としてドップラー・血流計を用いて心機能の評価を行い，手術を行うことにより心機能が回復したことを報告している。また肺機能については，O'Keefe ら[4]が 67 人の患者につき closed repair の前後における 1 秒率ならびに肺活量の変化について評価を行い，両者の値が有意に上昇したことを報告している。さらに Maagaard ら[5]は，44 人の漏斗胸患者につき術前後における心機能の変化を評価し，maximum cardiac index ならびに 1 秒率が有意に上昇し，正常化したことを報告している。

漏斗胸においては前胸壁の圧迫により右室および気管支，そして肺実質が圧迫を受けて

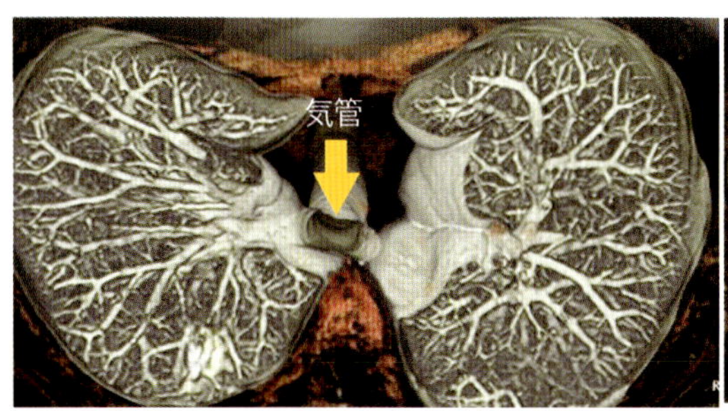

(a)術前の状態
陥没した前胸壁の影響により気管(矢印)は後方に変位している。

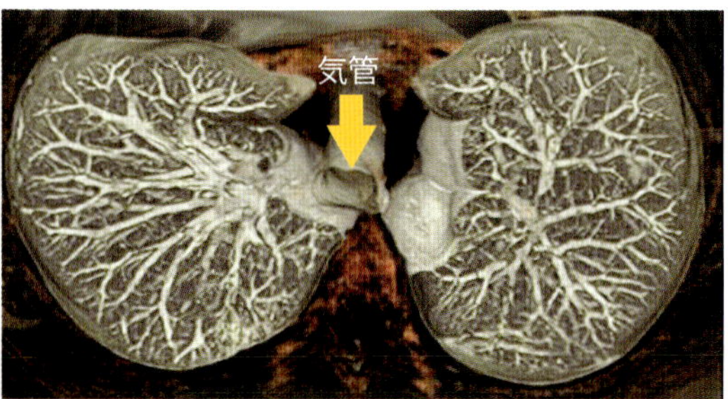

(b)術後の状態
後方に変位していた気管(矢印)は前方に復位している。

図 漏斗胸手術の前後における気管の位置の変化

いるが，手術を行うことによりこれらの圧迫を解除すると，心肺機能は改善することが確認されている。ゆえに漏斗胸の治療は単に形態の改善が目的なのではなく，機能をも改善し，それにより患者の QOL をあげるものであるといえる。

引用文献

1）Jeong JY, Park HJ, Lee J, et al: Cardiac morphologic changes after the Nuss operation for correction of pectus excavatum. Ann Thorac Surg 97: 474-478, 2014
2）Kamiyama M, Usui N, Tani G, et al: Airway deformation in patients demonstrating pectus excavatum with an improvement after the Nuss procedure. Pediatr Surg Int 27: 61-66, 2011
3）Gürkan U, Aydemir B, Aksoy S, et al: Echocardiographic assessment of right ventricular function before and after surgery in patients with pectus excavatum and right ventricular compression. Thorac Cardiovasc Surg 62: 231-235, 2014
4）O'Keefe J, Byrne R, Montgomery M, et al: Longer term effects of closed repair of pectus excavatum on cardiopulmonary status. J Pediatr Surg 48: 1049-1054, 2013
5）Maagaard M, Tang M, Ringgaard S, et al: Normalized cardiopulmonary exercise function in patients with pectus excavatum three years after operation. Ann Thorac Surg 96: 272-278, 2013

永竿智久

4 漏斗胸の成因

!! 漏斗胸は独立した単独の疾患というより，複合的原因によって生じる 1 つの症候である。ゆえにその原因は単一のものに帰しがたく，いくつかの素因が相互に作用し合って生じると考えるのが適切である。こうした漏斗胸の素因としては，肋軟骨および肋骨が過度に成長する結果，行き場を失って内側に落ち込んでいくという説(肋骨・肋軟骨過成長説)，胸郭の強度が不十分であるがゆえに胸腔の陰圧に耐えられずに陥没していくという説(強度不足説)，胸骨を挙上する作用を有する大胸筋の形成不全が胸郭の陥没を招くとする説(胸筋機能不全説)などが提唱されている。

漏斗胸がなぜ生じるのかに関しては諸説が提唱されている。そもそも漏斗胸は疾患というよりも，例えば「低体重」や「肺機能不全」などと同様に，疾患というよりも症候の名称と考えるのが適切であろう。ゆえに画一的な成因が存在するわけではなく，諸因が相関することで発生すると考えるべきである。本項においてはそうした素因として提唱されている代表的な仮説を示す。

肋骨・肋軟骨過成長説

肋軟骨過成長説は 1944 年に Sweet[1]により提唱された仮説である。胸郭が成長する過程において，肋軟骨の長さと肋骨の長さはともに増大する。この時，肋骨の成長による胸郭の横径の増加以上に肋軟骨長の増加の程度が大きいと，肋軟骨は行き場を失って内側に向かって落ち込むように成長し，漏斗胸が発症するとする説である。実際に漏斗胸の症例の多くにおいては肋軟骨が陥没の首座を占めている場合が多いので，この仮説は直観的に理解しやすい。このために同仮説は 20 世紀中ごろに紹介されて以来，特に検証されることもなく半世紀以上にわたり漏斗胸の原因として受け入れられてきた。

しかし 21 世紀に至ってこの説は再検証されることになる。Nakaoka ら[2]は漏斗胸患者の三次元 CT データにおいて，第 5 肋骨ならびに第 6 肋骨につき，肋軟骨の長さ(C)とそれに隣接する肋骨の長さ(R)を測定する臨床研究を行った。この評価を行うにあたり Nakaoka らは，前者(C)を後者(R)で割ることによって得られる比を計算した。こうして得られる C/R 比はすなわち，肋骨–肋軟骨複合体における，肋軟骨の相対的な長さを意味する。Nakaoka らは非対称症性の症例を対象として，C/R 比について陥没側と非陥没側で比較を行った。もしも前述の

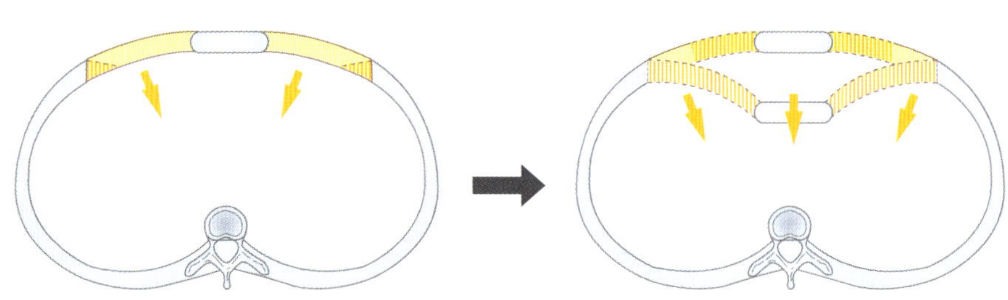

図 1　**胸腔の陰圧は胸郭を陥没させようとする**
胸腔内の陰圧により胸郭は陥没する傾向にある。

Sweet の説により漏斗胸が生じるとすれば，胸郭の陥没している側においては，肋軟骨は過成長しているはずである。ゆえに肋軟骨の相対的長さは長くなるはずで，陥没側におけるC/R 比は非陥没側に比して大きくなることが予測される。しかし実際の結果はこの逆で，陥没側において非陥没側よりもC/R 比は小さいことが示された。

また Nakaoka ら[3]は C/R 比を漏斗胸の患者群と正常群において比較し，両群間で C/R 比に有意差がないことを確認している。もしも Sweet の仮説が正しいとすれば C/R 比は漏斗胸の患者群において正常群より大きな値をとるはずであるから，この点から見ても Sweet の仮説は矛盾していることになる。以上の事実に基づき Nakaoka らは，Sweet により提唱された肋軟骨過成長説に対し，否定的な見解を述べている。

一方，Park ら[4]は非対称症例において肋骨および肋軟骨の長さを計測したうえで正常人のデータと比較し，肋軟骨の長さには両群において相違は見られなかったが，肋骨の長さは正常人に比して漏斗胸患者で長いことを報告している。これらの所見に基づき Park らは，肋軟骨が長いことは漏斗胸の原因とはならないが，肋骨が長いために漏斗胸が発生し得るという新たな仮説を提唱している。

強度不足説

漏斗胸は症候群性の疾患に随伴しやすいが，結合組織の形成不全を有する症候群に特に多く見られる。たとえば漏斗胸は Marfan 症候群[5][6]および Noonan 症候群[7]の双方に随伴し得るが，両者の外見的な特徴はまったく異なっている。

ただし双方とも血管系および骨など，中胚葉起源の組織の強度が不十分である点は共通しており，肋骨および肋軟骨も通常よりも軟らかい。こうした状況的事実に基づけば，結合組織の不十分な強度が漏斗胸の一因であるという仮説が導かれる。すなわち胸郭を構成する組織が過度に柔軟であるがために，胸郭の陰圧に次第に屈服してゆき，胸郭が陥没し漏斗胸が生じると考えられる。

胸腔内は呼吸の機能上，常に－3 ないし－10cmH_2O の陰圧に保たれている。この陰圧がゆえに，肋軟骨および肋骨は胸腔の陰圧に常に引き込まれる力を受けている（図 1）。肋軟骨が柔らかく，自身を保定する力が弱い場合には，肋軟骨は胸腔内の陰圧に負けて次第に後方に落ち込んで行ってしまう。このために漏斗胸が発生するという仮説である。Ehlers-Danlos 症候群[8]など身体組織の柔軟性を特徴とする症候群において漏斗胸が発生することがあるのは，この説に基づいて説明

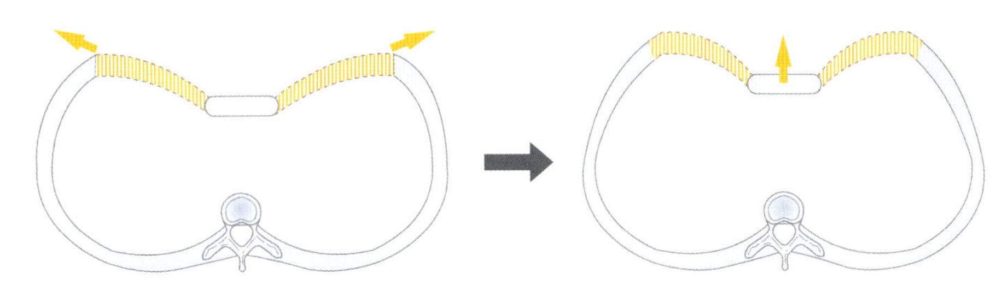

図 2　大胸筋の作用の胸郭形態への影響
大胸筋が収縮すると胸骨は上方に挙上される傾向にある。

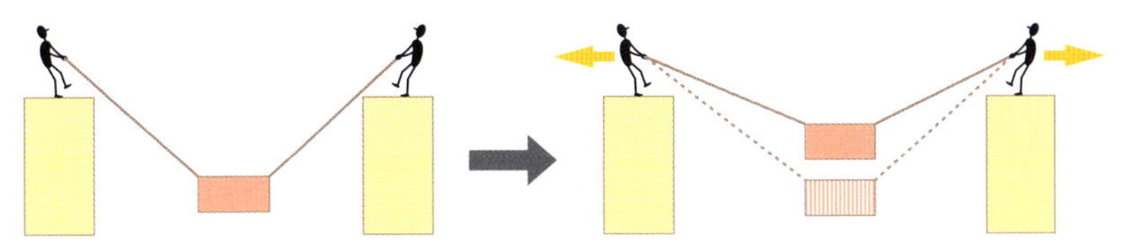

図 3　大胸筋の作用と胸郭形態の力学的な関係
重りは胸骨に，牽引は大胸部の収縮力に相当する。外側に向けて大胸筋の収縮力が作用すると，胸骨が挙上される。

することができる。

しかしこの仮説に否定的な見解も存在する。たとえば Tocchioni ら[9]は非症候群性の漏斗胸患者において肋軟骨の切片を採取し組織学的に検討を行っている。その結果，軟骨細胞の大きさおよび軟骨全体の体積に占める割合において，漏斗胸患者と正常人で有意差がないことを確認し，少なくとも組織学的には漏斗胸患者の肋軟骨には異常がないことが確認されている。この結果に照らすと，胸郭の過度な柔軟性が漏斗胸の原因になるという論拠は否定されることになる。ただし Tocchioni らの研究においては，密度およびヤング率といった，軟骨の物性値について検証を行ってはいないので，それ自身が強度不足説を覆す根拠とはならない。

胸筋機能不全説

著者ら[10]が提唱している説であり，前段で述べた強度不足説と相補的に成立する。強度不足説において，胸郭が胸腔の陰圧に影響を受けて背側に引かれるように変形する傾向があると述べた。

この陰圧の存在にもかかわらず通常は漏斗胸が発生しないのは，肋骨および肋軟骨の強度が十分なことが 1 つの大きな理由であろう。しかし本仮説においてはさらに大胸筋に着目し，大胸筋の作用が陰圧に拮抗するがゆえに胸郭の変形が防がれていると考える。

胸郭の前面より大胸筋は起始し，上腕骨に停止する。ゆえに大胸筋が収縮すると，大胸筋の起始部(すなわち胸郭の前面)は外側に向かって引っ張られることになる(図 2)。この理屈は図 3 を参照すると理解しやすい。図 3 に示した重りは胸骨に，ロープによる牽引は大胸筋の収縮力に相当する。ロープが外側に牽引されると重りは上方に挙上される。ゆえに常時胸腔の陰圧が胸郭を落とし込ませようとするのにもかかわらず，胸壁の解剖に異常がなければ胸郭の陥没は生じない。

しかし漏斗胸の患者においては，大胸筋の位置は正常とは異なっている。著者らの施行

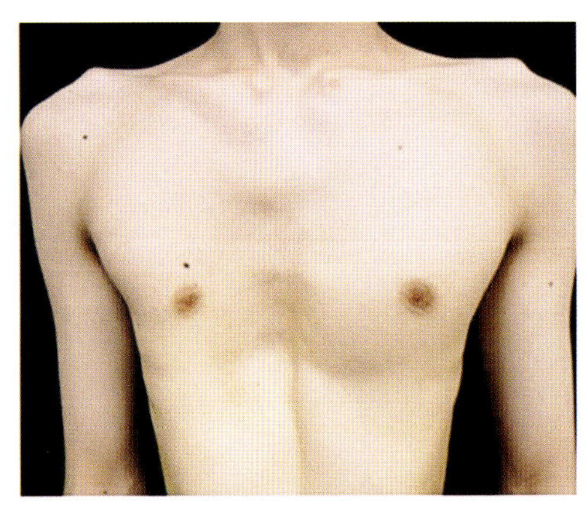

図 4　漏斗胸患者にみられる大胸筋の低形成
患側（この症例においては右）において大胸筋は若干小さい。ゆえに胸郭に対する牽引効果も制限され，胸腔の陰圧に負けるので胸郭が次第に陥没していくと考えられる。

した研究によれば，大胸筋起始部の最下点は正常人においては平均すると第 6.4 肋間に位置するのに対し，漏斗胸の患者においては平均で 4.7 肋間に位置していた[10)]。すなわち大胸筋の大きさが正常に比して若干小さい（図 4）。ゆえに収縮力も低下しており，胸骨が胸腔内の陰圧に負けて引き込まれるのに対抗する力（図 3 における人の牽引）も低減していると考えられる。結果として，胸郭が次第に陥没していくという仮説が成立する。それがすなわち本仮説である。大胸筋の形成不全を伴う疾患である Poland 症候群には高頻度で漏斗胸が随伴する。この現象は本仮説に基づいて理解するとわかりやすい。

引用文献

1）Sweet RH: Pectus excavatum: Report of two cases successfully operated upon. Ann Surg 119: 922–934, 1944
2）Nakaoka T, Uemura S, Yano T, et al: Does overgrowth of costal cartilage cause pectus excavatum? A study on the lengths of ribs and costal cartilages in asymmetric patients. J Pediatr Surg 44: 1333–1336, 2009
3）Nakaoka T, Uemura S, Yoshida T, et al: Overgrowth of costal cartilage is not the etiology of pectus excavatum. J Pediatr Surg 45: 2015–2018, 2010
4）Park CH, Kim TH, Haam SJ, et al: Asymmetric pectus excavatum is associated with overgrowth of ribs rather than cartilage. Thorac Cardiovasc Surg 63: 427–432, 2015
5）Redlinger RE Jr, Rushing GD, Moskowitz AD, et al: Minimally invasive repair of pectus excavatum in patients with Marfan syndrome and marfanoid features. J Pediatr Surg 45: 193–199, 2010
6）Arn PH, Scherer LR, Haller JA Jr, et al: Outcome of pectus excavatum in patients with Marfan syndrome and in the general population. J Pediatr 115: 954–958, 1989
7）Cobben JM, Oostra RJ, van Dijk FS: Pectus excavatum and carinatum. Eur J Med Genet 57: 414–417, 2014
8）Ayres JG, Pope FM, Reidy JF, et al: Abnormalities of the lungs and thoracic cage in the Ehlers-Danlos syndrome. Thorax 40: 300–305, 1985
9）Tocchioni F, Ghionzoli M, Calosi L, et al: Rib cartilage characterization in patients affected by pectus excavatum. Anat Rec (Hoboken) 296: 1813–1820, 2013
10）Nagasao T, Shimizu Y, Morotomi T, et al: Irregular location of major pectoral muscle can be a causative factor of pectus excavatum. Med Hypotheses 82: 512–517, 2014

I 治療のための基本的知識：漏斗胸総論

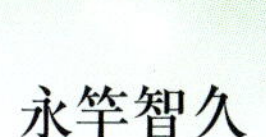

永竿智久

5 漏斗胸と遺伝

!! 漏斗胸を生じる特定の責任遺伝子は存在しないが，遺伝的素因が漏斗胸の原因となっていることを示唆する報告は多い。漏斗胸患者の年齢は一般的に若く，将来的に子供を持った場合，同様の症候が発現しないかを気にすることが多い。このような場合，①漏斗胸の責任遺伝子は存在しないので，子孫に発現が見られるとは限らないこと，②ただし家族発生の報告もあり，ある程度の遺伝的素因は否定できないこと，を伝える必要がある。

漏斗胸の患者には小児や青年が多い。ゆえに患者およびその家族が，将来的に子供をもった場合に漏斗胸を発症する可能性について懸念している場合がしばしばある。そこで漏斗胸の診察・治療を行う外科医は，漏斗胸の遺伝性について知っておく必要がある。

漏斗胸はそれ自体が独立した疾患というよりも，種々の原因によって生じ得る 1 つの症候としての面が強い。ゆえに漏斗胸一般についての遺伝性について包括的な規則はなく，病因論ごとに理解する方が現実的であろう。

■症候群性の漏斗胸

中胚葉結合組織の形成に関与する遺伝子の異常をその主因とする症候群性の疾患においては，肋軟骨および肋骨の強度不全に起因する胸郭変形が生じやすい。漏斗胸を伴うことの多い症候群性の疾患としては，Marfan 症候群や Noonan 症候群などがよく知られている。

また，漏斗胸を含む胸郭変形を惹起しやすい遺伝子異常としては OMIM（Online Mendelian Inheritance in Man：Johns Hopkins 大学が提供する包括的ヒト遺伝疾患統括サイト）によれば 39 種類が知られている[1]。こうした疾患に随伴する胸郭変形を漏斗胸に含めるとすると，少なくとも漏斗胸の一部には遺伝が関与すると考えられる。

■非症候群性の漏斗胸

非症候群性の漏斗胸に関する遺伝の関与の検討は現在もなお進行中であり，少なくとも単独で漏斗胸変形を惹起する遺伝子は知られていない。ただし脊椎側弯症と漏斗胸を併発している患者の家系につき DNA 検査を行ったところ，18q に特異的に異常所見が認められたという報告がある[2]。さらに非症候群性の漏斗胸患者 34 家系を追跡したところ，14 家系に遺伝性を示唆する発症形態を見たとする報告があり[3]，遺伝の関与を示唆する所見といえる。また，調査件数は少ないが，

表　漏斗胸の遺伝性に関する過去の報告

報告者	患者情報	介入	結果
Creswick HA[3]	漏斗胸患者の34家系を調査	4世代の家系を参照し，漏斗胸の罹患の有無を追跡	14家系において常染色体優性遺伝を示唆。4家系において常染色体劣性遺伝を示唆。6家系においてX染色体劣性遺伝を示唆。
Kotzot D[1]	OMIM(Online Mendelian Inheritance in Man: Johns Hopkins大学が提供する包括的ヒト遺伝疾患統括サイト)	漏斗胸を1つの症候に含む遺伝子異常をウェブの情報から網羅的に検索	39種類の遺伝子異常において漏斗胸をその一症候とすることが確認された。
Leung AK[4]	漏斗胸患者の家系調査を3家系に対して施行	3家系のいずれにも関連発症を認めた。	非症候群性漏斗胸の発症には常染色体優性遺伝が示唆される。
窪田正幸[5]	九州大学小児外科で漏斗胸手術を受けた患者に対して調査を施行	問診	12.7％に家族内発生が見られた。
渡辺公伸[6]	4世代にわたり発生した漏斗胸家族発生症例を報告		
Sugiura Y[7]	3世代にわたり発生した漏斗胸家族発生症例を報告		

3家系において関連発症を見たという報告もなされている[4]。

さらに本邦においても，漏斗胸患者126人を調査したところ，12.7％に家族内発生が確認されたとの報告が見られる[5]。これに加え，非症候群性の漏斗胸の家族内発生の報告が散発的に見られる[6)7]。これらのことから，責任遺伝子は明確ではないにせよ，非症候群性の漏斗胸の発症に関しても遺伝の関与が示唆される。漏斗胸と遺伝の関係に関して調査を行った既存研究の要旨をまとめた(表)。

引用文献

1）Kotzot D, Schwabegger AH: Etiology of chest wall deformities; A genetic review for the treating physician. J Pediatr Surg 44: 2004-2011, 2009
2）Gurnett CA, Alaee F, Bowcock A, et al: Genetic linkage localizes an adolescent idiopathic scoliosis and pectus excavatum gene to chromosome 18q. Spine (Phila Pa 1976) 34: E94-E100, 2009
3）Creswick HA, Stacey MW, Kelly RE Jr, et al: Family study of the inheritance of pectus excavatum. J Pediatr Surg 41: 1699-1703, 2006
4）Leung AK, Hoo JJ: Familial congenital funnel chest. Am J Med Genet 26: 887-890, 1987
5）窪田正幸，水田祥代：小児外科疾患と家族内発生 その頻度と遺伝 漏斗胸と家族内発生　小児外科　26：278-282, 1994
6）渡辺公伸，阿保七三郎，泉啓一：一家系の4世代にみられた漏斗胸症例．臨床外科 42: 1997-2001, 1987
7）Sugiura Y: A family with funnel chest in three generations. Jinrui Idengaku Zasshi 22: 287-289, 1977

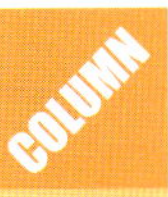

漏斗胸と姿勢

漏斗胸の身体的特徴というと猫背を挙げられる方が多いかと思います。実際に多くの患者さんに猫背の印象を受けます。猫背は医学的には円背といいますが，別名脊椎後弯症ともいわれ，つまり背骨(胸椎)が通常よりも後方に丸く曲がった状態を指します。正常でも胸椎は後方にやや丸く曲がることで胸腔の前後径を確保し，心臓や肺が圧迫されないような構造をとりますが，これが高度となったのが円背です。

下のCT写真は15歳の漏斗胸患者さんの脊椎を側面から見たものです。胸椎はどちらかというとストレートであることに気づくでしょう。実は漏斗胸患者さんの脊椎は成長に伴い後弯ではなく弯曲が極端に減少した平背といった状態になります。

では，なぜ成長した漏斗胸患者さんでも猫背に見えるのでしょうか？　この原因となるのが肩の位置です。漏斗胸では両肩が前方位になりやすく(前肩または上腕骨頭前方変位)，その結果，猫背のような印象を与えることになります。姿勢不良は漏斗胸治療後の形態に影響するだけでなく，再発の原因に繋がる場合もあります。完成した不良姿勢を治すのは難しく，幼小児期から姿勢に対して関心をもつとともに，状態に応じた訓練や装具を用いた矯正は必要と考えます。

(野口昌彦)

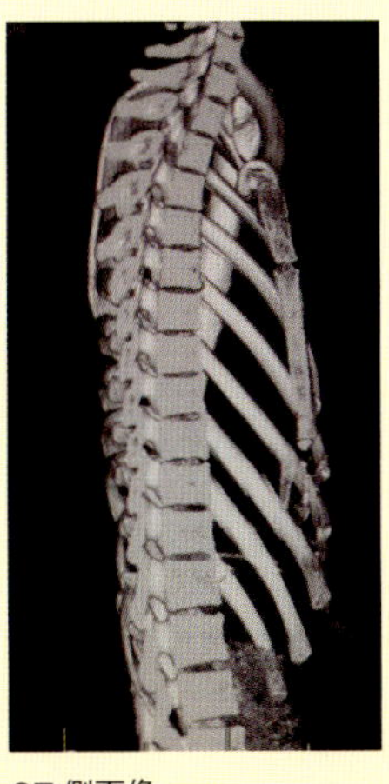

CT側面像

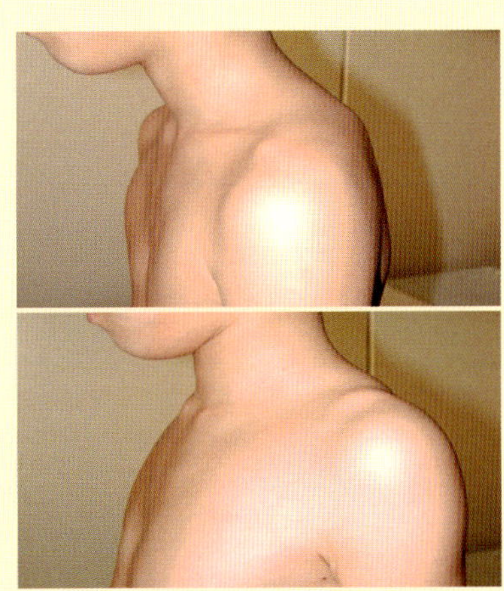

肩の位置による印象の違い

II

治療各論①
Ravitch 法

1 Ravitch 法の標準手技
2 Ravitch 法の変法と歴史
3 Ravitch 法における問題点

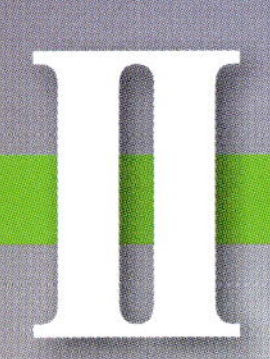

野口昌彦

1 Ravitch 法の標準手技

!! 漏斗胸の外科的治療の発展に大きく寄与した同術式ではあるが，Nuss 法の出現により現在では漏斗胸治療に携わっていても同治療法の経験を持たない者が増えている。しかし同治療は胸郭組織を扱う者にとって基本となる手技を多く含む。より複雑な胸郭変形に対処するヒントになれば幸いである。

Ravitch 法は漏斗胸治療における胸骨挙上術の代表的な術式であるが，その範疇は広い。Ravitch 法の原点といえる近代的漏斗胸手術は Brown[1] により 1939 年に報告されており，その後，同様の治療を含め現在の形に近く体系化したのが Ravitch[2] である。その後，Ravitch 自身も治療経験の中でいくつかの改良を行っているが[3)4)]，わが国でも現在までに多くの Ravitch 変法が報告されてきた[5)]。しかしその基本的な部分に差はなく，主となる操作は，①変形した胸郭組織に対する自由度の獲得と，②形成された胸郭形態の保持である。前者においては肋軟骨の処理法やその処理範囲，また胸骨の骨切り部位における変遷があり，後者の固定においては当初体外牽引に始まり[1)]，その後自家組織によるもの(遊離肋軟骨移植，血管柄付き肋骨，左右肋軟骨膜など)[6)7)]，キルシュナー・鋼線や金属ストラットによる固定[8)]，そして近年ではポリ L 乳酸(PLLA)などの生体内分解吸収性素材による固定が報告されている[9)]。

標準的な Ravitch 法

❶皮切および皮下剥離

皮切は正中縦切開と肋軟骨下縁に沿った横切開がある。処理のしやすさでは正中縦切開が有利とされ，relaxed skin tension line (以下，RSTL)に沿うという理由からは横切開が推奨される[2)]。しかし，われわれの経験では RSTL に近いといっても横切開の瘢痕は不自然であり，また縦切開よりも長くなる。軟骨の処理や胸骨骨切りなどに際しての展開が容易であることから，乳房が発達した時期に乳房下溝線を利用した漏斗胸手術を行う場合を除くと正中縦切開が有用である。切開線の長さは 10cm 程度とし，同部からの操作を容易とするために，広範囲に皮下剥離を行うことがポイントとなる(図 1)。皮切後，胸骨上を左右に進み，大胸筋上から腹直筋上まで皮下剥離を行う。

❷変形肋軟骨の露出

大胸筋および腹直筋の一部を剥離挙上し，変形肋軟骨(通常第 3〜8 肋軟骨)を展開する

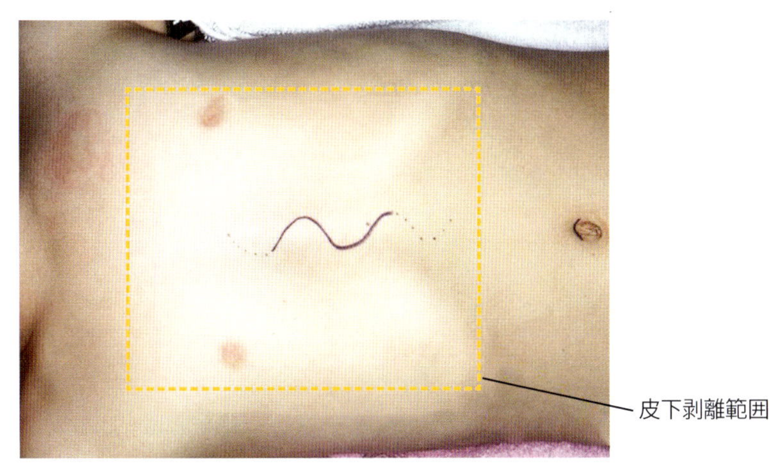

図 1　切開線

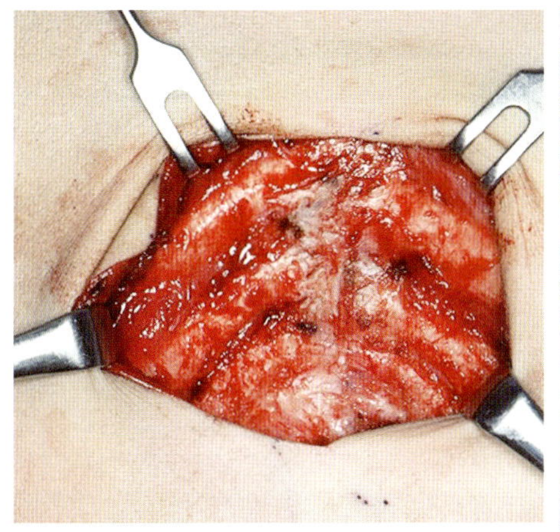

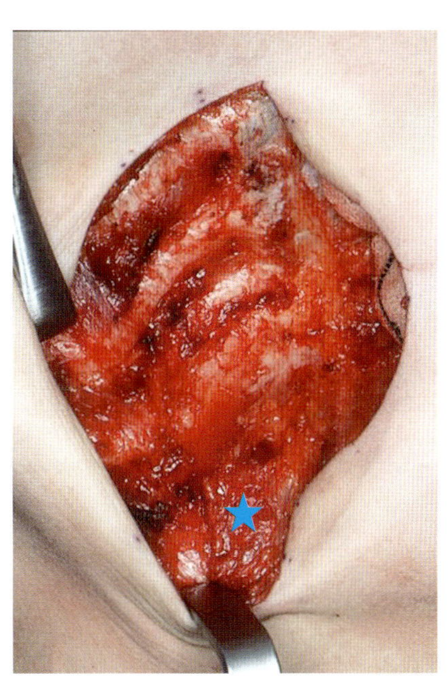

図 2│図 3

図 2　変形軟骨の露出
左右頭側第 3〜5 肋軟骨。剥離は第 5,6 肋軟骨から始める。

図 3　第 7〜8 変形軟骨の展開
大胸筋および腹直筋剥離後，右側第 3〜7 肋軟骨を露出する。★：腹直筋内側部

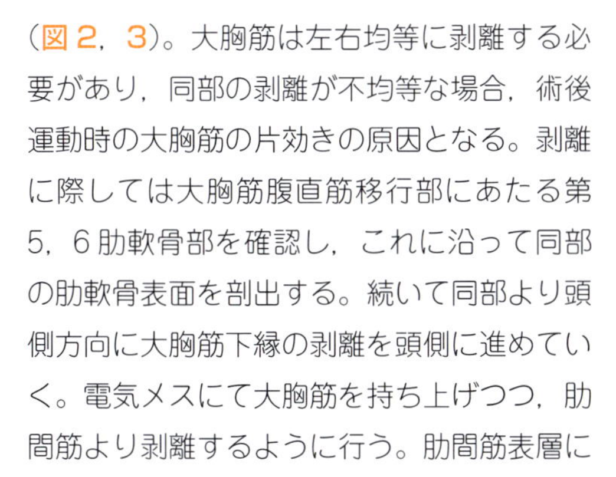

（図 2，3）。大胸筋は左右均等に剥離する必要があり，同部の剥離が不均等な場合，術後運動時の大胸筋の片効きの原因となる。剥離に際しては大胸筋腹直筋移行部にあたる第 5，6 肋軟骨部を確認し，これに沿って同部の肋軟骨表面を剖出する。続いて同部より頭側方向に大胸筋下縁の剥離を頭側に進めていく。電気メスにて大胸筋を持ち上げつつ，肋間筋より剥離するように行う。肋間筋表層には薄い筋膜があるので，肋間筋の走行方向を理解していると同部の剥離は容易である。剥離は 3 点固定を行う第 3 肋軟骨の頭側縁まで進めるが，傍胸骨肋間より立ち上がる内胸動脈の穿通枝の処理は確実に行う必要がある。特に第 3 肋間より頭側では穿通枝も太く，視野が不良なことから止血操作は難しいため注意を要する。また外側方向の剥離においては肋骨肋軟骨移行部よりやや外側までの

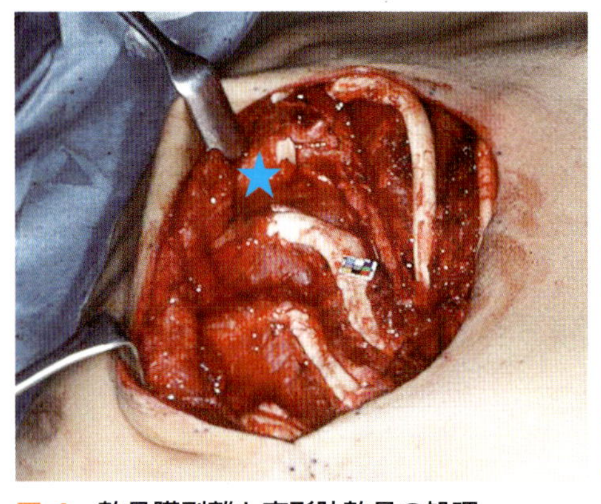
図４　軟骨膜剥離と変形肋軟骨の処理
軟骨膜下に肋軟骨を剥離する。肋骨–肋軟骨移行部で肋軟骨を 1 cm 程度残す。
★：第 7 肋軟骨外側断端

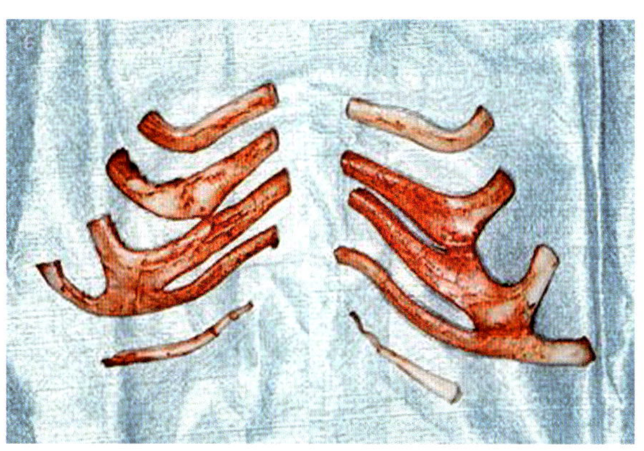
図５　切除された変形肋軟骨

剥離を行うが，同部を越える付近より肋間動静脈からの穿通枝が増える。同部の止血も重要である。

続いて腹直筋を剥離し，第 7，8 肋軟骨を露出する。同部の剥離に際しては触診にて下部肋軟骨縁（第 7 肋軟骨の尾側縁）を確認した後，その外側で腹直筋を縦に割いてアプローチする。閉創の際に腹直筋の縫合が確実にできるよう，正中側となる腹直筋の縫い代をしっかり残すように分ける必要がある。

❸変形肋軟骨の切除および 3 点固定肋軟骨の処理

通常は第 4～8 肋軟骨が変形していることが多いので（図 4），これらの肋軟骨の切除を行う（図 5）。軟骨膜下に剥離を進めるが，胸肋関節に近い部位で肋軟骨は前後径が太く，肋軟骨裏面の確保が困難である。このため剥離は胸肋関節より外側 2～3cm 付近の位置より始める。同部から内側および外側に向けて剥離を進めるが，第 5 肋軟骨以降は肋軟骨間結合があるために，鈍的な剥離を行うと壁側胸膜を損傷し，開胸する可能性が高い。ゆえに同部を剥離するにあたっては，バイポーラなどで止血を行いつつ鋭的に行う。肋軟骨の切除範囲においては Ravitch 法では変形肋軟骨の範囲とされるが，肋骨肋軟骨移行部より内側 1cm 程度を温存する。同部を温存することで術後，軟骨断端における軟骨再生が期待できる。軟骨切除後に肋軟骨膜を縫合するか否かに関して考えると，再縫合を行わなくとも長期的にみて軟骨の再生する量について差はないが，再生した軟骨には蛇行や面状癒合が見られることが多い。一方，胸骨を挙上位に保つための固定として 3 点固定法（dynamic internal tripod fixation）が用いられる。通常両側第二または第三肋軟骨部では肋軟骨の切除を行わず，内前方から後外側へと肋軟骨を斜めに切離（chondrotomy）した後，これらを前後に重ね合わせるよう入れ替え固定する。これらと骨切りを行った胸骨部とでの固定が 3 点固定法となる。

❹胸骨裏面の剥離と骨切り

胸骨裏面の剥離は胸骨体–剣状突起部移行部の軟骨結合部より行う。同部表層を電気メスにて切開し，胸骨端を単鋭鈎にて挙上しつつ胸骨背側面に達すると（胸骨裏面に存在する胸骨筋に流入する血管からの）出血を認め

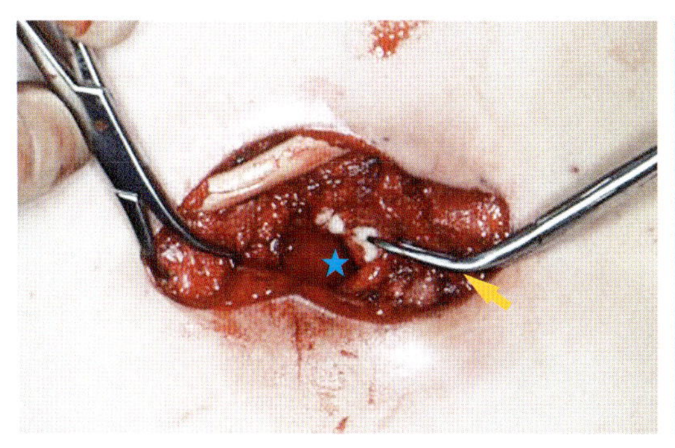

図 6　胸骨の処理
★：前縦隔，➡：剣状突起

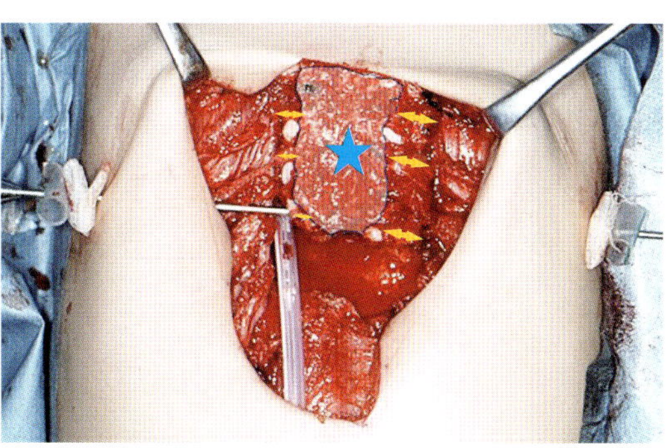

図 7　胸骨周囲の処理
★：胸骨体部

る（図 6）。止血後，同部より指を入れ，用手的に左右に壁側胸膜を分け胸骨裏面の剥離を進める（図 7）。

壁側胸膜の剥離範囲は，その後の傍胸骨部（肋間筋および軟骨膜）切開時に内胸動静脈を損傷しない範囲まで行う必要がある。右側では内胸動静脈はほぼ胸骨縁に位置する。左側では内胸動静脈を胸骨への栄養血管として温存する必要がある。左側では内胸動静脈が胸骨縁より 7〜8mm 程度外側を走行していることから，これを見込んだ剥離が必要となる（図 8）。胸骨の左右縁に沿った肋間筋，軟骨膜の切離が行われると胸骨の可動性が上がる。低年齢の患者ではこの段階で胸骨の弯曲が改善することも多く（図 9），その際には骨切り操作は必要ない。

胸骨の弯曲が改善しない症例では，胸骨の骨切りを行うが，胸骨は表層より背側の皮質骨の方が厚い。胸骨の骨切りに際しては，手技上やや煩雑となるものの，胸骨裏面での骨切りの方が有効となる。原法では胸骨の骨切り位置は，3 点固定より頭側とされる。骨切りに際しては電気メスでの骨切りも可能であるが，思春期以降では骨皮質も厚いためオッシレーティングソーを用いて骨切りを行う必要がある。胸骨裏面の骨切り後，用手的に胸骨を挙上し前面の皮質骨部を若木骨折させる（図 10）。

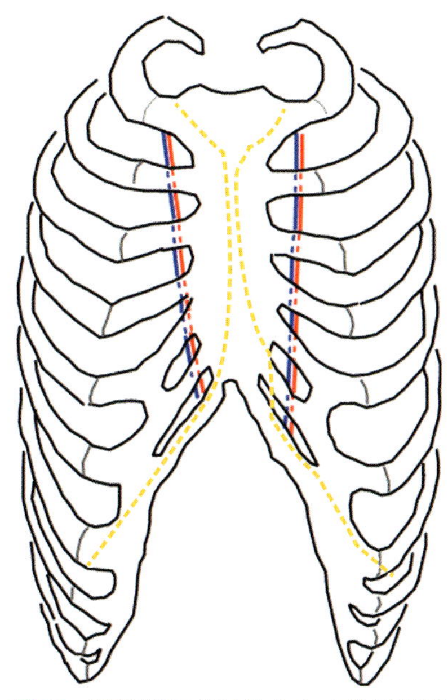

図 8　正常者における左右内胸動静脈と壁側胸膜前面の位置
漏斗胸患者では陥凹による心臓の左方移動に伴い左側壁側胸膜はさらに左方に移動している。
黄点線：壁側胸膜ライン

❺固定

胸骨の固定に際しては，プレートによる固定を行う（図 11）。前述したように胸骨は裏面での皮質骨の方が厚く固定性が高いので，固定スクリューは長めとし，胸骨裏面も含め bicortical に挿入すると固定性が上がる。

左右第 3 肋軟骨斜め骨切り部を前後に入れ替え，吸収糸にて縫合固定する（図 12）。

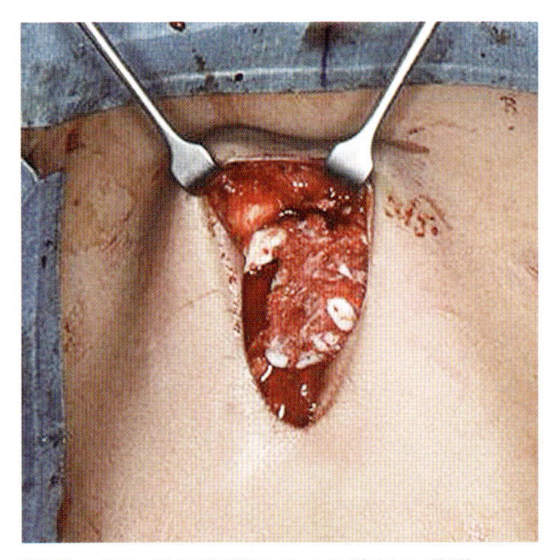

図 9　**低年齢層患者における胸骨の移動**
左右第 4～8 肋軟骨の切除によって胸骨位置は改善する。

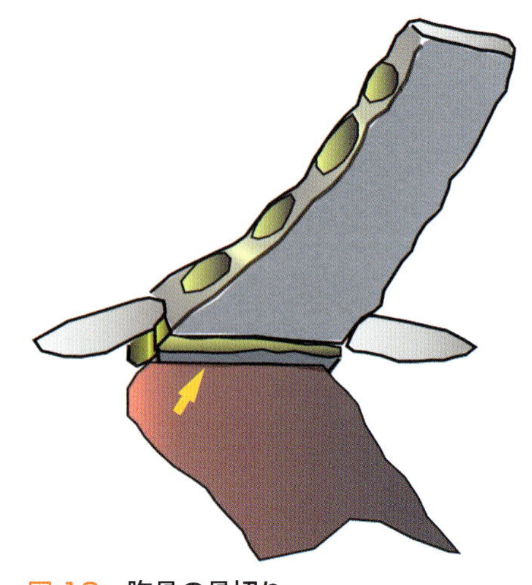

図 10　**胸骨の骨切り**
胸骨を持ち上げ裏面を骨切りする。前面は若木骨折させる。

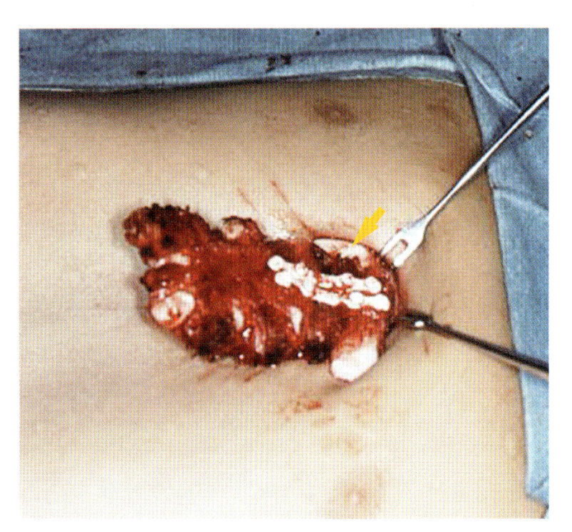

図 11　**胸骨の固定**
➡：吸収プレートによる固定

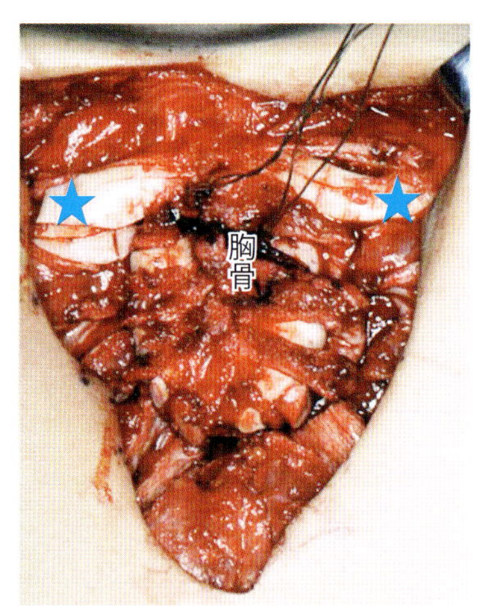

図 12　**左右第 3 肋軟骨を前後に入れ替えたところ(★)**

オリジナルの 3 点固定は，胸骨の骨切り部および前後に入れ替えた第 3 肋軟骨部での固定を指す(図 13)。

肋軟骨切除による術後の奇異呼吸予防目的に左右の胸壁よりキルシュナー・鋼線(径 2.0～2.4 mm)の刺入を行う(図 14)。

思春期以降の症例においては胸骨全体の位置を挙上位に保つために，金属ストラットを挿入する(図 15)。挙上位を維持するために，左右の肋軟骨膜を胸骨裏面で縫合する方法や，切除した肋軟骨や第 5 肋骨を血管柄付きで移行する工夫も状況に応じて行われる。

❻閉創

胸骨裏面剥離に際し，切離した剣状突起部を胸骨体尾側端に重ねるように縫合固定する(図 16)。続いて切離した腹直筋と大胸筋および左右大胸筋を胸骨正中上で縫合する。

牽引などにより損傷した皮膚をトリミングした後，閉創する。術後の浸出液が多いことから縦隔ドレーンは必須である(図 17)。壁側胸膜の損傷により開胸となった場合にも，

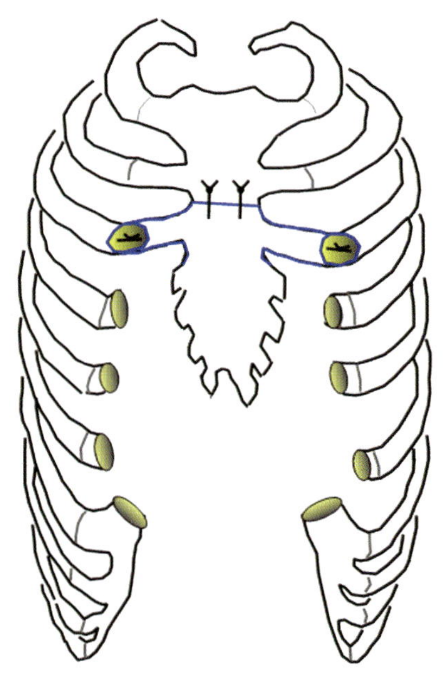

図 13　オリジナルの 3 点固定
(dynamic internal tripod fixation technique)

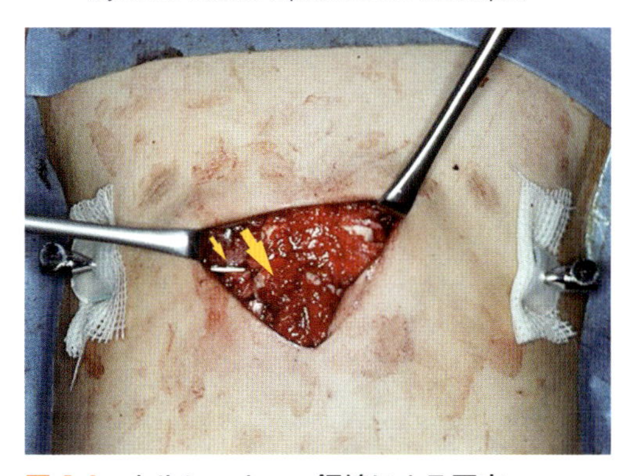

図 14　キルシュナー・鋼線による固定

ドレーンが留置されていれば問題はない。

❼術後管理

縦隔ドレーンは 5〜7cmH_2O の低圧持続吸引器で管理を行い，術後 2 日目くらいで抜去する。開胸を認めた場合も同様に，術後 2 日程度で吸引を停止し，X 線写真において気胸を認めなければドレーンを抜去する。キルシュナー・鋼線は約 2 週間後，ベッドサイドで抜去する。

近年の Ravitch 法は低侵襲手術の考えから，変形肋軟骨の切除範囲を最小限とする，切除後の肋軟骨断端同士を縫合するなど肋軟骨処理後に胸郭組織の連続性が維持されるような形成が主流となっている。

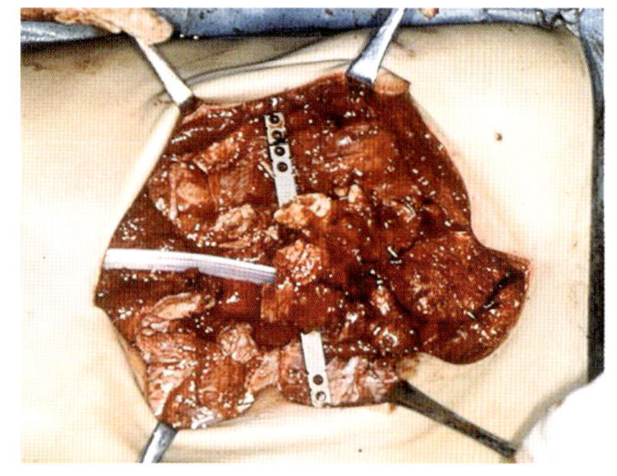

図 15　金属ストラットの使用

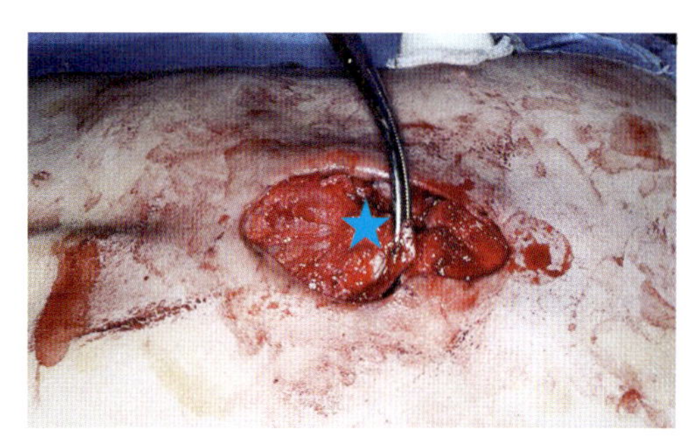

図 16　剣状突起を含む腹直筋断端

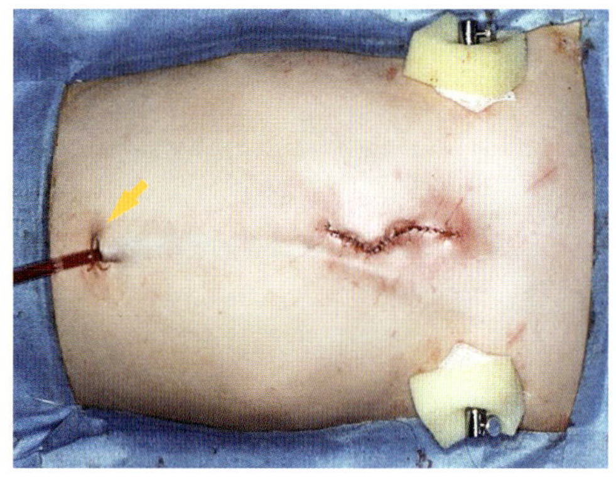

図 17　縦隔ドレーン
ドレーン孔瘢痕を考慮し，ドレーン孔に臍窩を利用した。

引用文献
1) Brown AL: Pectus excavatum (funnel chest). J Thrac

Surg 9: 164–168, 1939
2）Ravitch MM: The operative treatment of pectus excavatum. Ann Surg 129: 429–444,1949
3）Ravitch MM: Operation for correction of pectus excavatum. Surg Gynec Obstet 105: 619–622, 1958
4）Ravitch MM: Technical problems in the operative correction of pectus excavatum. Ann Surg 162: 29–33, 1965
5）星栄一：漏斗胸に対する Ravitch 変法手術と漏斗胸指数による成績の検討．日形会誌 8：612–633，1988
6）Dailey JE: Repair of funnel chest using substernal osteoperiosteal rib graft strut; Report of a case with four year follow-up. J Am Med Assoc 150: 1203–1204, 1952
7）Fonkaslsrud EW, Folletle D, Sarwat AK: Pectus excavatum repair using autologous perichondrium for sternal support. Arch Surg 113: 1433–1437, 1978
8）Haler JA, Scherer LR, Turner CS, et al: Evolving management of pectus excavatum based on a single institutional experience of 664 patients. Ann Surg 209: 578–582, 1989
9）北野司久，ほか：胸郭変形に対する吸収性合成分子 PLA ストラットを利用した矯正術．小児外科 20：71–77，1988

永竿智久

2 Ravitch 法の変法と歴史

!! 20 世紀中盤に報告された Ravitch 法は，Nuss 法が発表されるまで，漏斗胸における標準的な術式であった。Ravitch 法においては漏斗胸の本質を胸骨の変形としてとらえ，胸骨の陥没を直接的な操作により修正する。また同時に付随して変形している肋軟骨に対しても，直接的な操作により修正を行う。Ravitch 法の基本概念，およびその変法の開発について歴史的に考察する。

Ravitch 法は 1949 年にピッツバーグ大学の Mark M. Ravitch[1] により報告された漏斗胸の手術法であり，20 世紀末における Nuss 法の出現までは標準的な治療法であった。漏斗胸治療を多数手がける施設の多くは Ravitch 法に忠実に手術を行っていた[2)3)]。若干の modification を加えた報告も散見されるものの，抜本的なアイディアの変革を伴うものは見られない。ゆえに Nuss 手術ならびに胸骨反転法以外のすべての漏斗胸の修正法は，Ravitch 法の変法であるといえる。

そこで本項においては，Ravitch 法の要諦を簡単にまとめたのちに，Ravitch 法を軸にして，そのどの部分を modify したのかという視点から，歴史的に報告された他の変法について整理する。

Ravitch 法の 3 つの要諦

Ravitch 法とは，大胸筋を胸壁より剥離・展開して胸壁を露出したのちに形態修正を行う方法であるが，その要諦は 3 つ存在する(図 1)。

■変形した胸骨の修正

漏斗胸患者における胸骨は，上位肋間においては腹側に向かい，胸骨柄を越えると背側に向かう屈曲変形を伴うことが多い。このように屈曲した胸骨を直にするために，一部を楔形に切除したうえで組み替えが行われる(図 2)。

■変形した肋軟骨の離断と組み替え

肋軟骨(場合により肋骨)も胸骨同様に高度に彎曲しているので，その原因となる部分を切除して組み替えを行う必要がある(図 3)。

■剣状突起の離断

剣状突起には腹直筋が付着している。腹直筋が収縮すると挙上された胸骨を再び背中側に引こうとするので，胸骨の形態が修正された後に後戻りを生じる傾向がある。これを避けるためにいったん剣状突起を離断し，やや背側に位置をずらした後に，再固定を行う。

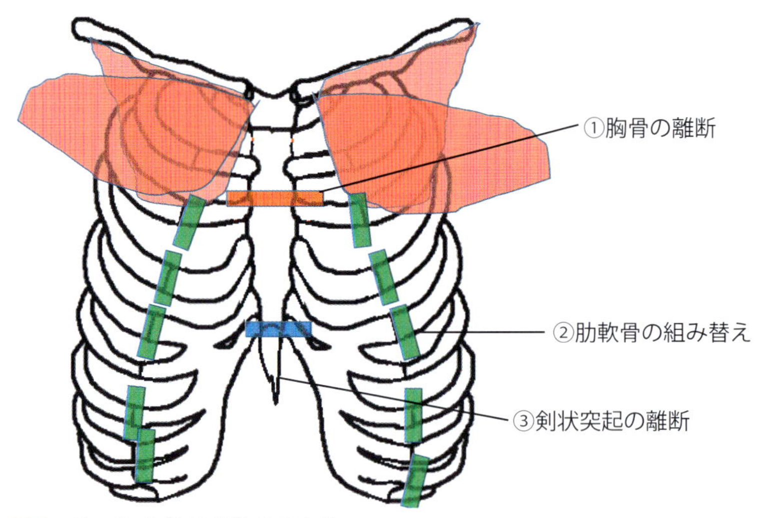

図 1　Ravitch 法の操作のまとめ

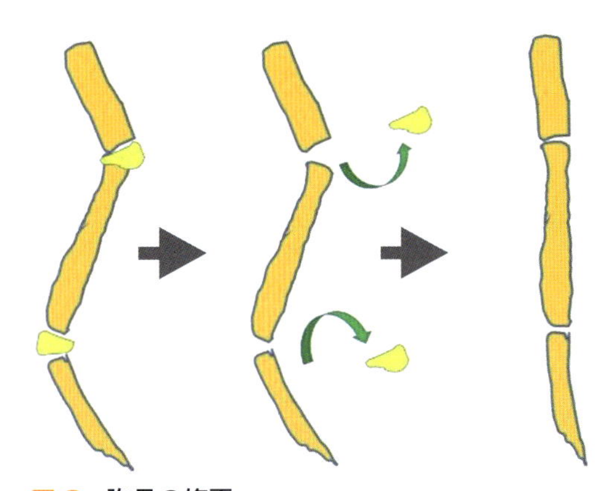

図 2　胸骨の修正
屈曲部分の組織を切除して組み替えを行う。

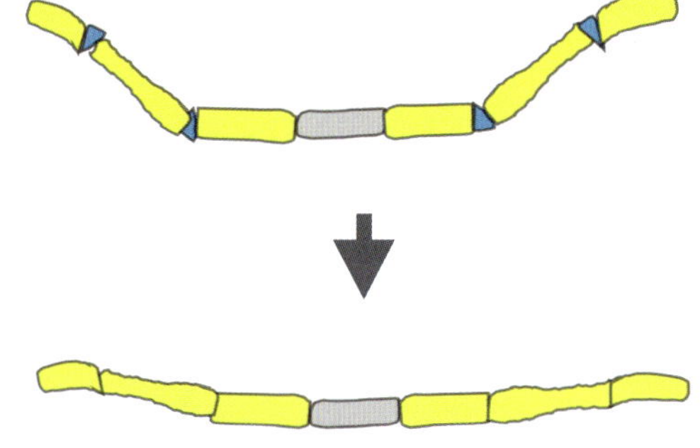

図 3　肋軟骨の組み替え

Ravitch 法のさまざまな変法

Ravitch 法に伴う種々の問題点を解決するために，おのおのの項目につき，各種の modification が行われてきた。

■術後形態の保定に関しての工夫

Ravitch 法においては，挙上した胸骨を保定するためにワイヤーまたは金属製の薄型プレートが用いられるが，胸郭の形状が安定した後にこれらの保定具は抜去する必要がある。この負担を省略するために，Wahren[4] は脛骨より骨片を採取してストラットとして使用する方法を報告している。また Dailey[5] および Adams[6] は同じく胸骨を保定するために，骨膜付きの肋骨片を使用する方法を報告している。Dailey らは遊離の肋骨片を使用したが，感染予防および胸郭の長期的な保定のためには血行を有する骨片の移植がより適切であるとして，Nakanishi ら[7] は肋間動静脈付きの肋骨グラフトを用いて胸骨の保定を行う方法を報告している。

■肋軟骨の剥離操作に関する工夫

Ravitch 法においては肋軟骨の変形部分

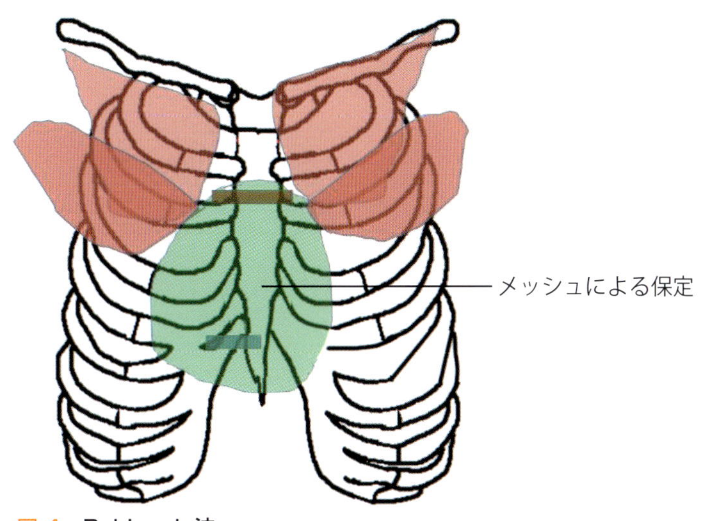

図 4　Robicsek 法
　肋軟骨および肋骨に操作を加えたのちの不整を緩衝するために，外科用メッシュを操作部に置く。

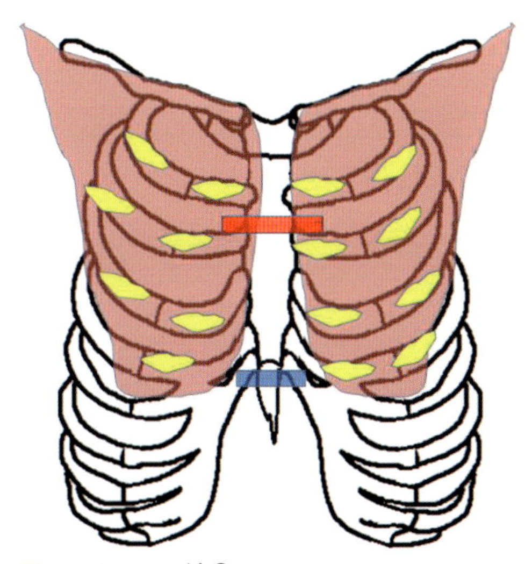

図 5　Jensen 法①
　大胸筋線維に沿い小切開を行い，胸壁にアプローチを行う。

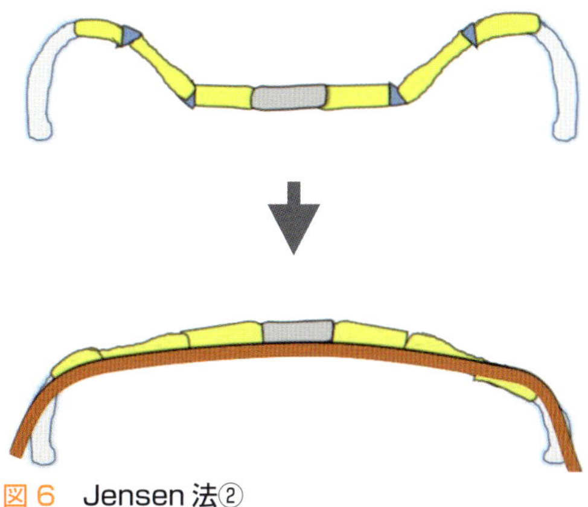

図 6　Jensen 法②
　胸骨の後面にプレートを留置して胸骨の挙上位を保つ。

を切除するが，この際に軟骨膜より軟骨を剥離する必要がある。切除された軟骨は軟骨膜下に戻され，軟骨膜は再び縫合されるが，いったん剥離されてしまうと，軟骨組織はある程度の吸収を免れない。これを防ぐためにNakajima ら[8]は，切除が必要な部分以外は軟骨膜から外さない小手法を報告している。

■表面輪郭をなめらかにするための工夫

Ravitch 法においては肋軟骨および肋骨の離断が行われるために，胸郭の表面が凹凸の不整を呈する場合が多い。Robicsek[9]は不整を緩和してなめらかな輪郭を確保することと，挙上した胸骨を保定することを目的としてマーレックスメッシュを用いる方法を報告している(図 4)。

■手術操作を簡便にする工夫

Ravitch 法においては大胸筋が胸壁から

いったん剥離されてから各構成要素の組み替えが行われる。大胸筋の剥離による侵襲を回避するためにJensenら[11]は，大胸筋の間隙から変形肋軟骨に対して操作を行う方法を報告している（図5）。Jensen法においては骨および軟骨の形態異常部分を除去し，胸骨を挙上した後に，金属製のバーを用いて挙上位置の保定を行う。大胸筋の筋線維を介した小切開では，Ravitch法のように十分なワーキングスペースが得られないので，肋軟骨の固定が難しい。このためRavitch法ではプレートやワイヤーを用いた直接の固定により胸郭の安定性が担保されるのに対し，Jensen法では胸骨後面におかれたプレートにより挙上が保たれる（図6）。

胸骨の形態保定の力源を金属バーにおくという点において，Jensen法はNuss法と共通している。しかし，バーの装着により変形軟骨の形態そのものも修正しようと意図する点において，Nuss法はJensen法とは異なる。Jensen法は1970年に報告されたが，それほど普及はしていない。この原因としては，胸壁のなめらかな輪郭を得ることがRavitch法よりも困難なことと，Ravitch法とほぼ同じ程度の皮膚切開が要求されることであると著者は考えている。手術そのものと同程度に保定が重要であると認識されたためか，1970年代には保定に関する工夫の報告が見られるようになった。Sbokosら[12]はステンレス製プレートを用いて胸骨の保定を行った118例を調査し，若年者においては良好な結果が得られたと述べている。

引用文献

1）Ravitch MM: The operative treatment of pectus excavatum. Ann Surg 129: 429–444, 1949
2）Haller JA Jr, Scherer LR, Turner CS, et al: Evolving management of pectus excavatum based on a single institutional experience of 664 patients. Ann Surg 209: 578–582, 1989; discussion 582–583
3）Shamberger RC, Welch KJ: Surgical repair of pectus excavatum. J Pediatr Surg 23: 615–622, 1988
4）Wahren H: The use of a tibial graft as a retrosternal support in funnel chest surgery. Acta Chir Scand 99: 568–571, 1950
5）Dailey JE: Repair of funnel chest using sub-sternal osteoperiosteal rib graft strut; report of a case with four year follow-up. J Am Med Assoc 150: 1203–1204, 1952
6）Adams FD: Surgical treatment of pectus excavatum by costosternoplasty with rib strut. Surg Clin North Am 40: 603–608, 1960
7）Nakanishi Y, Nakajima T, Sakakibara A, et al: A vascularised rib strut technique for funnel chest correction. Br J Plast Surg 45: 364–366, 1992
8）Nakajima H, Chang H: A new method of reconstruction for pectus excavatum that preserves blood supply and costal cartilage. Plast Reconstr Surg 103: 1661–1666, 1999
9）Robicsek F: Marlex mesh support for the correction of very severe and recurrent pectus excavatum. Ann Thorac Surg 26: 80–83, 1978
10）Hamaji M, Hiraoka K, Jaroszewski DE, et al: Modified Robicsek procedure for pectus excavatum in adult patients. Interact Cardiovasc Thorac Surg 18: 611–614, 2014
11）Jensen NK, Schmidt WR, Garamella JJ, et al: Pectus excavatum and carinatum; The how, when, and why of surgical correction. J Pediatr Surg 5: 4–13, 1970
12）Sbokos CG, McMillan IK, Akins CW: Surgical correction of pectus excavatum using a retrosternal bar. Thorax 30: 40–45, 1975

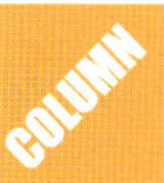

Nuss 法の発見は偶然か？　必然か？

外科手術の領域では常に新しい術式の開発が行われていますが，従来の概念を覆す革新的な術式から，ごくマイナーなテクニックの工夫まで，その内容は多岐にわたっています。iPS 細胞や二重らせんの発見，ピロリ菌の発見など医学史に残る大発見の内容の多くは基礎研究や内科的な臨床研究の結果生まれたものです。

しかし外科手技における大発見も時に起こります。外科医たちを震撼させるほどの革新の例としては，ロシア（旧ソビエト連邦）の整形外科医であった Ilizarov による骨延長法の開発が挙げられるでしょう。Nuss 法の発見も，これに類する大発見といえるのではないでしょうか。

Nuss 法の出現は漏斗胸の治療を大きく変えました。もちろん，胸郭の硬化している成人の症例や，成長途中でバーの入れ替えを行わなくてはいけない子どもの症例など，まだまだ改良しなくてはならない課題はあります。とはいえ，従来の胸骨反転法や Ravitch 法に比べると切開が小さくてすむという点は，整容的な改善が大きな目的である漏斗胸においては非常に大きな利点で，漏斗胸に悩む患者さんたちに福音をもたらしました。このために開発者である Nuss 先生は世界的な名声を博しています。

しかし Nuss 手術の萌芽となるような報告も，過去に散見されます。例えば前項で紹介したように，Jensen は 1970 年に，肋軟骨に切開を入れて胸郭を軟化させたのちにストラット（金属のバー）を胸骨の後面に留置して保定する方法を報告しています。胸壁の前面に大きな切開を入れる点が，大きく Nuss 法とは異なるとはいえ，保定に関する Jensen のコンセプトは Nuss 手術とまったく同じものです。また，胸骨を保定するための要諦は，胸骨の後面にしっかりした支持を置くことが大切であるということは，肋骨を用いたり，脛骨を用いたり，ステンレスのプレートを用いたりしたさまざまな試みがあることから，かなり早くから認識されていたように思えます。

とすれば，胸郭の中央を切開しなくとも，用手的な剥離で胸骨後面にバーを誘導しそこに留置すれば，少なくとも肋軟骨の軟らかい小児のうちであれば修正は可能であるかも，と考えた医師もいたかもしれません。もしも内視鏡が 20 世紀の中ごろに開発されていて，胸骨後面の剥離を安全に行うことができたならば，Nuss 法はもっと早く発見されていた可能性があります。

もっとも，手術がたとえ可能であったにせよ，胸骨の後戻りを防ぐためには，相当にしっかりとしたプレートを使用する必要があります。医療責任上の問題からそうしたプレートを作成してくれる業者がなく苦労したと Nuss 先生は述懐されております。その問題点を初めて克服されたという点で，やはり Nuss 手術発見の功績は Nuss 先生に属することは疑いがありません。

（永竿智久）

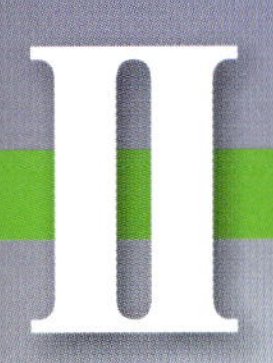

野口昌彦

3 Ravitch 法における問題点

!! Ravitch 法では Nuss 法と比べて至適治療時期が早期となること，また肋軟骨切除など比較的大きな手術侵襲を有することから，これらが胸郭成長に与える影響を考慮し，観察を行う必要がある。

Ravitch 法には，多くのバリエーションが存在するため一概にはいえないものの，Ⅱ-1「Ravitch 法の標準手技」で示したような変形肋軟骨の切除がなされた場合，多くの症例で術後成長に伴い胸郭前後径が薄く，すなわち扁平胸郭を呈するようになる(図 1)。

この理由としては，2 つの点が挙げられる。Kapandji[1]は胸郭構造を胸骨，鎖骨，脊椎，肋骨および肋軟骨から構成される五角形に例え，胸椎の前弯運動に際し胸郭下辺をなすこの肋骨-肋軟骨部が胸骨を前方に持ち上げることで胸郭前後径を維持し，前弯時の心肺圧迫を軽減すると述べている(図 2)。

また Snellman[2]は胸郭の成長において，その 75％が肋骨-肋軟骨移行部で生じることを報告している(図 3)。

すなわち胸郭の前後径は肋軟骨を介して胸骨が前方に押されることで獲得され，また同時に肋骨を介して胸椎に伝えられた力は胸椎に後弯をもたらすことで，胸郭前後径が獲得されることになる。Ravitch 法では肋軟骨切除の範囲および切除量にもよるが，この構造が障害されるため，成長に伴い胸郭前後径の薄い扁平胸郭となると考えられる[3](図 4)。

これらのメカニズムのために Ravitch 法の手術後には，胸板の薄い扁平胸郭以外に，脊椎の後弯程度の少ない straight back を呈す場合が多い(図 5，6)。

引用文献

1) Kapandji IA：カパンディ関節の生理学 Ⅲ体幹・脊柱(第 1 版). pp 136-137, 医歯薬出版，東京，2001

2) Snellman O: Growth and remodelling of the ribs in normal and scoliotic pigs. Acta Orthop Scand (Suppl) 149: 1-85, 1973

3) 野口昌彦，柴田佳奈，近藤昭二ほか：小児適応例に対する長期術後成績と最近の工夫. 形成外科 53：939-948，2010

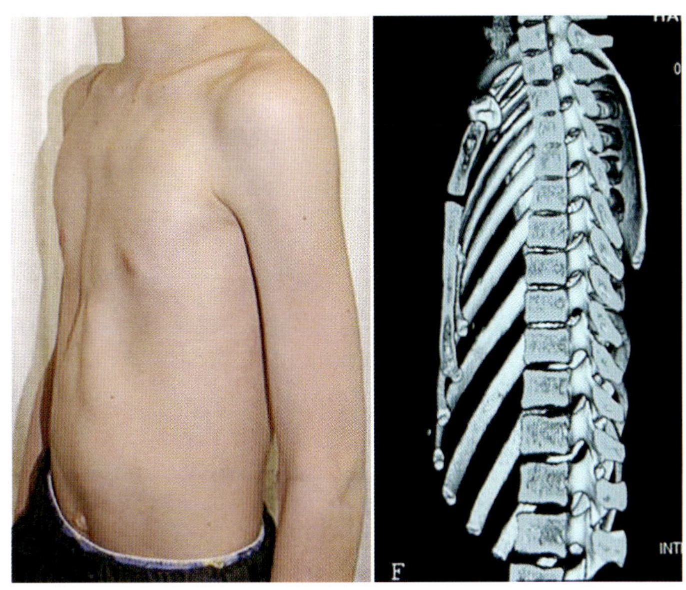

図 1　Ravitch 法の術後に生じる扁平胸郭(15 歳，男児)

Ravitch 法術後 10 年であるが，胸郭の前後径が薄い。

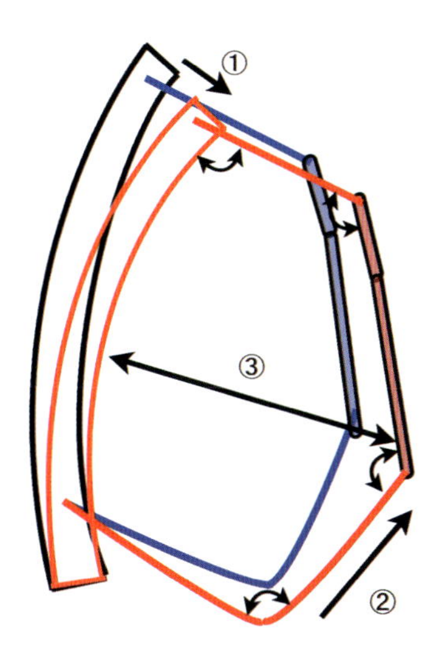

図 2　胸椎の前屈運動に伴う胸郭の形態変化

①胸椎の前弯に伴い，②下部肋軟骨縁が胸骨を持ち上げ，③その結果，胸郭前後径は増加する。(Kapandji IA：カパンディ関節の生理学 Ⅲ体幹・脊柱(第 1 版)，pp136−137，医歯薬出版，東京，2001 より引用一部改変)

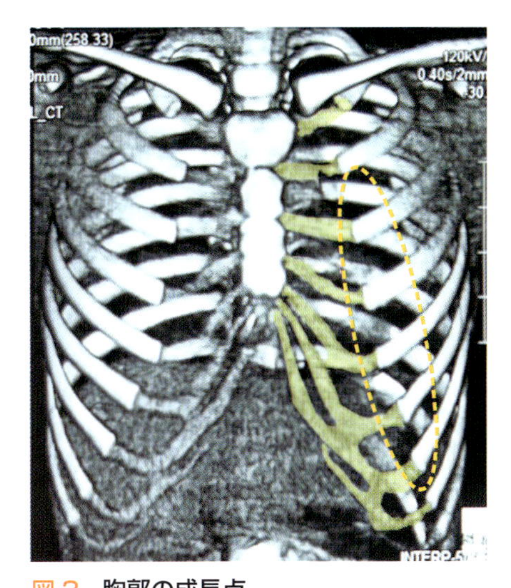

図 3　胸郭の成長点

胸郭における成長は肋骨−肋軟骨移行部における肋軟骨寄りが中心となる。

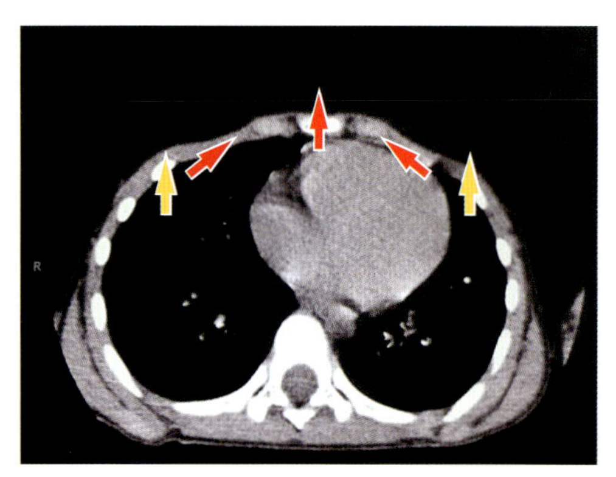

図４ Ravitch 法術後患者の成長変化

図３で示した領域が成長することで，胸骨の前方向への成長が促される。

黄矢印：成長点，赤矢印：作用の方向

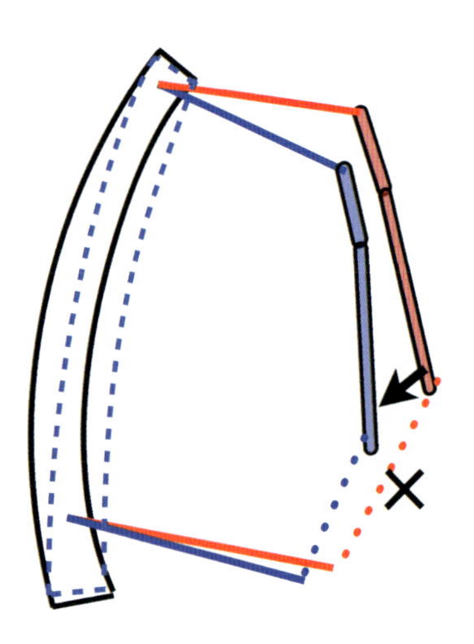

図５ 下部肋軟骨の成長が胸部の形態に及ぼす影響

Ravitch 法術後に下部肋軟骨縁での肋軟骨の再生が不良であると，胸郭前後径および脊椎の後弯は減少する。（Kapandji IA：カパンディ関節の生理学 Ⅲ体幹・脊椎（第１版），pp136-137，医歯薬出版，東京，2001 より引用一部改変）

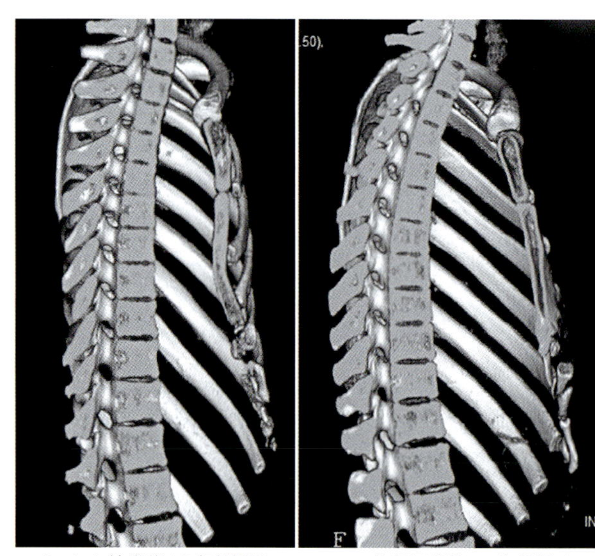

Ravitch 法術後 13 年経過時　　Nuss 法初回術後 13 年経過時

図６ 3DCT 側面像

III

治療各論② Nuss法（基本編）

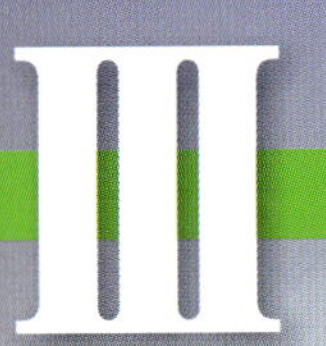

永竿智久

1 Nuss 法の開発

!! 20 世紀末に初めて報告された Nuss 法は，21 世紀の現在，わが国においてすでに漏斗胸の標準的術式として定着した感がある。Nuss 法はまごうことなく，外科学の歴史に残る大発見の 1 つである。本項では，Nuss 法がいかにして発見されたのかを紹介する。いかなる経緯を経て Nuss 法という歴史的な発見がなされたのかを理解することで，同法の利点が改めて浮き彫りにされるであろう。

すべての症例に原法がそのまま応用できるわけではないとはいえ，Nuss 法が漏斗胸手術の milestone になったことに異論をはさむものはいないであろう。Nuss 法が開発された経緯について，著者(永竿)は Nuss が来日した際に直接講演を聞く機会を得た(漏斗胸手術手技研究会)ので，その時の記録をもとに Nuss 法が発展した経緯について記す。

Nuss は南アフリカで外科医としての研修を受けていたが，後に Virginia 州の Norfolk に移った。漏斗胸はアフリカ系人種には頻度の少ない疾患であるので，Nuss が南アフリカで臨床に携わっている間にはほとんど漏斗胸を取り扱ったことはなかった。そのため漏斗胸についての臨床に取り組み始めたのは Norfolk に移転してのちのことであった。

Nuss が初めて接した漏斗胸の患者は Ravitch 法により手術が行われた術後の患者であり，心臓直上の肋軟骨が切除されていたので体表からも拍動を観察することができたという。Nuss はこの患者を診るなり，「この患者は手術を受けない方がもしやよかったのではないか」と自問したとのことである。Nuss の周辺には Ravitch 法を信奉し，漏斗胸の手術に意欲的に取り組む医師も多かったが，Nuss 自身は Ravitch 法に納得いかないものを感じ続けていた。Nuss の診たところによれば，Ravitch 法で手術を行った場合にはどのようにうまく手術を行っても，平坦で固い胸郭になるように思われた。

1980 年代の初頭に Nuss は Ravitch 法による手術後に軟骨の成長障害を発症した若い女性患者を目のあたりにし，Ravitch 法は本質的に手術方法としての欠陥を内在しているという自身の考えを強めるようになった。その後ほどなくして，Nuss は 6 歳の男児患者に対して漏斗胸の手術を行う機会を得たが，その手術の最中にふと思いついて軟骨の柔軟性を試す小実験を試みた。Nuss はまず軟骨を骨から離断した後，フックを軟骨の下にかけて内側に向けて引いてみた。するとその胸骨との連結部が離断するまでに，離断された肋軟骨は，何と 180° も屈曲した。

この経験により小児における軟骨の柔軟性

を再認識したNussは，次の症例においてさらに別の試みを行った。長い血管鉗子を片側の肋間から，胸骨の後面を通して反対側に誘導してみたのである。すると陥没した部分の胸骨および肋軟骨から大きな圧力は受けるものの，剥離は安全に行えることがわかった。そこで鉗子を使ってテープを誘導し，さらにそのテープを使用して，小さなチタニウムのバーを陥没部の後面に誘導してみた。Ravitch 法を行った後に胸骨を挙上位に保定するために，このようなバーはNussの病院の手術室に常に置かれていた。バーはなだらかなU字型をしており，凸面が背側を向くように誘導された。この状態だとまだ陥没は修正されていないので，バーを回転する必要がある。Nussの述懐によれば，血管鉗子を胸骨の後面に誘導する時よりも，このバーの回転のプロセスを行う段階で心理的に大きなプレッシャーを感じたとのことである。これは用意していたバーの幅が，剥離に用いた鉗子よりも広いためで，バーの回転に伴って胸郭内の臓器を損傷する可能性があるように思われたからである。しかしバーを回転してみると胸郭の形態は極めてよいものになり，Nussはその結果にいたく満足した。

とはいえ，それだけで手術法が解決したわけではなく，まだいくつかの問題を乗り越えなければいけなかった。最初に遭遇した問題はバーの品質であった。Ravitch 法による手術後に胸骨の保定に用いていたバーは軟らかすぎたために，前述した初回症例の患者では胸郭の形態は当初はよかったものの，次第に胸壁の陥没が再発していった。ゆえにバーの品質を改良する必要に迫られた。

この段階における苦労が大きかった。バーの設計を変えることは安全性にも影響する。ゆえに製造業者の了解を得ることができず，1年間まったく手術を行うことができない期間もあったとのことである。しかしこの問題はWalter Lorenz 社によるバー開発の申し出がなされたことで解決し，現在普及しているNuss 法の原型を臨床応用するためのルートが完成した。

また，皮膚切開についても改良を加えた。当初の3年間は，Nussは前胸部に切開を置いていたが，これは目立つので，ある日思い立って側胸部における皮膚切開に切り替えたところ，多少の工夫は必要だがバーの挿入は可能であった。ゆえにそれ以後，側胸部の切開を使用するようになった。

Nussが新しく開発したテクニック(=Nuss 法の原法)を実際の臨床に用いるようになったのは1987年である。この時期にはまだ内視鏡が十分に発達していなかった。ゆえに当初は，Nussは指先の感触をたよりに盲目的な操作で手術を行っていた。ところが1988年に他院にて手術指導を行った際に，心臓損傷を経験した。幸い損傷は修復されたものの，この経験を契機として内視鏡をルーチンに使用することになった。これに続いてさらに，イントロデューサーおよびスタビライザーの導入がなされてくるが，ひとまずこの段階においてNuss 法の原型は完成したといえるであろう[1]。

引用文献

1）Nuss D, Kelly RE Jr, Croitoru DP, et al: A 10-year review of a minimally invasive technique for the correction of pectus excavatum. J Pediatr Surg 33: 545-552, 1998

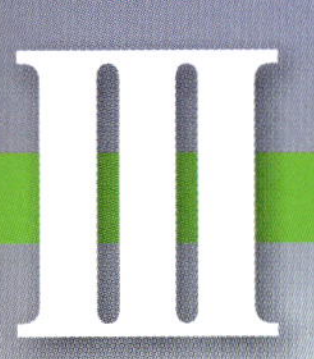

野口昌彦

2 Nuss 法の胸郭構造への影響

!! Nuss 法による胸骨挙上の原理は，バー刺入点である肋骨を支点とした「てこ」の作用に例えられ，原理自体はシンプルと言える。一方，胸郭全体を考えた場合，胸郭組織は各種関節や肋間筋などの軟部組織を介し周囲組織と連続しており，当然ながら胸骨挙上による変化はこれらを介し周囲組織に影響することになる。胸郭の構造的特徴を理解することは，より良い胸郭形態の再建に重要となる。

胸郭の構造

■関節構造

胸郭を形成する主な関節構造としては，肋椎関節，胸肋関節，肋骨肋軟骨関節，肋軟骨間関節，胸鎖関節，胸骨結合および椎間板が挙げられる。このうち，肋椎関節，胸肋関節，胸鎖関節は滑液関節であり，他は軟骨性結合に分類される。

肋椎関節

1 つの肋骨が肋骨頭関節と肋横突関節の 2 つの関節を介し椎骨とつながる構造である。肋椎関節における肋骨の運動は，この 2 つの関節を結んだ軸の方向により決定され，同関節での運動では両関節を結んだ軸に対し垂直方向にあたる肋骨での移動距離が最も大きくなる[1]。そのため上部胸郭と下部胸郭では運動方向が異なる。下部胸郭ではこの軸が矢状面方向に近いため，肋骨の挙上により肋骨外側縁は胸郭の横径が増加するよう外側方向へ移動する。一方，上部胸郭ではこの軸が前額面に近づくことから肋骨の挙上により胸郭の前後径が増加する方向に移動することになる(図 1)。

胸肋関節および肋骨肋軟骨関節

これらの関節は肋軟骨を中心とした連鎖関節である。関節自体は強固に連結しており，両者ともに関節部での回旋運動は制限され，胸肋関節ではわずかな上下運動が，また肋骨肋軟骨関節でもわずかな外方運動と上下運動のみが可能である。そのため胸骨が挙上されると，同部に軸回転による長軸方向の捻じれが生じることになる(図 2)[1]。

胸骨結合

胸骨は胎生 6 週に胸骨前片と 1 対の外側平行桿とで原基を構成し，頭側より尾側方向に軟骨結合する。その後，無対や有対の骨化点が現れ，これが次第に骨化することで胸骨分節(セグメント)を形成する(図 3)[2]。この分節間は当初軟骨性に結合されるが，年齢とともに骨化が進行し，一般的には胸骨柄，胸骨体，剣状突起に集約されていく。胸骨体部における代表的な骨化パターンは，4 分節さ

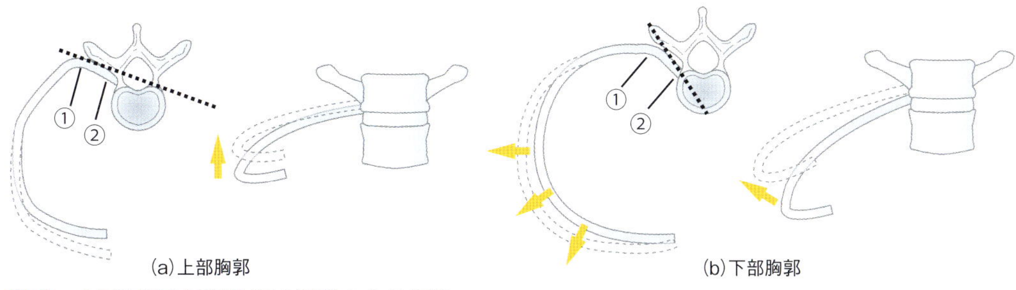

図 1　上部胸郭と下部胸郭の運動方向の相違
①肋横突起関節，②肋骨頭関節

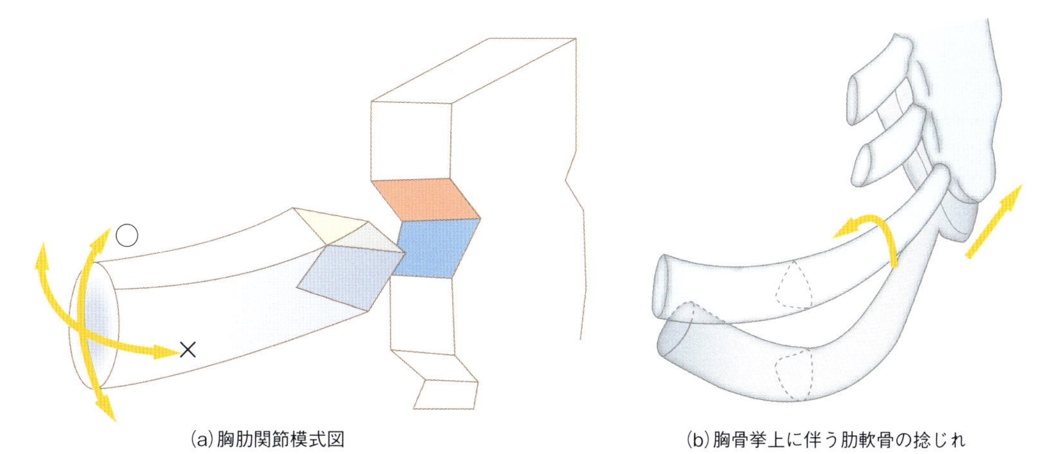

図 2　胸肋関節および肋骨肋軟骨関節の運動

れた骨化点が 5 歳くらいより尾側から骨化を生じ，15〜20 歳ころまでに頭側の分節間までの骨化が終了する[3]。すなわち骨化が完了する年齢まではそれぞれの分節間での運動が可能であり，特に幼小児期には，深吸気時などに同部での変化が生じ，その結果胸骨全体の弯曲が増強する(図 4)[4]。

胸鎖関節

鎖骨の胸骨端と胸骨の鎖骨切痕との間の関節で，鎖骨の胸骨端が大きいために，関節面は第 1 肋軟骨の内側端上縁にまで及ぶ。浅い鞍状構造であるが，線維軟骨性の関節円板が介在することで関節の安定性を高めている。この関節円板により，形態学的には球関節に近く，その運動は主として同部を中心にして鎖骨の肩峰端が直径約 10cm の円を描

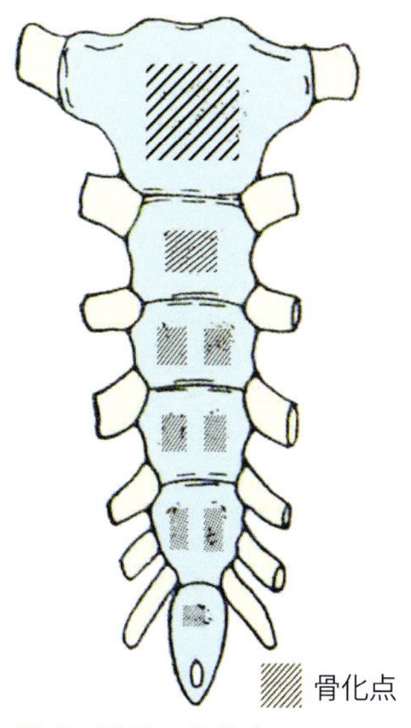

図 3　胸骨の骨化点

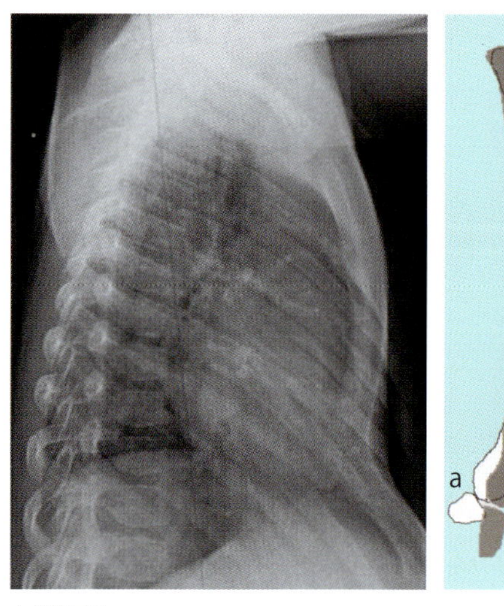
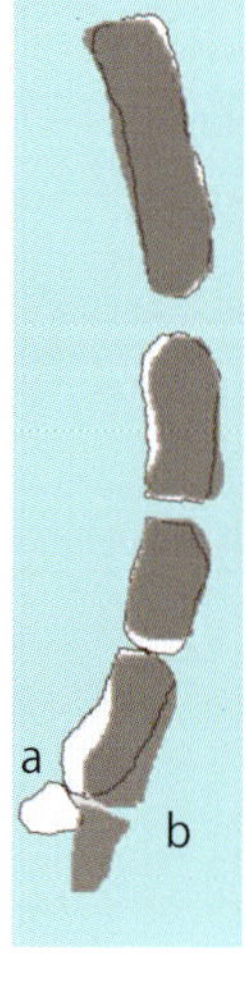

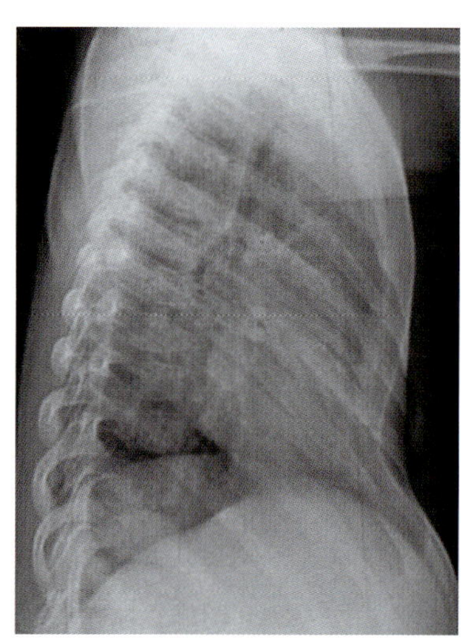

(a)吸気位　(b)呼気位

図4　呼吸に伴う胸骨形態の変化(2歳児)

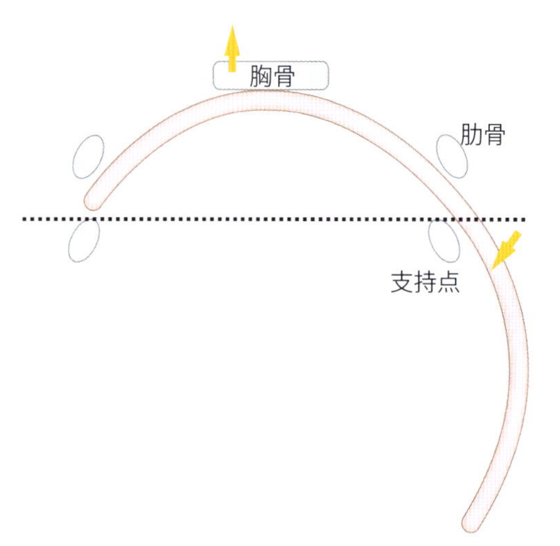

図5　Nuss法の原理

くような運動となる。これによって上肢の運動範囲が拡大される。関節包は前面と後面では，前胸鎖靭帯，後胸鎖靭帯により，下外方では肋鎖靭帯により第1肋軟骨の上面と結ばれ，さらに鎖骨間靭帯により左右の関節包が連結される。鎖骨間靭帯は胸骨の挙上を制限する働きがある。

Nuss法での胸郭形態矯正機序

■ペクタスバー® の作用

Nuss法による胸骨挙上の原理は，いわゆるてこによる作用と考えられ，すなわちペクタスバー®(BIOMET社，米国：以下，バー)刺入部直下の肋骨が支点となり力が作用することになる。挙上された胸郭組織を支持するための力は直接的にはこの刺入部直下の肋骨にかかる(図5)。

バー挿入により胸骨が挙上された際に生じる作用は2つに大別される[4]。バーが直接接する部分に働く力と，バーの挿入により移動される胸郭組織に連続した部位に働く力であり，後者は各種関節や肋間筋などの軟部組織を介し作用する。Nuss法ではこの2つの力により胸郭形態が矯正されることになる(図6)。

■胸郭周径の調節構造

呼吸に際し胸郭は吸気では前後径および横

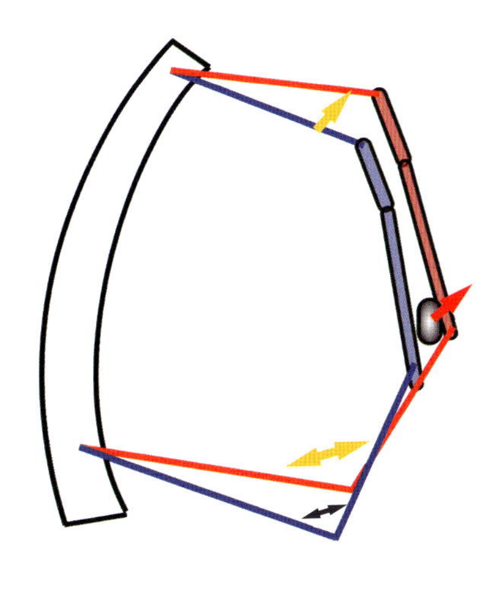

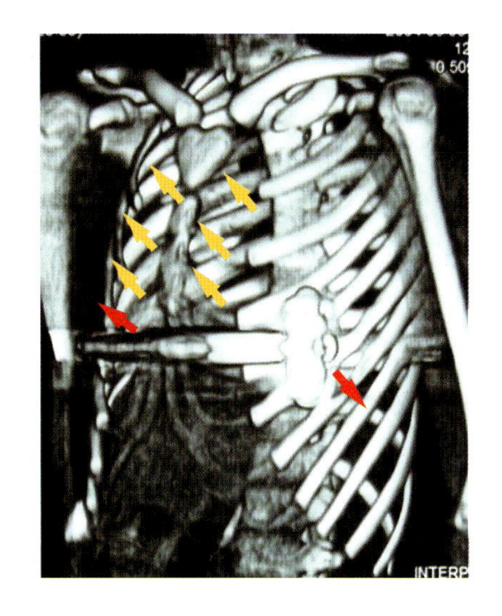

図 6　胸骨挙上に際し働く力
：直接作用，　：間接作用
（左図：Kapandji IA：カパンディ関節の生理学 Ⅲ体幹・脊椎（第 1 版），pp136-137，医歯薬出版，東京，2001 より引用一部改変）

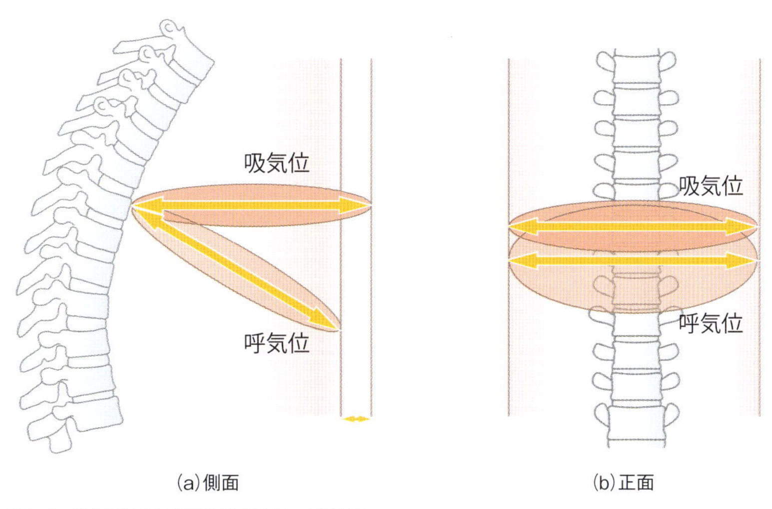

図 7　呼吸時の胸郭形態変化の疑問
胸郭組織の周径が変化しないと，呼吸に際し前後方向への変化は生じるが，左右での変化は起こらないことになる。

径が増加し呼気でそれらは減少する。胸郭構造を脊椎より始まり肋骨‒肋軟骨‒胸骨を経て同様に対側へと連続する円と考えた場合，この前後径の変化に関しては説明がつく（図 7‒a）。一方，横径の変化に関してはこれらが周径の変化しない円構造と捉えると説明がつかない（図 7‒b）。すなわち胸郭はその状態により周径を変化させる構造を有することになる。

この周径を調節する胸郭構造としては，前述した肋椎関節による肋骨前端（肋骨肋軟骨結合部）の運動と肋軟骨角部での角度の変化となる[5]。この肋軟骨角部での角度の変化は Nuss 法における肋軟骨の長さの調整に際し重要な働きを有する（図 8）。

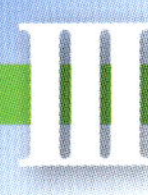

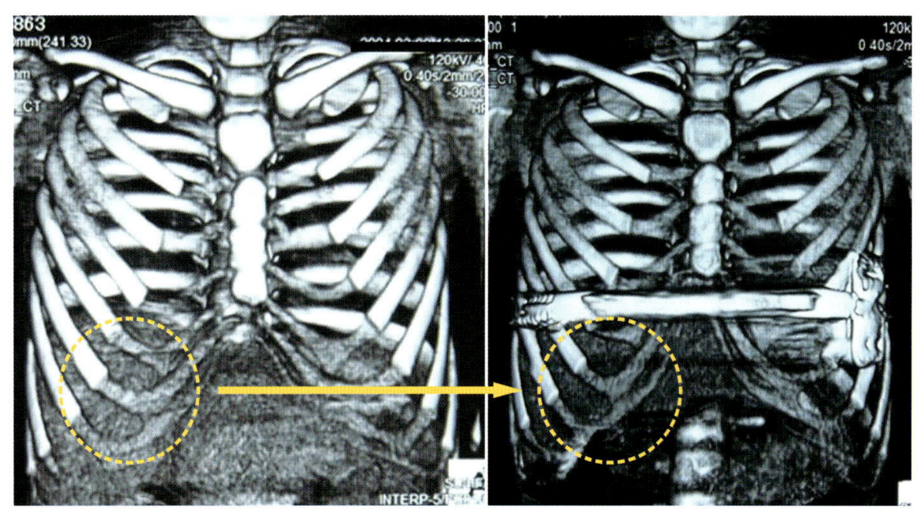

図８　肋軟骨角部での変化

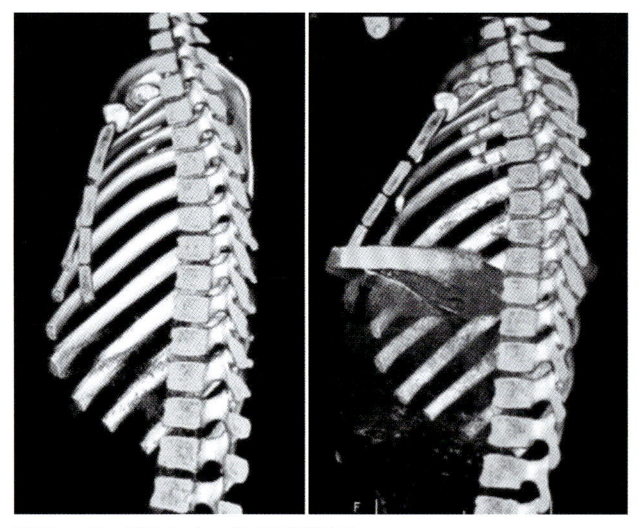

図９　バー挿入による胸骨形態変化
バーの挿入により各セグメント間での角度が変化する。

■関節作用による変化

前述したように，胸骨はそれぞれの胸骨分節(セグメント)が軟骨結合により結合した状態であるため，それぞれの骨化状態に即し，バーの挿入によりその形状が変化することになる(図９)。

引用文献

1)Kapandji IA：カパンディ関節の生理学　Ⅲ体幹・脊柱(第１版)．pp 122-157，医歯薬出版，東京，2001
2)Wong M, Carter DR: Mechanical stress and morphogenetic endochondral ossification of the sternum. J Bone Joint Surg Am 70: 992-1000, 1988
3)Haje SA, Bowen JR: Preliminary results of orthotic treatment of pectus deformities in children and adolescents. J Pediatr Orthopaedics 2: 795-800, 1992
4)野口昌彦，近藤昭二，松尾清：漏斗胸手術における術前胸骨形態評価の有用性の検討；3DCT 画像を用いた術前胸骨形態評価．形成外科 40：365-370，1998
5)野口昌彦，近藤昭二：Nuss 法のメカニズムと至適手術時期．形成外科 50：381-390，2007
6)Kapandji IA：カパンディ関節の生理学Ⅲ体幹・脊柱(第１版)．pp132-135，医歯薬出版，東京，2001

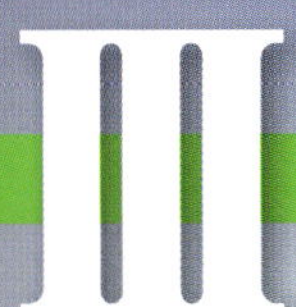
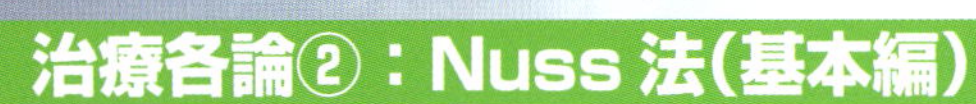

永竿智久

3 Nuss 手術で必要な器械

!! 外科的な手術だけでなくすべての医療行為に言えることだが，まずは道具をそろえることから始まる。Nuss 手術においてはバーを胸骨の後面に留置するスペースを作成するための胸腔内操作と，バーの固定のための胸腔外操作が行われる。それぞれの操作を行うにあたり必要な器械を整理する。

本項においては，漏斗胸の手術を行うにあたって必要とされる器械について整理する。

■一般的な器械

メス(15 番)，電気メス，バイポーラ凝固子，モスキート鉗子，ペアン鉗子，筋鉤(小・中)，鑷子，吸引器，剪刀，持針器などであり，これらの器械は主として皮膚切開と，胸壁前面の剥離を行う際に使用される。

■胸骨を挙上する際に使用する器械

漏斗胸の手術を安全に行うためには，胸骨後面と心嚢とのスペースを十分に広げる必要がある。この操作を行うために胸骨挙上鉤(図 1)と胸骨吊り上げ鉤(図 2)を使用する。胸骨挙上鉤は胸骨の下縁(剣状突起付近)にかけて陥没している胸郭を腹側に挙上するために用いる(Ⅳ-2「良好な術野を展開するには」参照)。胸骨挙上鉤を引き続けるためには，一定の力が必要とされる。特に胸郭の硬化した成人症例においては 5～10kg の力が要求される。吊り上げ鉤を用いて挙上鉤の保定を行えば，助手の疲労を避けることができる。

■胸腔内の操作で使用する器械

Nuss 手術は胸腔鏡を用いて行うので内視鏡は当然，必要である。さらに内視鏡操作用の電気メス(図 3)と器具を胸腔内に誘導するための鞘(トロッカー)が必要である。鈍的な剥離を行う場合には，剥離用ケリー鉗子を準備しておく。

また，剥離を行う際に周辺の組織を圧排して緊張をかけるためのソラココットン(胸腔手術用綿球)，止血を行うための血管クリップ，無血で剥離操作を行うためのリガシュアなどを状況に応じて準備する。

胸骨後面の剥離を行うにあたってはイントロデューサー(図 4)を使用すると便利である。イントロデューサーは漏斗胸の手術に特化した器械であり，この器具をうまく使用すれば胸腔内臓器を損傷することなく胸骨と縦隔組織の間隙を剥離することが可能である(具体的な使用法に関しては，Ⅲ-4「Nuss 手術の手順」参照)。

■矯正バーを加工する際に使用する器械

Nuss 手術においては胸郭の形態を保定す

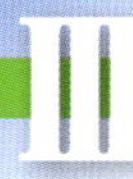

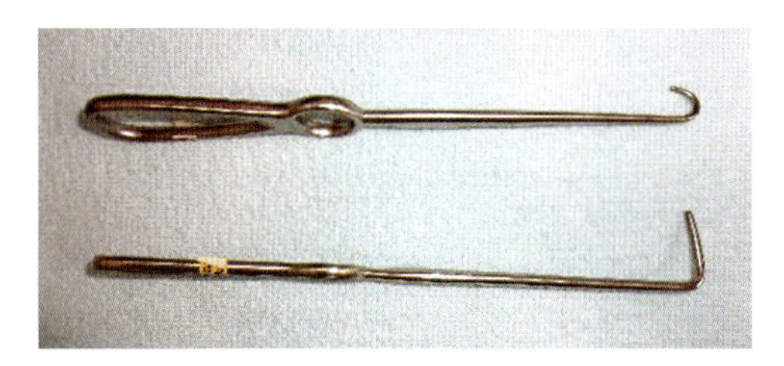

図 1　胸骨挙上鉤

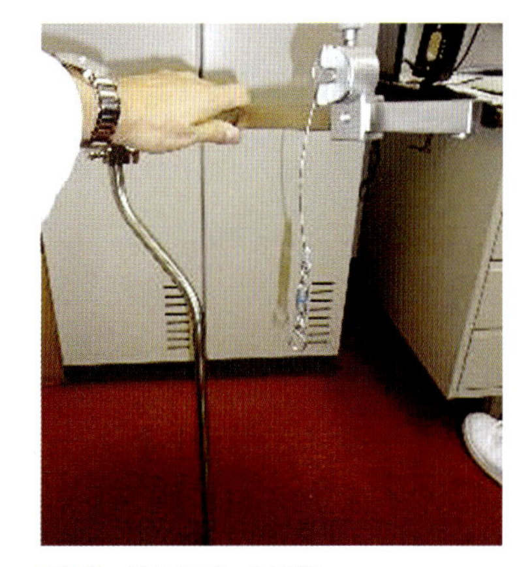

図 2　胸骨吊り上げ鉤

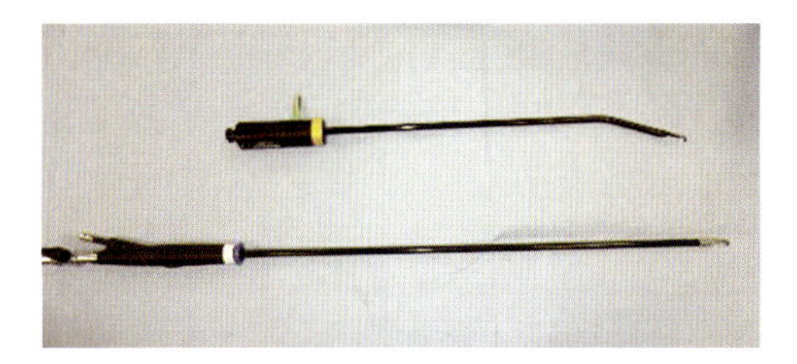

図 3　内視鏡操作用電気メス

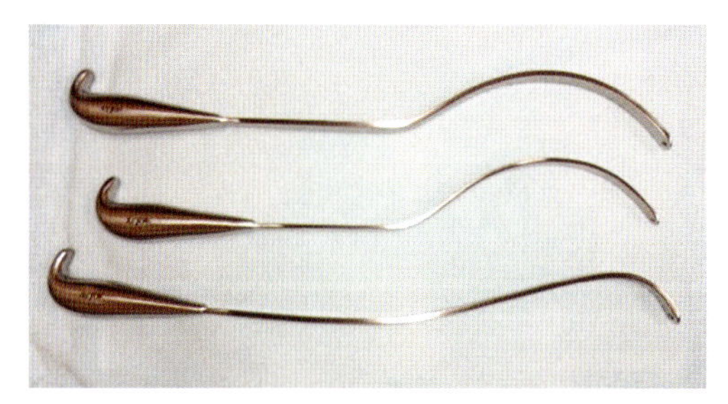

図 4　イントロデューサー

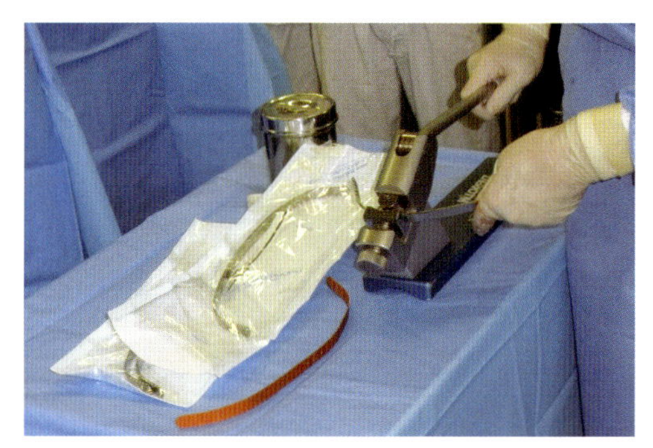

図 5　バーベンダーを用いてバーの弯曲を調整しているところ

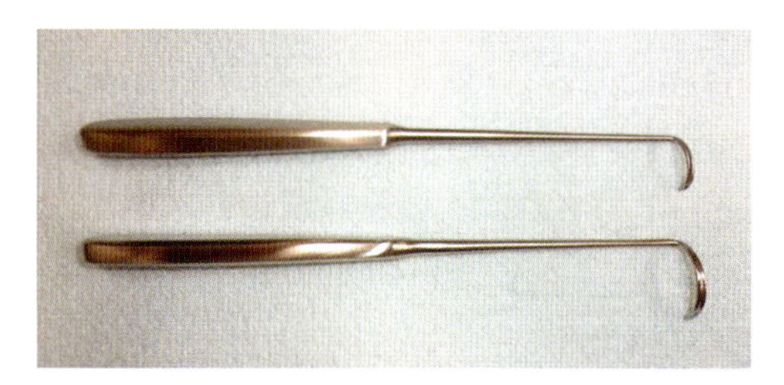

図 6　デシャン通し

るために矯正バーを使用するが，胸腔の形態は患者により異なるので，個々の患者につきバーの形態を微調整する必要がある。このためにバーを曲げるためのベンダーが必要である(図 5)。

■バーを回転させるために使用する器械

矯正バーを胸骨の後面に誘導した直後は，バーの形態はＵ字になっている。胸骨を挙上するためにはバーを回転させることにより，逆向きのＵ字にする必要がある。この回転を行うためには，専用のフリッパーが必要である。

■矯正バーを胸壁に固定する際に必要な器械

バーのずれを防止するためにはバーを胸壁に固定することが有効である。固定のために用いるワイヤーや糸を誘導して肋骨に巻き付けるためにはデシャン通し(図 6)が有用である。

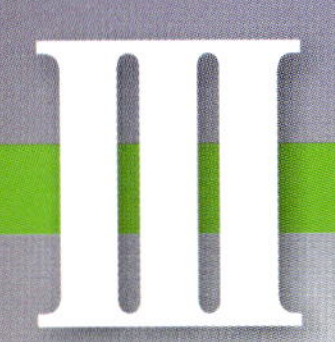

永竿智久

4 Nuss 手術の手順

いかなる手術においても言えることであるが、操作を行う手順に応じて手術のやり易さは大きく変化する。特に漏斗胸の手術は心臓や肺といった重要臓器の周辺を扱うために、良い術野を展開してから操作を行うことが、安全性の面からも重要である。本項においては Nuss 法の基本的な手順を紹介する。

❶ Hinge point の決定

Hinge point は，肋骨縁上でバーを支える点であり，これはすなわちバーが胸壁を貫通する点である。Hinge point の置き方によりバーの安定性は大きく変化する。適切な位置に置かないと術後バーが回転したり，左右にずれを生じたりするので，hinge point の設定には十分な力学的配慮が必要である(hinge point の設定方法は非常に重要であるので，V-1「バーのずれを防ぐには」においてさらに詳細に述べる)。原則としては hinge point を肋骨アーチの変曲点に設定する(図 1)。術前に CT でよく観察するとともに，患者の体表をよく触診して hinge point として適切な位置を選択しておく(図 2)。

❷剥離範囲の決定

挿入すべきバーを予定部位に置きつつ，剥離する必要がある部分をマーキングする(図 2 左)。引き続き皮膚切開線をデザインする(図 2 右)。皮膚切開線は基本的に中腋窩線におくが，思春期以後の女性患者で乳房下溝が鮮明な症例においては，乳房下溝におく場合もある。皮膚切開線は短ければ短いほど整容的に望ましいことはいうまでもないが，小さい切開を鉤で無理に展開しようとすると創縁が挫滅し，結果的に肥厚性瘢痕を生じることになるので注意が必要である(創の肥厚を予防するための手法については，V-4「創をきれいにする工夫」において述べる)。

皮膚切開からさらに下部の脂肪組織の切開を行い，前鋸筋の筋膜上に至る。しかるのちに内側に向かってさらに剥離を進め，大胸筋下に至る(図 3)。

❸胸壁の穿通

大胸筋下を剥離し hinge point に至ったのちは，胸壁に小孔を作成して開胸し，胸腔内に至る。ペアン鉗子にて，外肋間筋と内肋間筋にそれぞれの線維方向に沿って注意深く分け入り，壁側胸膜を貫く。この過程で肋間動静脈よりの分枝を損傷すると術後に血胸を生じる原因になるので，バイポーラコアギュレーターを用いて丁寧に止血を行いつつ操作を進める。イントロデューサーやケリー鉗子を誘導するためには，直径 10〜12 mm 程度

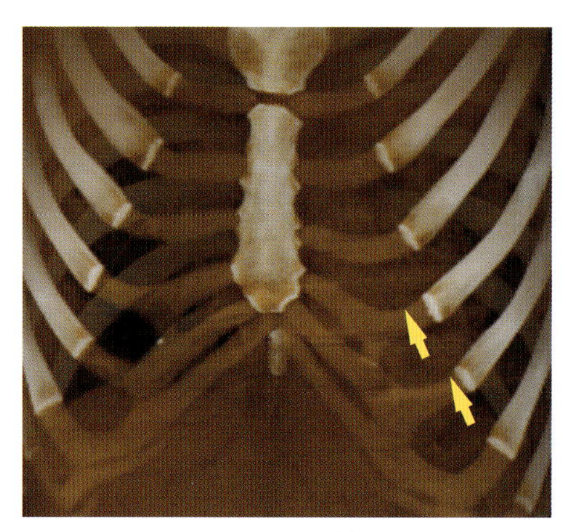

図 1　Hinge point の設置位置
肋骨カーブの変曲点（矢印）が hinge point として適す場合が多い。

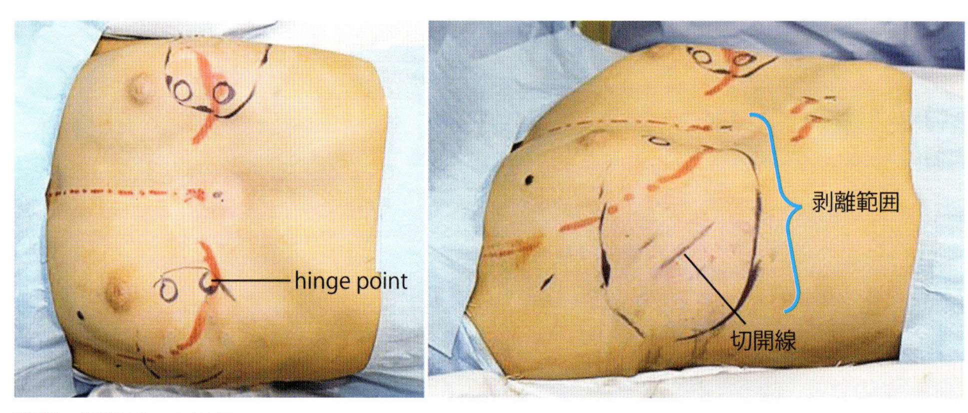

図 2　術前マーキング
剥離範囲と切開線・hinge point のマーキングを行う。

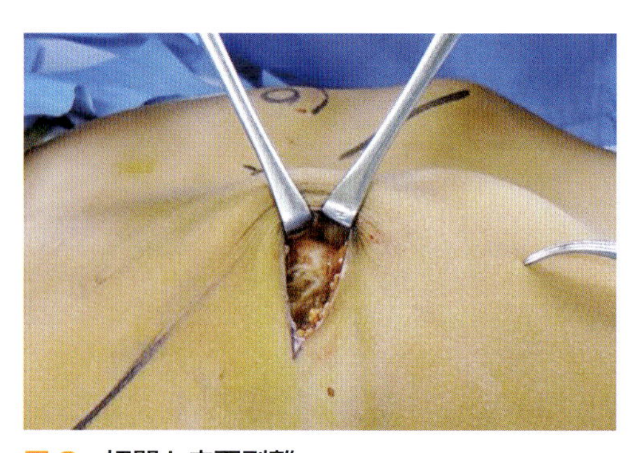

図 3　切開と皮下剥離
外側に加えた皮膚切開から大胸筋の背面を経由して hinge point へ至る。

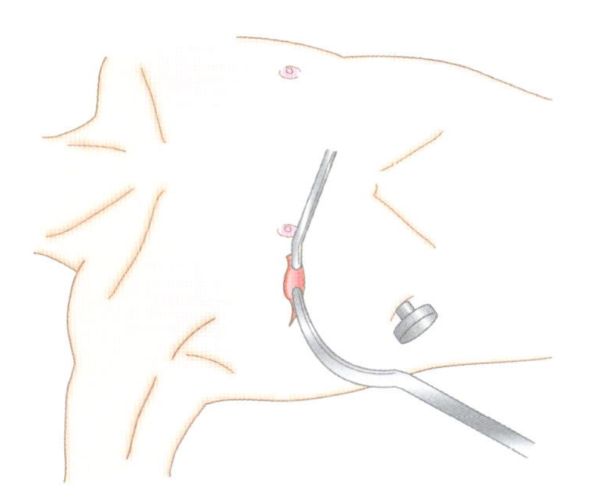
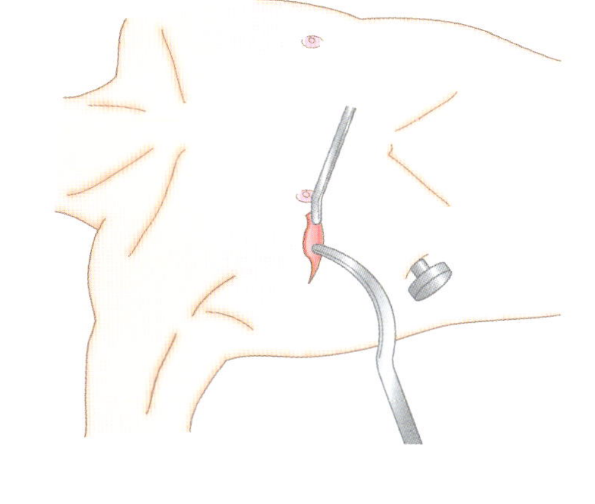

図４　シェーマ①：イントロデューサーの誘導

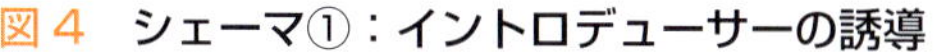

の孔を開けることが必要である。左右のhinge pointにおいて胸腔内へ至る小孔を作成しておく。

❹胸腔鏡の誘導

左右の胸壁に胸腔内に至る小孔を作成したのち、胸腔鏡を挿入する。筆者らは基本的に、右側胸郭の第３肋間より胸腔鏡を挿入している。胸腔鏡を誘導するためのトロッカーシースを、まずは胸壁に装着する。前段(胸壁の穿通)で述べたごとく、ペアン鉗子を用いて肋間筋を分けたのちに壁側胸膜を穿通し、ガイドとなるルートを作成しておいてからトロッカーを導入する。大胸筋の外側縁を超えないことが重要であり、これより後方の腋窩付近より胸腔鏡を挿入すれば、瘢痕は整容的にほとんど問題とはならない。ほとんどの漏斗胸症例においては、第4〜6肋間が最も陥没しているので、これらの肋間にバーを装着する場合が多い。したがって操作の関係上、これらの肋間より胸腔鏡を挿入することはできない。となるとこれより頭側の肋間か、足側の肋間より内視鏡を挿入することになる。著者らが頭側である第３肋間より内視鏡を挿入する理由は、この配置をとれば、胸腔鏡を操作する助手が術者の左側に立つことになり、術者の右手を妨げないからである。もっとも、これは術者の好みの問題で、内視鏡をバー装着部より足側に挿入してもさしつかえない。足側より胸腔鏡を挿入する場合には第７または第８肋間から挿入することになる。ただしその場合には、横隔膜および肝臓を損傷せぬよう細心の注意を払う必要がある。麻酔中は横隔膜が弛緩しているので、横隔膜および肝臓は通常の状態よりも頭側に突出しているからである。ゆえにトロッカーシースを胸壁に挿入するにあたっては、胸壁に垂直に挿入するのではなく、まず横隔膜の形成する曲面の接線方向に向かってトロッカーを進めるべきである。

❺イントロデューサーの導入

次にイントロデューサーを切開創より胸腔内に誘導する。皮下に先端を誘導した後にしばらく胸壁に平行にイントロデューサーを進め(図４左)，先端がhinge pointに誘導されたら反転させて(図４右)胸腔内へ誘導する。

右胸腔は心臓の占めるスペースが左胸腔に比して少ないため，視野の展開が容易である。ゆえに通常，右胸腔から左胸腔に向かって剥離操作を進める。イントロデューサーを

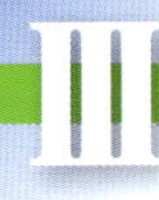

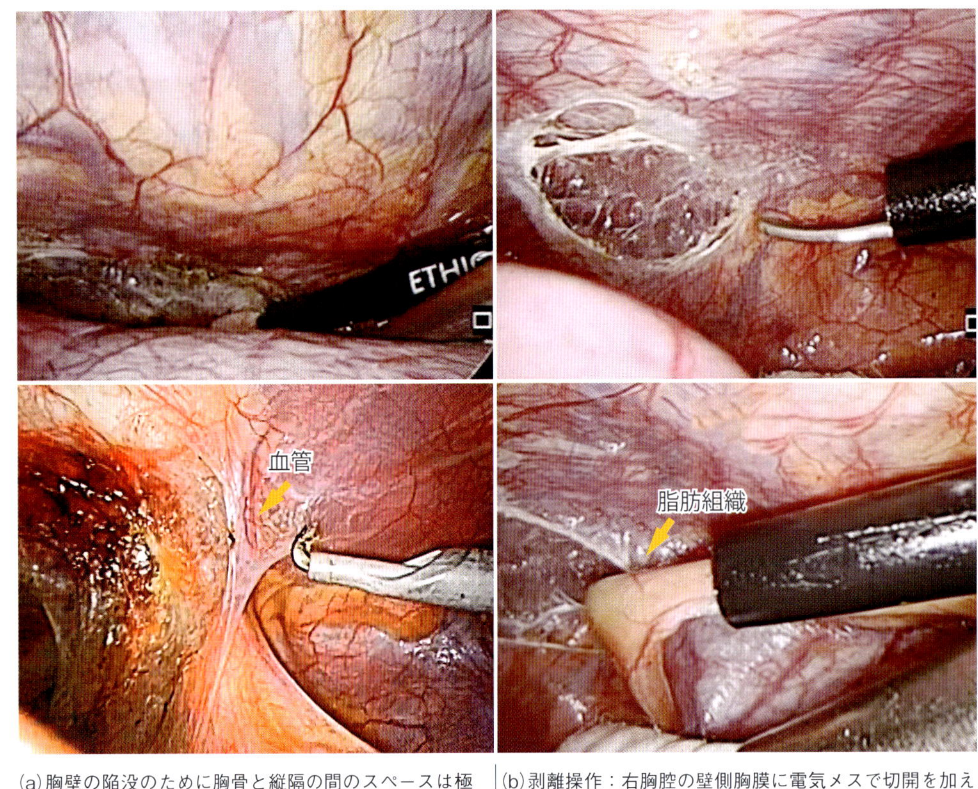

(a) 胸壁の陥没のために胸骨と縦隔の間のスペースは極めて狭い。
(b) 剥離操作：右胸腔の壁側胸膜に電気メスで切開を加える。
(c) 胸骨後面の疎な結合組織の中に血管が存在する。
(d) 剥離操作の際に遭遇する脂肪組織

図 5　内視鏡所見①

胸腔内に誘導可能な状態に設定できれば，そのまま左胸腔に向かって剥離を進めることは可能である。しかし，漏斗胸患者においては胸壁が背側に向かって陥没している(図 5-a)ために，胸骨後面の視野の展開は不良で，盲目的操作により剥離を進めることは肺および心嚢・心臓を損傷するリスクを伴う。

ゆえにイントロデューサーを左側胸郭に誘導するに先立ち，そのための経路をあらかじめ作成しておく。この準備をしておけば，無血操作でイントロデューサーならびにそれに引き続くバーの誘導を行うことができる。操作はハーモニックスカルペルや電気メスを用いて行われる。1 つの道具にこだわることなく柔軟に道具を使い分けることが肝要である。

❻胸骨後面の剥離

胸骨と縦隔との間のスペースは狭いので，安全に剥離を行うためにはこのスペースを広げる必要がある。挙上鉤を用いれば，安全かつ効率的に，胸骨と縦隔との間のスペースを広げることができる(Ⅳ-2「良好な術野を展開するには」参照)。胸骨を挙上すれば縦隔と胸壁の間の疎な結合組織が展開されるので，この部分から左胸郭に向かい剥離を進めてゆけばよい。右胸腔より剥離を進める場合には，最初に右の壁側胸膜を切開する(図 5-b)。

この切開を行うと，胸腔内の空気が疎な結合組織の内部に入り込むので，さらに剥離層を同定することが容易になる。胸骨の後面は

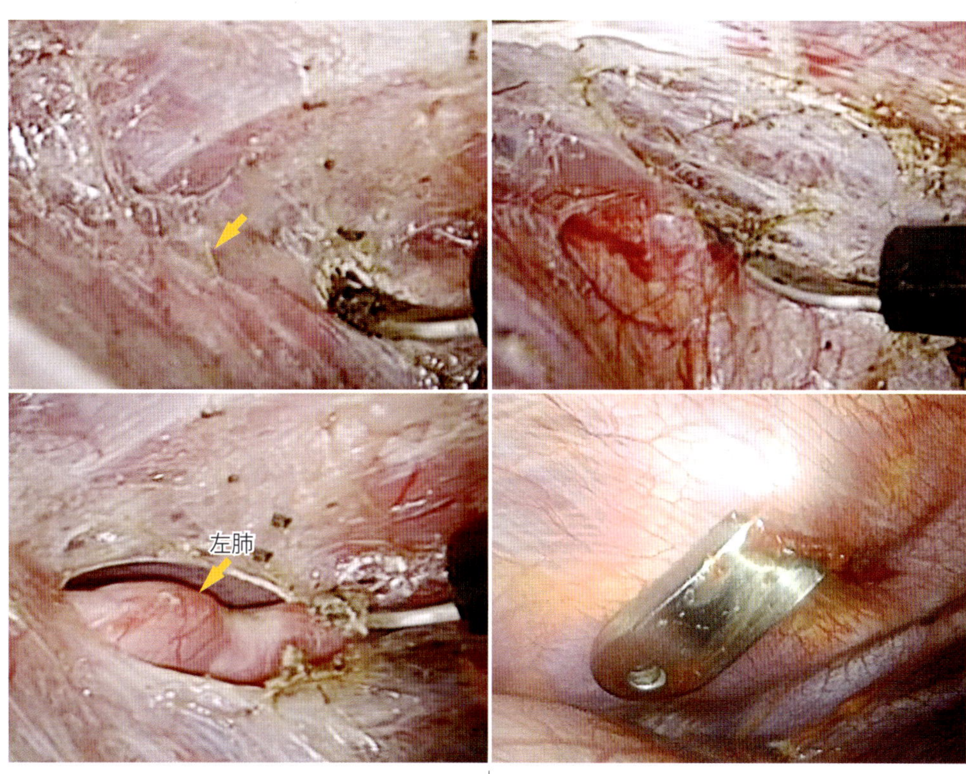

(a) 左側壁側胸膜の向こう側に左肺（矢印）が透見される。
(b) 左側の臓側胸膜切開に取り掛かった状態
(c) 左側の胸膜の切開を行うと，左肺が現れる。
(d) 右側の胸腔にイントロデューサーを誘導する。

図 6　内視鏡所見②

組織が疎であるので，安全に剥離を進めることができる。

縦隔と胸骨との間隙には，内胸動脈と横隔膜動脈を連絡する交通枝が存在し，これを損傷すると術野が悪くなる。ゆえにこの血管を注意して焼灼するか（図 5-c），もしくは損傷しないように注意を払う必要がある。

肥満した患者においては心嚢膜と縦隔を連結する脂肪組織が存在する。脂肪組織の内部に血管が含まれている場合には，脂肪組織を鈍的に分断すると出血を伴い，しばしば術野が損なわれる。また，脂肪組織が心嚢膜に連結している場合には，剥離操作の際に脂肪組織を押すと，心嚢膜に外力が伝播する。この操作の結果，心嚢膜が破損する可能性も否定はできない。ゆえに著者は，脂肪組織に遭遇した場合には，丁寧に焼灼して止血を行い，分断することにしている（図 5-d）。

❼対側胸腔への侵入

縦隔後面を丁寧に剥離していくと，やがて左胸腔の壁側胸膜に到達する。胸膜に到達したことは，その向こう側に肺が透見できることから確認できる（図 6-a）。通常の解剖構造においては，肺以外の重要臓器はこの段階では現れない。しかし漏斗胸患者においては胸腔内臓器の構造が正常と大きく異なる場合があるので，安全に手術を行うために注意深く観察することが大切である。拍動していないこと，呼吸に伴い移動することを十分確認したうえで，肺と同定できたならばさらに操作を進める。

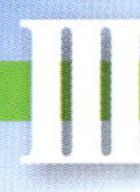

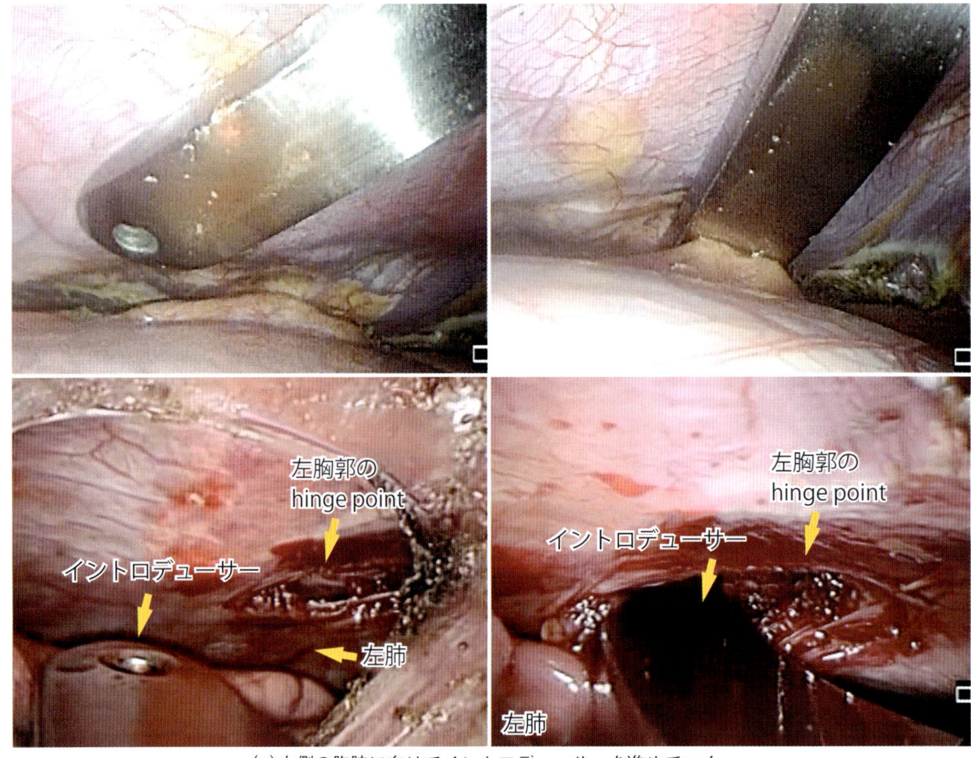

(a)左側の胸腔に向けてイントロデューサーを進めていく。
(b)左胸腔の視野が展開できる。
(c)イントロデューサーを左胸郭の hinge point へ誘導する。

図７　**内視鏡所見③**

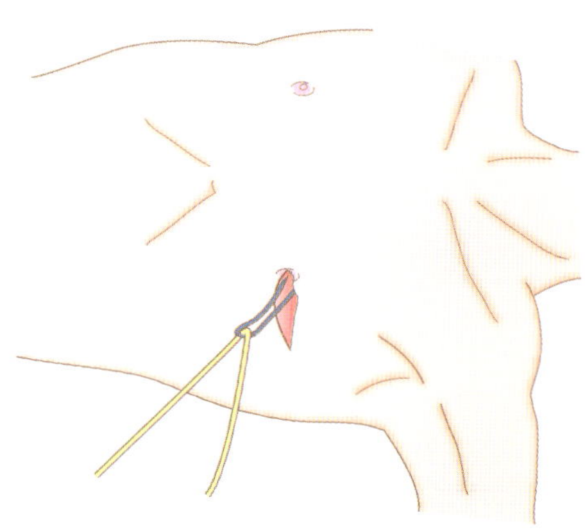

図８　**シェーマ②**
イントロデューサーに血管テープを取り付ける。

膜の反対側に，肺以外の重要臓器が存在しないことを確認した後に，胸膜を切開する。胸膜を切開するにはタイミングが重要であり，不適切なタイミングで胸膜を切開すると左肺を損傷する可能性がある。ゆえに麻酔科医と協力のうえ，左肺を若干縮めてもらうタイミングで，注意深く胸膜を電気メスで切開する(図６−b)。

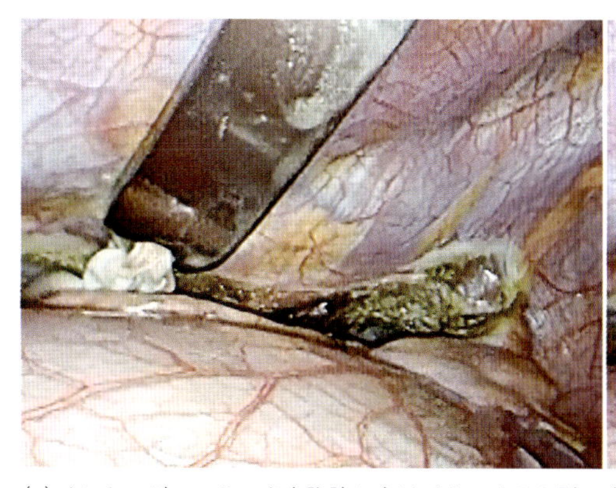

(a)イントロデューサーを右胸腔に向けてゆっくりと引いてくる。

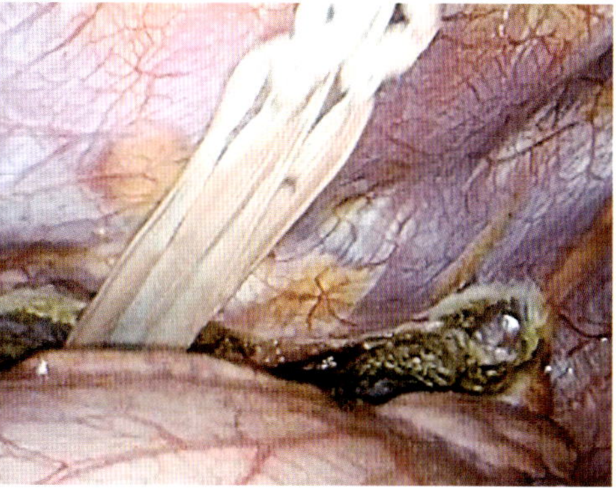

(b)イントロデューサーに取り付けられた血管テープが右胸腔に誘導される。

図 9　**内視鏡所見④**

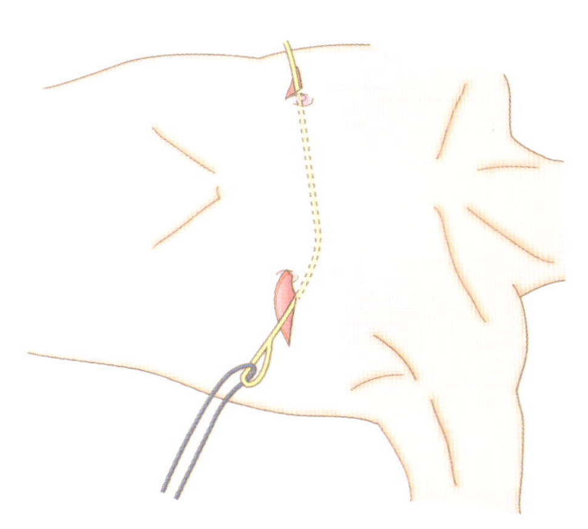

図 10　**シェーマ③**

血管テープに金属バーを接合する。

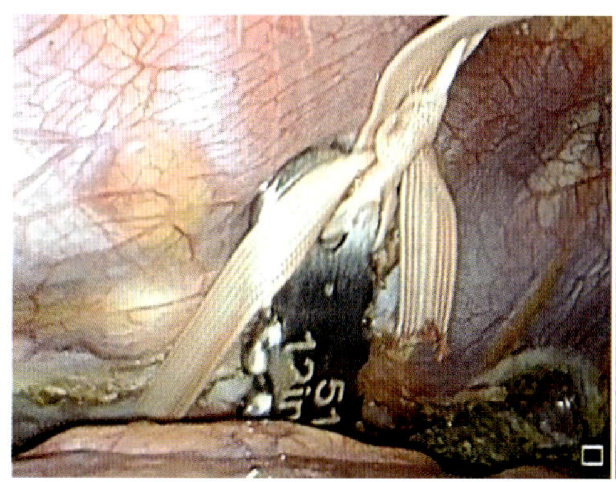

(a)矯正バーを左胸郭から右胸郭に向けて誘導する。

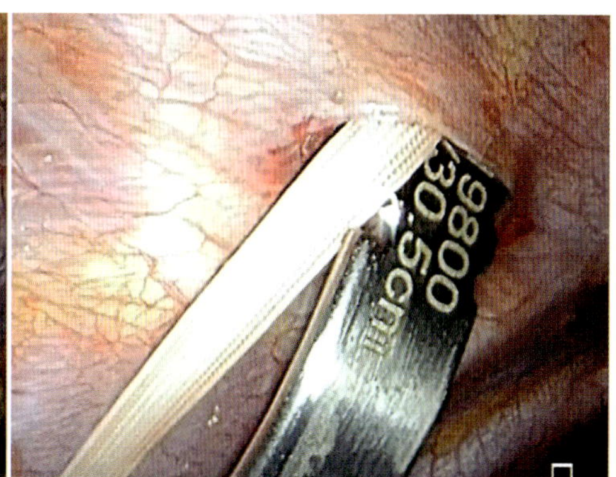

(b)バーを右胸腔外に誘導する。

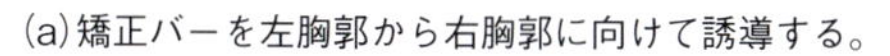

図 11　**内視鏡所見⑤**

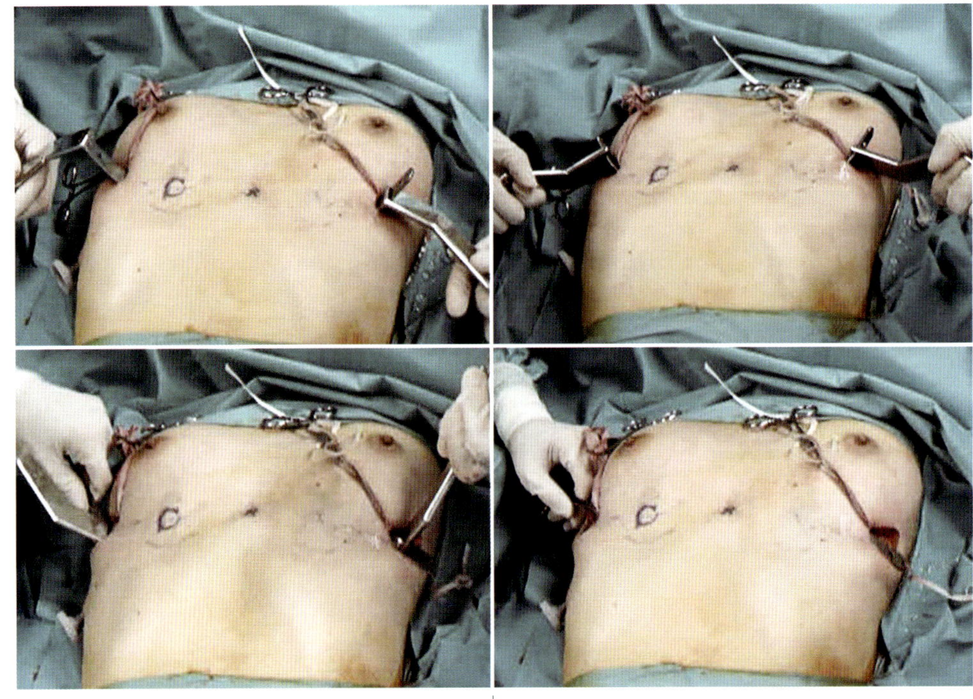

(a) 回転器(フリッパー)を装着する。
(b) 回転器を用いて矯正バーを回転させる。
(c) バーの回転が終了した状態
(d) 回転器を除去した状態

図 12　術中所見

胸膜を切開すると左肺が現れる(図 6-c)。左胸膜を切開する長さについては，バーが通過する幅だけ切開を加えるという考え方もあり得る。しかし最小限の切開幅よりもわずかに切開を加えて視野を広げれば，左胸腔をかなり広範に見渡すことができ，続く操作を安全に行える。さらに，仮に術後に左肺の気胸が発生したとしても，右胸腔に留置した胸腔ドレーンの作用により肺の萎縮が予防される。ゆえに著者らは1本のバーにつき，成人については3～4cm，小児については2cm 程度の胸膜切開を行うことにしている。

左胸腔の臓側胸膜を切開した段階で，電気メスによる操作からイントロデューサーによる操作へと移る。図 4 で示したテクニックでイントロデューサーを右の胸腔から挿入する(図 6-d)。

続いて，挿入したイントロデューサーを左の胸腔に向かってゆっくりと進めていく(図 7-a)。イントロデューサーを胸骨の背面を通過させる際には若干視野が悪くなるが，この際にこそ注意深い操作が必要である。胸骨を鉤で挙上するか，イントロデューサーを用いて胸骨を腹側に挙上することにより良好な視野を得て，イントロデューサーの先端を常に視認しながら操作を進める。

分離肺換気が可能な場合には，この操作は左の片肺換気下に行われる。イントロデューサーを用いて左肺を軽く圧排すると，左の胸壁の hinge point 付近に加えておいた小孔が視認できる。この小孔に向けてイントロデューサーを進めていく(図 7-b)。

❽バーの誘導

左胸腔に十分な視野が展開できたら，イントロデューサーを左胸郭の hinge point に向けて誘導する（図 7-c）。その後さらに皮切より外部にイントロデューサーの先端を誘導し，イントロデューサー先端の小孔に血管テープを取り付ける（図 8）。

血管テープの装着が完了したら，ゆっくりとイントロデューサーを右の胸腔に向けて引いてくる。これにより血管テープが左胸腔より右胸腔に誘導される（図 9）。左右の胸郭が血管テープで連結されたら，左側の血管テープを金属バーの小孔に通して結ぶ（図 10）。右胸壁側から血管テープを引くと，矯正バーが左胸郭から右胸郭に向けて誘導されてくる（図 11-a）。バーが右胸郭に至ったら，さらに血管テープをけん引することにより，右胸腔に開けた小孔からバーを胸腔外に誘導する（図 11-b）。

❾バーの回転

バーの誘導が完了したら回転に移る。バーの両端に回転用の機器（フリッパー）を装着し（図 12-a），左右より協調して回転器を操作してバーを回転させる（図 12-b）。バーを回転させるにあたっては，hinge point の肋骨縁を支点として圧力をかけないことが肝心である。このことは非常に大切であるので，別項（Ⅳ-1「バーの回転時における注意」）にて述べる。

バーの回転が終了したら（図 12-c），回転器を矯正バーより取り外す（図 12-d）。

❿バーの固定

ワイヤーや糸を用いて胸壁に固定を行えば，バーの術後変位を防止するうえで効果的である。これについても別項（Ⅴ-1「バーのずれを防ぐには」）において説明する。

矯正バーの両端を皮下に埋め込み，皮下組織と表面皮膚を縫合して手術を終了する。

症　例

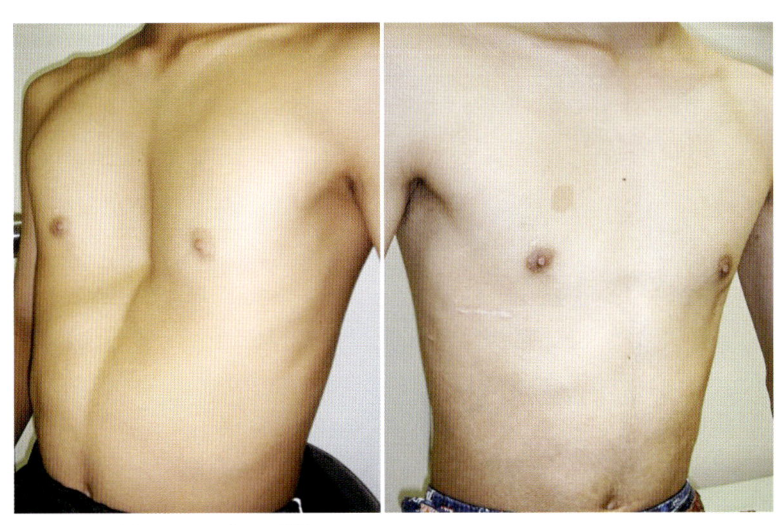

図 13　症例 1：14 歳，男児
第 5・6 肋間にバーを 2 本装着

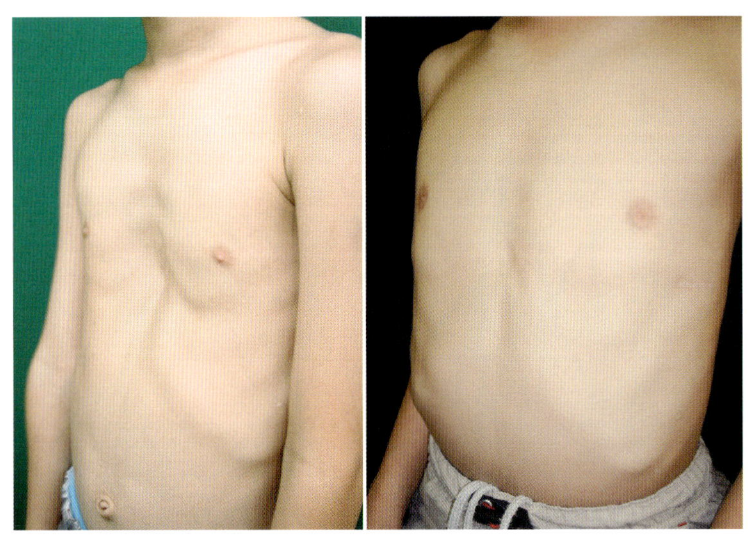

図 14　症例 2：10 歳，男児
第 5 肋間にバーを 1 本装着

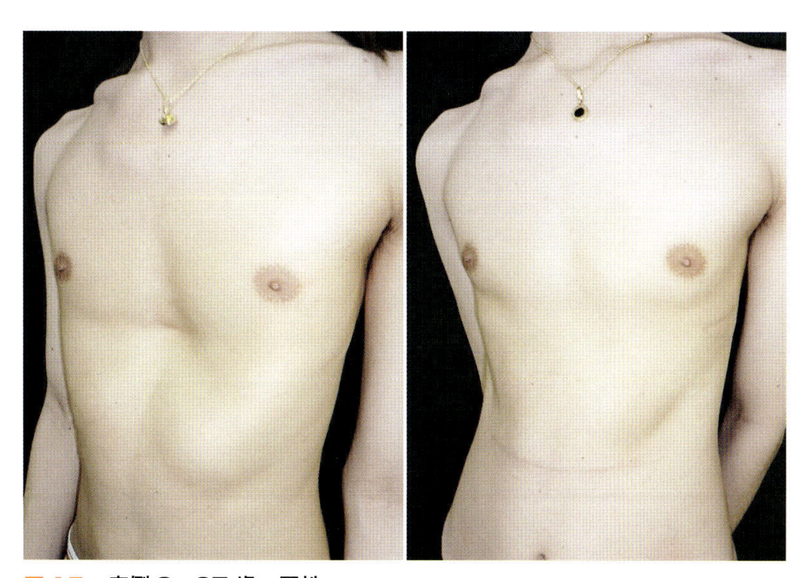

図 15　**症例 3：27 歳，男性**
第 5・6 肋間にバーを 2 本装着

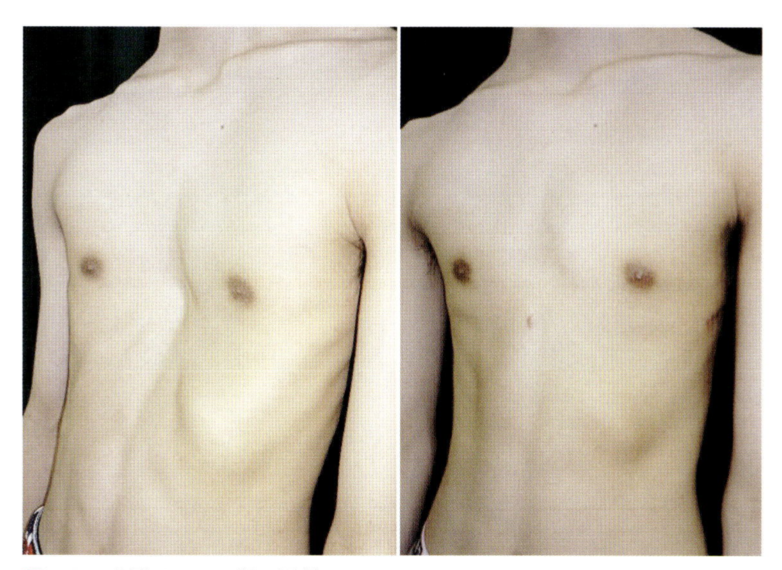

図 16　**症例 4：17 歳，男性**
第 5・6 肋間にバーを 2 本装着

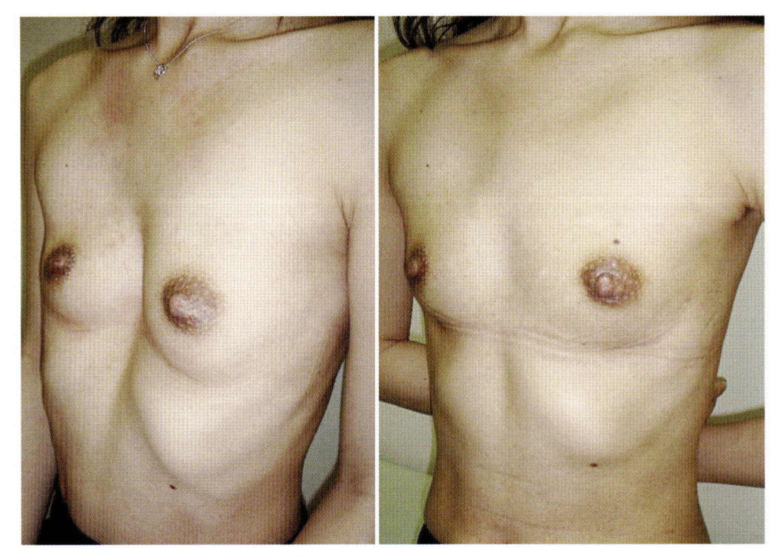

図 17　症例 5：25 歳，女性
第 5・6 肋間にバーを 2 本装着

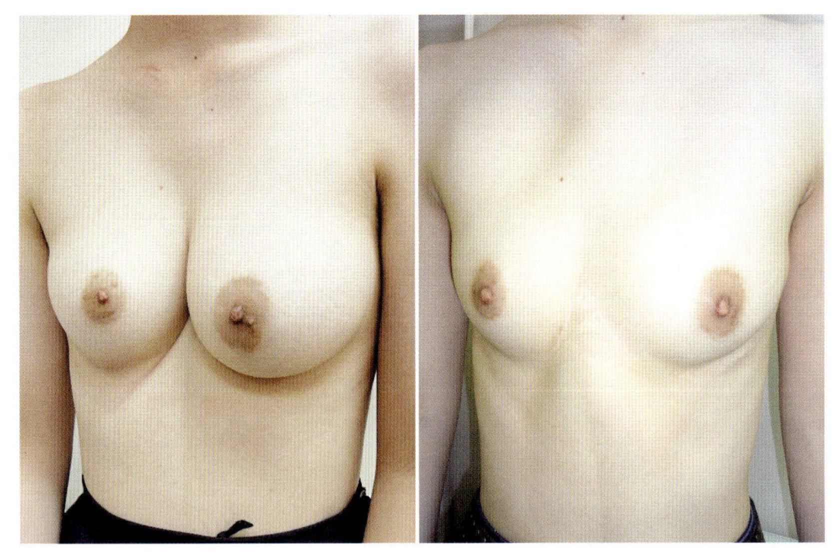

図 18　症例 6：18 歳，女性
第 5・6 肋間にバーを 2 本挿入し，一部肋軟骨を切除

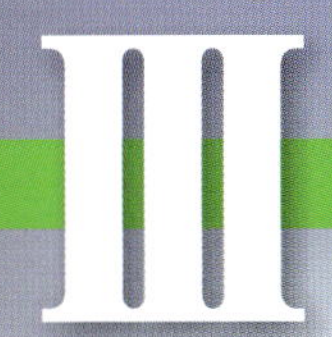

永竿智久

5 Nuss手術における麻酔

Nuss法はつまるところ，変形した肋骨および肋軟骨に強制的に力を加えて矯正する手術である。生体を外力により変形すると当然，疼痛が生じることになる。術後の疼痛がうまく制御できるか否かは治療の成否を左右する。Nuss法は，心臓および肺という，動く臓器の周辺において操作が行われるので，操作を安全に行うためにも手術中も麻酔医との協調は非常に重要である。

漏斗胸の手術を行うにあたっては麻酔科医との協力関係が非常に重要である。胸郭は心臓および肺に直接接しているので，手術にあたり呼吸および循環の管理を緻密に行う必要がある。また，変形した肋軟骨(および骨)に力を加えてその形状を修正するというNuss手術の性質がゆえに，適切に管理を行わないと患者は術後に疼痛に苦しむことになる。

しかし，Nuss手術は特殊性の強い手術であるので，多くの麻酔科医にとってそれほど馴染みの深い手術とはいえない。そこで本項においては，術前後の麻酔管理につき注意すべき事項と，麻酔科医と打ち合わせを行っておくべき事項について整理しておく。

術前の管理

■ブラのチェック

漏斗胸患者の中には気胸を併発している場合が少なくない。そのため，麻酔時の陽圧呼吸により，潜在的なブラが破裂して術後に気胸を発症することがあるので，ブラの有無については術前のCTで念入りにチェックしておく必要がある。

もしも術前にブラが発見された場合に，漏斗胸の手術と同時にブラの切除を行うか，最初にブラの切除を行うかに関して，2013年度のNuss法研究会(東京)で議論された。ブラは外空間と通じるものであり，人工物である矯正バーを装着する漏斗胸の手術において同時に切除を行うのは，術野の清潔を担保するうえで不適切であると考える医師と，両者を同時に行っても経験上問題ないと考える医師に意見が分かれ，現段階(2015年)ではいまだ結論は出ていない。

2015年9月に札幌で行われた漏斗胸手術研究会では，漏斗胸に対する胸郭形成術と同時にブラの切除が行われた症例において，熱発が遷延した症例の報告がなされた。報告症例では幸いバーの抜去は必要とされなかったが，異物である矯正バーの装着とブラ切除を同時に行うことに対する警鐘とは言えるであろう。

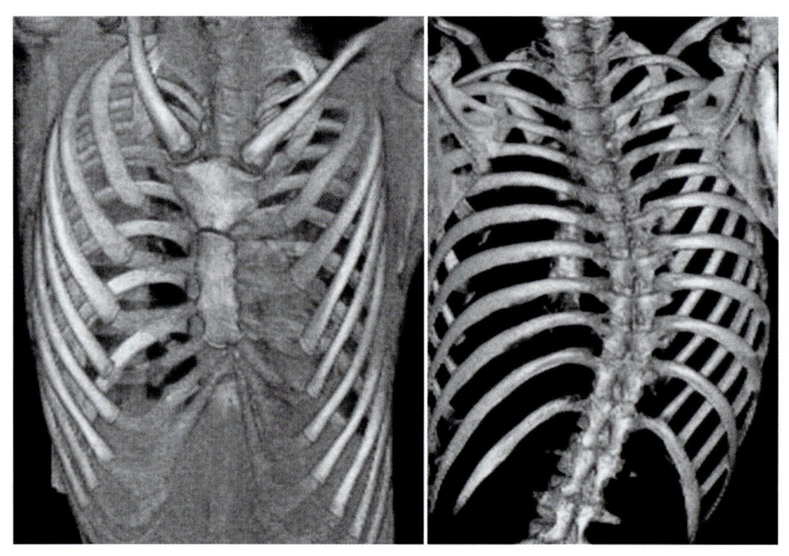

図１　漏斗胸に脊椎の側弯を伴っている症例
硬膜外カテーテルの誘導が困難である。

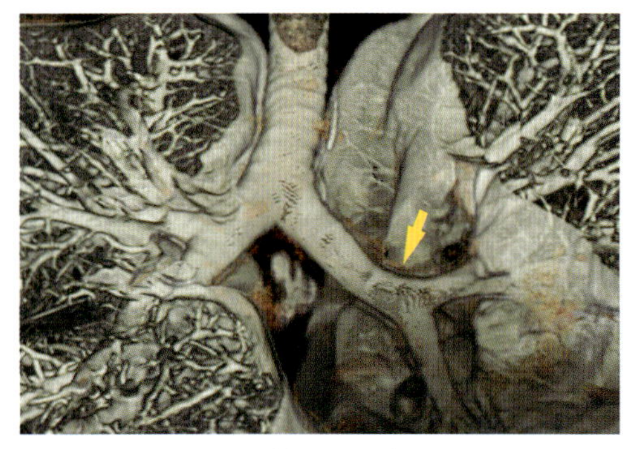

図２　気管の変形を伴う漏斗胸の症例
左気管支が後方に変位している（矢印）。

■脊椎側弯のチェック

漏斗胸患者は脊椎の側弯をしばしば併発している（図１）。脊椎の変形を伴う場合には硬膜外カテーテルの挿入が困難である。ゆえに術前に脊椎の状態を確認しておき，側弯が見られる場合には麻酔科医に連絡しておく必要がある。わが国で漏斗胸の手術が行われる場合には，ほとんどの施設で術前に胸部の CT が撮影され，術前の評価がなされている。この検査を行うことにより脊椎の状態も同時に把握できるので，情報を麻酔科医と共有しておくとよい。

■気道変形のチェック

胸壁の圧排により気管が変位している場合があることは別項（Ⅰ-3「心肺機能に対する手術の効果」）において述べたが，この変位により挿管が難しい場合がある（図２）。ゆえに術前に気管の変位の有無を確認しておく必要がある。

術中の管理

■挿管チューブの選択

漏斗胸の手術において胸骨後面を剥離する際，通常は右胸郭から左胸郭に向けて剥離操作が進められる。右肺が拡張した状態では，胸骨後面の良好な視野を得ることは難しい。ゆえに操作を行うにあたっては，右肺を若干縮小させる必要がある。このためには分離肺換気が望ましい。ただし分離肺換気は小児では行えないので，後述のように状況に応じて麻酔バッグを手押しにしてもらいつつ視野を確保する。送気を行い，肺を圧排することによっても，視野の確保は可能である。

■硬膜外麻酔

術中・術後の疼痛を抑制するためにTh5/6 もしくは Th6/7 より硬膜外カテーテルを留置する。硬膜外カテーテルからの麻酔の内容および量は施設により差があるが，1例を示すとフェンタニル 2μg/kg ＋ 0.75％ロピバカイン 4〜5ml を初期量として用い，手術時間に応じて 0.75％ロピバカイン 3ml を追加する。

■酸素飽和度のチェック

分離肺換気を行い，右肺を縮小させると左右肺において換気血流不均等が生じる。ゆえに酸素飽和度が 90％台前半まで低下する場合がある。特に手術操作の初期において，酸素飽和度が低下することがある。しかし，漏斗胸の患者は若干の心肺機能の低下は有するものの基本的には若年者が多く，身体の予備能は悪性腫瘍や心疾患・脳血管疾患などの他の手術の患者に比して高い。ゆえに時間が経つにつれて次第に酸素飽和度が上昇してくる場合が多い。

■上肢の血流の管理

漏斗胸の手術においては側胸部の展開を図るために上肢を挙上した体位をとる場合がある(Ⅲ-6「Nuss 手術における体位確保」参照)。上肢挙上の体位をとるにあたっては，腕神経叢の圧迫，すなわち胸郭出口症候群の発生に注意する必要がある。漏斗胸の患者は，胸部を隠そうとする潜在心理のためか，猫背の姿勢をとる癖のついている場合が多い(コラム「漏斗胸と姿勢」参照)。健常人が意図的に猫背の姿勢をとると，両肩を前突させることになるので，鎖骨と第 1 肋骨の間隙は若干広くなる。漏斗胸の患者にとっては(通常，猫背の姿勢をとっているため)この状態が通常の状態である。ゆえに背筋を伸ばした状態の通常の仰臥位になったときには，第 1 肋骨と鎖骨との間隙は相対的に狭くなる。したがって，腕神経叢と鎖骨下動静脈が圧迫される可能性が否定できない。

それゆえ，麻酔科医は絶えず上肢の血流をモニターする必要がある。上肢の血流低下は，上肢の皮膚温に基づいて評価することもできるし，橈骨動脈に挿入した動脈圧モニターの波形に基づき評価することもできる。もしも手術中に上肢の血流低下が示唆される所見を得たならば，速やかに体位の変換を術者に要求すべきである。

■操作に伴う呼吸・循環調整

漏斗胸の手術において視野を展開するためには，手術操作の各段階において，異なる注意が必要とされる。

まず右の胸腔内に到達し，縦隔に対して操作を進めるにあたっては右肺を収縮させる必要がある。これは分離肺換気もしくは，麻酔バッグの手押しによる肺容積の調節により行われる。そして胸骨の後面を剥離するにあたっては胸腔用剥離綿球やイントロデューサーで心臓を圧排するが，この際に不整脈や血圧の低下に注意しなくてはいけない。さらに胸骨後面の剥離を終えて左の胸腔に進入するにあたっては，左の壁側胸膜を切開する必要がある。この時には，左の肺を少し縮めて損傷を防ぐ(図 3)。

また，左胸腔に進入してイントロデューサーを誘導する際には，左肺のボリュームを調整する必要がある。この操作を怠るとイント

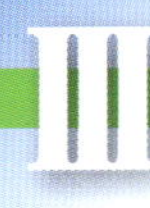

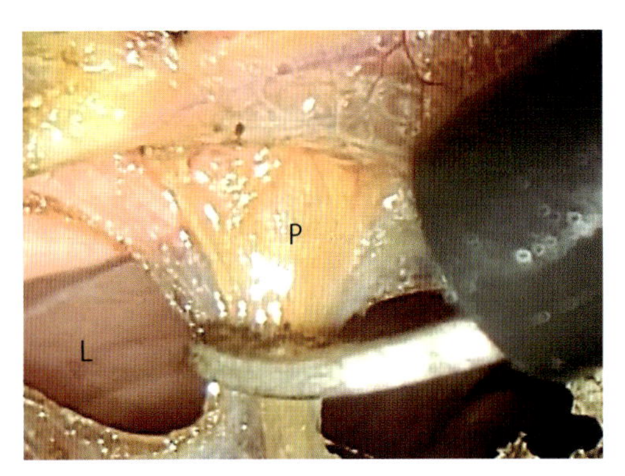

図 3　左胸郭に到達する直前の状態
左胸郭の臓側胸膜(P)を切開しようとしている。その後面に左肺(L)が見えている。

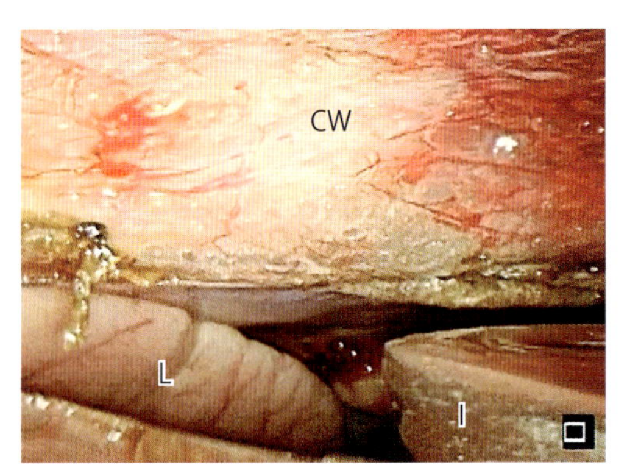

図 4　肺を損傷しない秘訣
イントロデューサー(I)を盲目的に進めると，左肺(L)の下に入る可能性がある。左肺を若干収縮させれば，胸壁(CW)との間隙に広いスペースが生じるので，こうした合併症は起こりにくい。

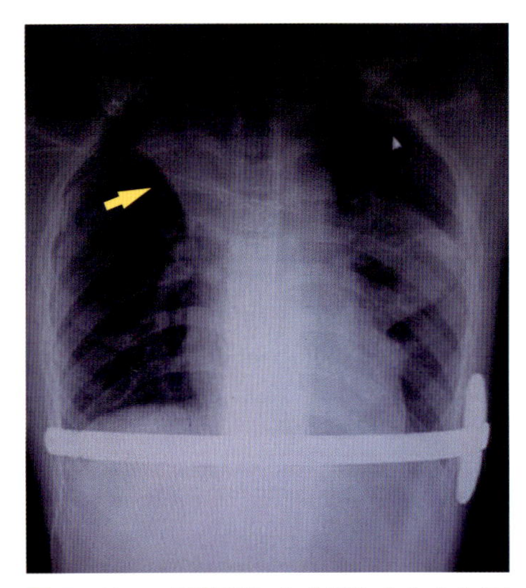

図 5　Nuss 手術後に右上葉に生じた無気肺(矢印)

ロデューサーが左肺の下に入り込む可能性がある。この状態のままでイントロデューサーに胸壁を貫通させようとすると，肺損傷を招くことになる。直視下で操作を行うとともに，イントロデューサーを誘導するにあたり左肺を少し縮めることで，肺損傷を確実に防止することができる(図 4)。

喀痰の吸引・無気肺の回避

手術を行うにあたっては，視野を確保するために適宜，肺の収縮・拡張を制御する。このことにより手術を安全に行うことができる反面，術後に無気肺が生じやすくなる。特に右上葉は解剖学的構造上，無気肺を呈しやすい。ゆえに手術が終了したら，すぐに胸部 X 線の撮影を行い，無気肺の有無につきチェックが必要である。もし無気肺が認められた場合(図 5)には，挿管チューブから喀痰の吸引を十分に行い，胸腔ドレーンを留置する。

術後の疼痛管理

Nuss 手術の原理は外力によって胸郭の形を変えることである。この手術の性質がゆえに，手術後早期において，患者は胸部の圧迫感を感じやすい。円滑な回復を期するためには，注意して疼痛を管理する必要がある。

手術に先立って硬膜外カテーテルが挿入されるので，これを用いて疼痛の管理を行う。硬膜外カテーテルへの持続ポンピング注射の処方は施設により相違があるが，1 例を示すと，フェンタニルの濃度が 0.20μg/ml となるようにフェンタニルと 0.12％ロピバカインを混合し，0.1ml/kg/hの流量で持続注入する。疼痛が強い場合には患者がボタンを押すごとに0.04ml/kgの溶液が流れるように設定する。過度に麻酔薬が注入されるのを防ぐために，20分以内に連続してボタンが押された場合には，反応しないように設定しておく。患者により疼痛を感じる期間はかなり異なるが，術後第6病日ごろまでには通常，疼痛がかなり軽減するので，硬膜外カテーテルを抜去してNSAIDsの内服に切り替える。

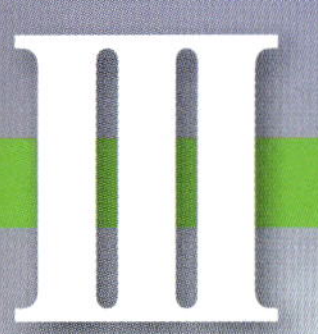

野口昌彦

6 Nuss 手術における体位確保

術中体位確保は，手術を円滑に進めるために重要である。Nuss 法では術操作が側胸部よりなされるため，術者および内視鏡などの操作性を考慮した体位確保が大切である。特殊体位での治療においては当然ながらその体位が患者にとっての良肢位であり，手術時間の長短にかかわらず経過において安全でなくてはいけない。

Nuss 手術時の体位確保における問題点

両側胸部での術野確保のために肩関節外転位が基本である。一般的には上肢伸展，肩関節外転 90°，またはこの状態に加えて肘関節 90° 屈曲位による体位が推奨されている(図 1)[1)~4)]。この体位の確保に際し問題となるのが腕神経叢麻痺である。腕神経叢麻痺を生じる原因としては，神経の過伸展による神経栄養血管の血流障害，胸郭出口症候群に類似した神経・脈管系の圧迫などが挙げられる(図 2)[5)6)]。

上肢における良肢位

上肢位置における良肢位としては，肩関節では側方挙上位として 0～90° 外転まで，肘関節は尺骨神経伸展による障害を考慮し 0° または軽度屈曲体位が推奨されるが，肩関節の位置により 90° 以内までは良とされる。肩甲帯に関しては手台を使用し，上肢が体側より離れる場合は伸展禁とされている[7)~9)]。

Nuss 法での体位確保

Nuss 法においては通常右側からのアプローチがなされる。そのため患者の側胸部をベッドの右側に沿うように配置すると操作性がよい(図 3)。

上肢に関しては肩関節外転 90° を基準とし，手台に固定する。この際の上肢位置の決定においては，前述したような理由から肩甲帯位置が基準となる。つまり肩甲帯が伸展しないよう肩甲骨部をスポンジにて 20° 屈曲位とする(図 4)。この角度が維持されるよう上肢位置をタオルやスポンジなどで調節した後，橈骨動脈が問題なく触知されるかを確認する(図 5)。

この肩甲帯 20° の屈曲の有用性に関しては，当院で行った看護研究結果をもとにしている。同研究では成人女性 10 名を対象に，肩関節 90° 外転を基本に，肘関節 45° または 90°，肩甲帯伸展 10° から屈曲 20° まで

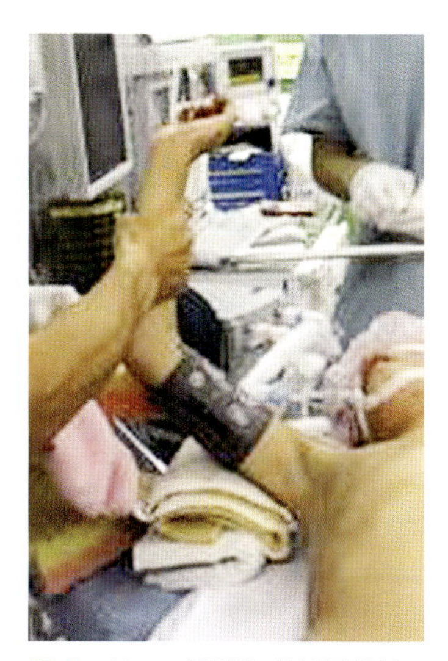

図 1　Nuss 手術における体位
特殊体位であり，良好な術操作が可能であるが，安全性に留意する必要がある。

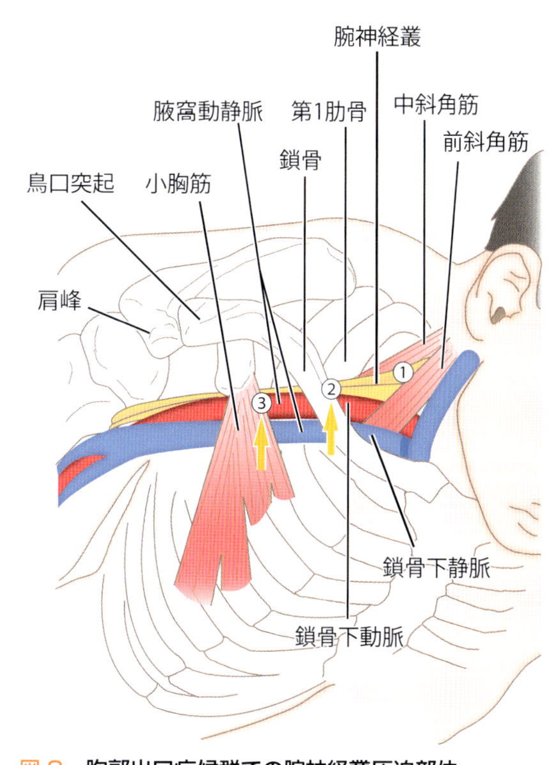

図 2　胸郭出口症候群での腕神経叢圧迫部位
①前・中斜角筋間，②鎖骨と第 1 肋骨間，③小胸筋と肋骨間，
➡：漏斗胸体位で問題となる圧迫部位

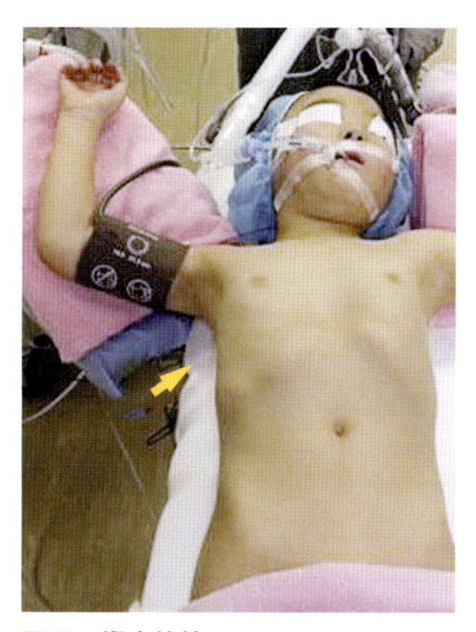

図 3　術中体位
右側胸部をベッドの右端（➡）に沿わせることで，内視鏡の操作性が上がる。

における各体位において体位の継続が可能であった時間，痛み，しびれや冷感といった主観的症状および客観的評価として血圧，末梢皮膚温，血中酸素飽和度，灌流指標，脈拍につき評価を行い，得た結果である（図 6）。

体位確保終了時点で手指先端に冷感がないことと，橈骨動脈の触知を確認する。術中も経時的に末梢皮膚温，経皮的酸素飽和度，また装置がある場合は灌流指標（マシモ SET ラディカル^{TM}：マシモジャパン社，日本）の評価も有効である。

長野県立こども病院における現在の体位

最近はより良好な胸郭形態を得ることを目的として，下部胸壁の形成を目的に第 6 または第 7 肋間への矯正バーの挿入を行うようになってきた。同部への挿入においては横隔膜直上部分の剥離が必要となる。同部では内胸動脈が上腹壁動脈と筋横隔動脈に分岐しており，剥離を行う際に，これらの動脈を損

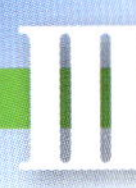

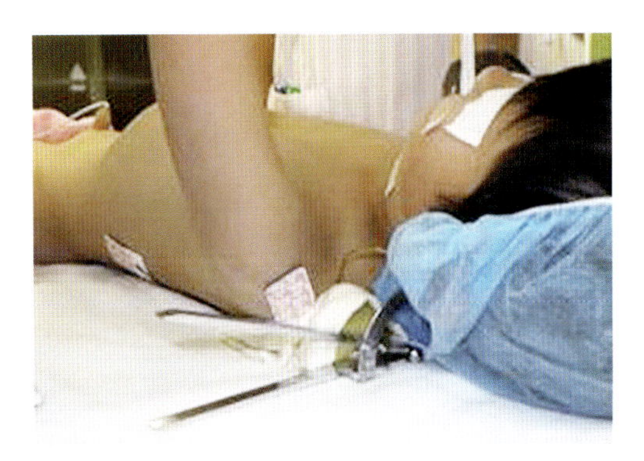

図4　上肢位置の確保
腕神経叢損傷を予防するうえで最も重要となる。角度計を用い，肩甲帯位置を確保する。屈曲20°とし，これを基準に他の部分を固定する。

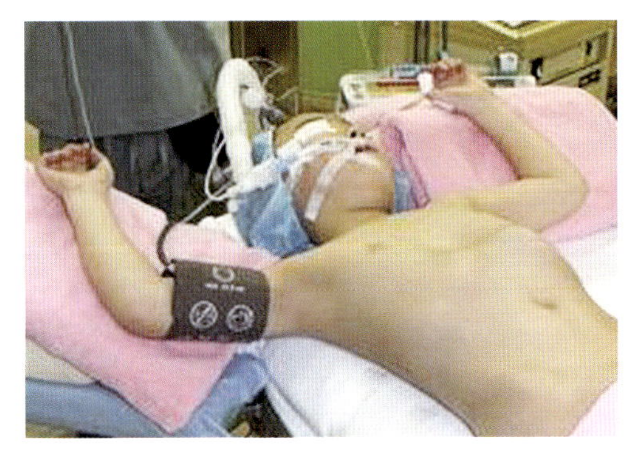

図5　一般的な上肢固定法
屈曲20°の肩甲帯位置を基準に上肢位置を決定する。

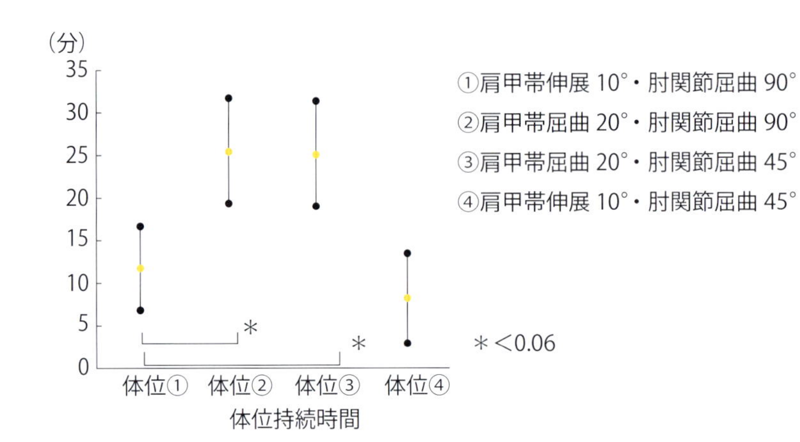

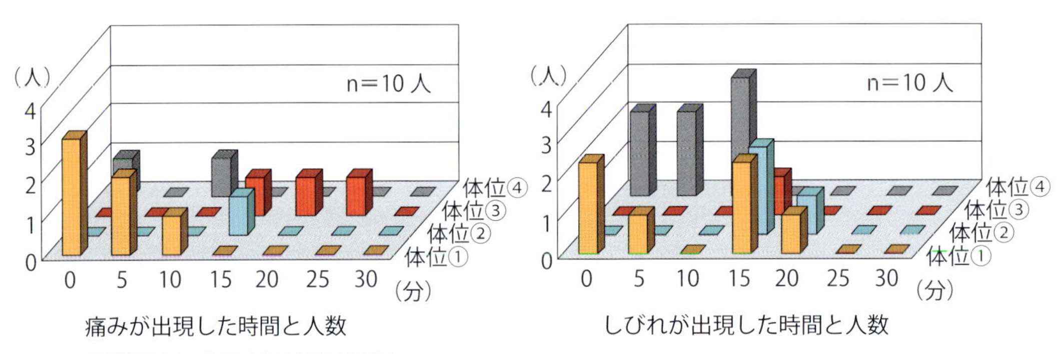

図6　看護研究による上肢位置の評価
体位持続が長かった上位4つの体位についての検討結果。客観的指標においては各体位間での有意差は認められなかったものの，痛み，しびれなどの症状および体位持続時間に関しては有意差を認め，肩甲帯位置が最も結果に影響していた。
(前田奈美：腕神経麻痺を防ぐための仰臥位での上肢挙上位のとり方. 日手看会誌3：77-79，2007より引用)

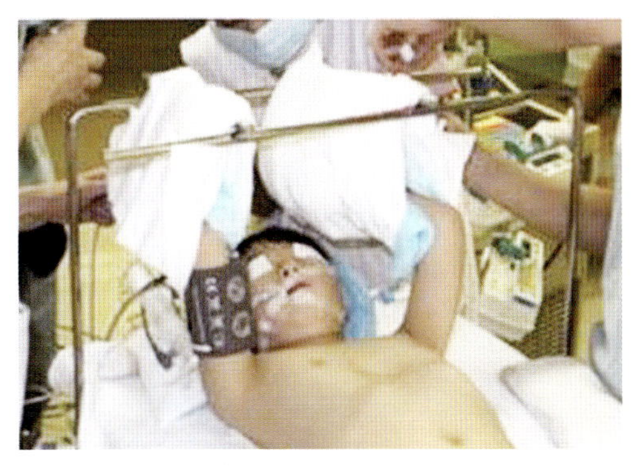

図 7　**術操作性向上を目的とした改善**
下部胸壁形成における内視鏡の操作性向上目的に，上肢吊り上げ体位にて手術を行っている。

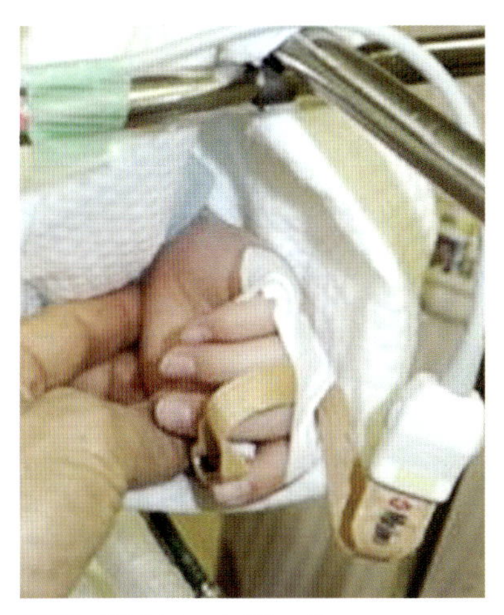

図 8　**術中モニタリング**
術中は適時，皮膚温，橈骨動脈の触知状況などを観察する。また SaO_2 モニターや灌流指標による経時的変化も血行動態の参考になる。

傷することがある。安全な剥離のためには，良好な視野の確保が大切である。同部の観察においては頭側方向からの内視鏡刺入が必要であるが，従来用いられていた体位をとった場合には，上腕が操作の障害となり安全な操作が行いにくい。ゆえにわれわれは上肢の位置に工夫を加え，現在においては上肢を前方90°に挙上させた体位を用いている(図 7)。

高度非対称例や再発例，他の基礎疾患を有する症例など複雑な漏斗胸の症例に対して手術を行う場合には，手術時間が予期せず延長する場合がある。ゆえに基本的には良肢位を手術体位として確保すべきである。手術中にも，上肢の状態についてこまめにモニタリングを行うべきである(図 8)。特に複雑な症例においては，いかなる突発事態にも対応が可能なように，安全で有効な体位確保が重要である。

引用文献

1）須藤裕美：手術体位の看護技術．オペナーシング 20：42-49, 2005
2）一柳邦男：手術室での看護の基本：患者を事故から守るために．医学書院，東京，1997
3）石井京子，多尾清子：ナースのための質問紙調査とデータ分析(第 2 版)．pp150-153，医学書院，東京，2003
4）川原由美子，八木由果，福田紀子：上腕神経麻痺予防のための術中上肢固定具の作成と効果．看護学雑誌 66：1066-1069, 2002
5）津山直一：整形外科クルズス(改訂第 2 版)．pp210-221，南江堂，東京，1995
6）鳥巣岳彦，国文正一：標準整形外科学(第 9 版)．pp740-759，医学書院，東京，2005
7）直塚美夜子：手術体位基準．看護技術 28：31-36, 1982
8）土方浩美：整形外科看護アップデート．pp138-142，照林社，東京，2002
9）宮坂勝之：麻酔の危機管理(第 1 版)．pp225-227，克誠堂出版，東京，1995
10）前田奈美：腕神経麻痺を防ぐための仰臥位での上肢挙上位のとり方．日手看会誌 3：77-79, 2007

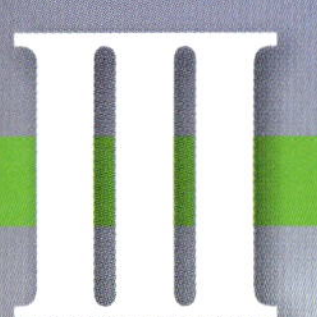

永竿智久

7　胸骨後面の血管解剖

!! 漏斗胸の手術においては胸骨の後面に矯正バーを留置する。バーを誘導するためには，剥離を進める必要がある。内視鏡で剥離を進めるにあたっては，術野を無血に保つことが精確な操作を行うために肝心である。このためには，胸骨後面にどのように血管が存在し，分布しているのかを把握していなければいけない。内胸動脈より分枝して横隔膜に至る筋横隔動脈の解剖を知ることがカギとなる。

Nuss 手術においては右の胸腔から左の胸腔に向けて矯正バーを誘導するための経路が作成される。この経路は通常，無血管領域と認識されている。Nuss 法の開発者である Donald Nuss 氏も“the retro-sternal region is surprisingly bloodless”と述べていた(2013 年国際漏斗胸学会，ソウル)。

しかし著者らの観察によれば，確かに一般的には retro−sternal region は疎な結合組織が中心になっており剥離が比較的容易な領域ではあるのだが，しばしば胸骨部と横隔膜の間を走行する血管に遭遇する(図 1)。この血管は内胸動脈の分枝である筋横隔動脈である。筋横隔動脈の直径は手術中の計測によれば約 0.5 ないし 0.7mm である。一見，微細な血管のごとく思えるが，内視鏡手術においては視野が拡大されるので，このレベルの血管を損傷すると視野はとたんに悪化する。したがってこの血管の損傷を極力，避けなければいけない。

思わぬ出血を避けるには，こうした血管の解剖学的な位置を正確に把握している必要がある。ゆえに著者らは解剖研究を行った[1)]。解剖用に供出された遺体の胸骨を分割して内胸動脈を露出した後に血管を末梢側にたどってゆくと，筋横隔動脈が出現する。新鮮屍体と保存屍体における筋横隔動脈の現れ方を示す(図 2，3)。

筋横隔動脈局在は，以下の 4 つのパターンをとり得る(図 4)。

パターン 1：内胸動脈より筋横隔動脈の分出がない

パターン 2：第Ⅶ肋骨—胸骨関節より下部に

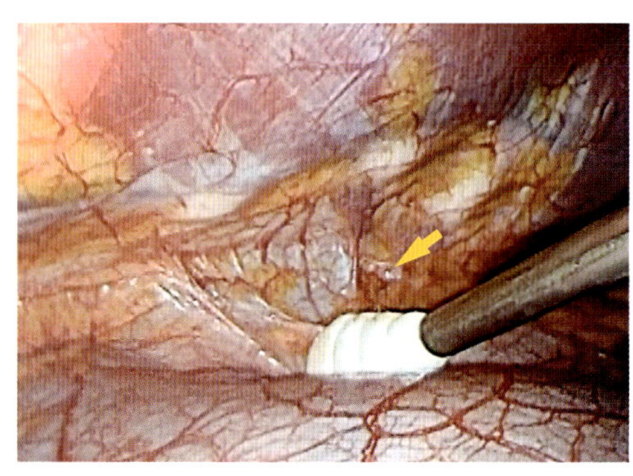

図 1　漏斗胸手術における剥離操作の際に出現する血管

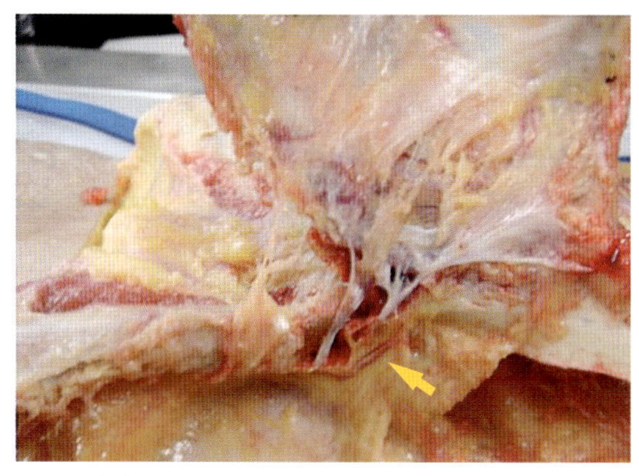

図 2　新鮮屍体における交通枝

図 3　保存屍体における交通枝

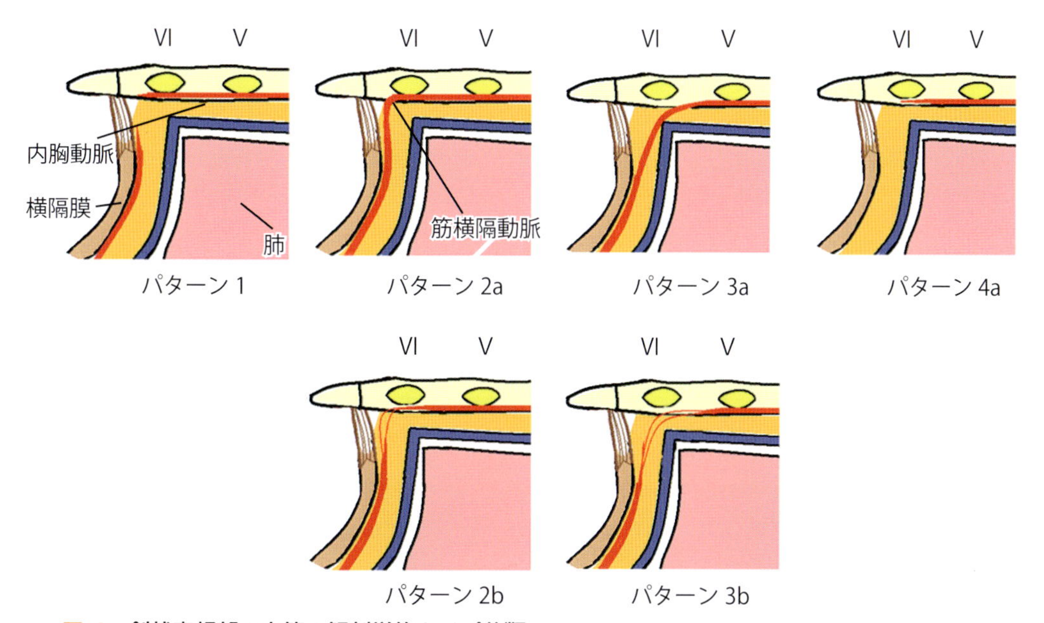

図 4　剣状突起部の血管の解剖学的タイプ分類

筋横隔動脈が存在する

a：横隔膜に至る走行のなかで，筋横隔動脈に狭窄が存在しない

b：筋横隔動脈の一部が choke vessel となっている

パターン 3：第 6 胸肋関節と第 7 胸肋関節の間に筋横隔動脈が存在する

a：横隔膜に至る走行のなかで，筋横隔動脈に狭窄が存在しない

b：筋横隔動脈の一部が choke vessel となっている

パターン 4：横隔膜に血管が存在しない

このうちパターン 1 とパターン 4 については，内胸動脈と横隔膜の間に血管が存在しないので，胸骨の後面を剥離する際に出血する可能性はない。パターン 2b，パターン 3b についても交通血管が細いので，仮に手術操作の最中に損傷されても出血は少ない。注意すべきなのはパターン 2a ならびにパターン 3a であり，これらのパターンにおいては横隔膜の血管と内胸動脈が比較的太い筋横隔動脈により連結している。これらのパター

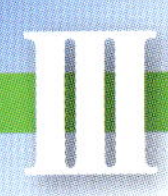

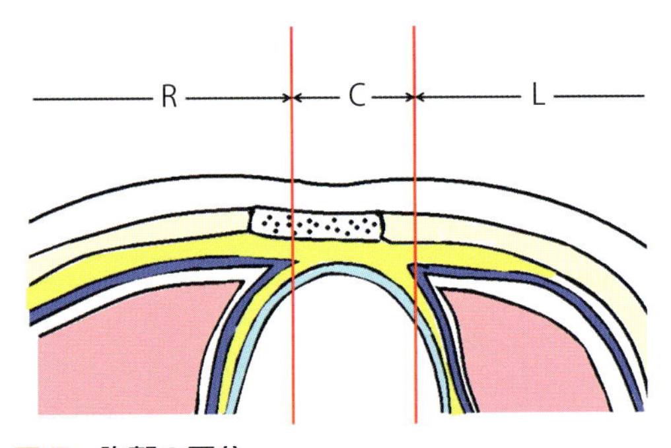

図 5　胸郭の区分
R：右胸腔，C：縦隔前部，L：左胸腔

表　胸腔前部の各領域における，筋横隔動脈の解剖パターンの頻度

	パターン 1	パターン 2		パターン 3		パターン 4
		2a	2b	3a	3b	
右胸腔(R 領域)におけるパターン分布	9/32	8/32	2/32	6/32	5/32	2/32
縦隔前部(M 領域)におけるパターン分布	0/32	0/32	0/32	0/32	0/32	32/32
左胸腔(L 領域)におけるパターン分布	10/32	2/32	4/32	2/32	2/32	12/32

例えば，「右胸腔におけるパターン分布」に対応する「パターン 2a」は 8/32 となっている。これは 32 検体の右胸腔において筋横隔動脈を剖出したところ，タイプ 2a の解剖パターンを呈した検体が 8 例認められたことを示す。それぞれの領域につき 32 検体分の評価が行われたことに注意する。

ンにおいては，もしも筋横隔動脈が胸骨後面の剥離操作を行う際に損傷されると，出血が起こり得る。

こうした解剖学的パターン分類を行ったうえで，32 体の新鮮屍体につき，胸腔をそれぞれ右胸腔内・中央部(縦隔前部)・左胸腔内に区分し(図 5)，各部分において筋横隔動脈が呈する解剖学的パターンの頻度を評価したところ，表のごとき結果が得られた。この結果は 3 点に集約される。

第一に，内胸動脈と横隔膜の間に太い筋横隔動脈が存在するパターン(パターン 2a およびパターン 3a)が，右胸腔においても左胸腔においても，一定の頻度で認められる。第二に，両者の交通は右または左胸腔において別個に生じる。両胸腔を跨っての交通は存在しない。第三に，太い筋横隔動脈が存在している頻度は，右胸腔(14/32)においてが，左胸腔(4/32)よりも高い。

これらの結論は胸郭に解剖学的な異常を伴わない新鮮屍体において得られたものであり，漏斗胸の患者にも当てはまるか否かについては，将来的に検証が必要である。しかし，漏斗胸の患者においても同等の所見が成立すると仮定すると，手術操作の最中における筋横隔動脈の損傷を防ぐためにとるべき対策として，2 つが考えられる。第 1 に，剥離を行うにあたっては，常に良好な視野を得ながら操作を行うべきである。麻酔科医との協調のもとに肺を必要に応じて収縮させながら胸腔鏡をうまく誘導すれば，胸骨の後面から左胸腔内の術野は完全に明視下に置くことが可能である(Ⅳ-2「良好な術野を展開するには」参照)。こうした注意を払いつつ手術を

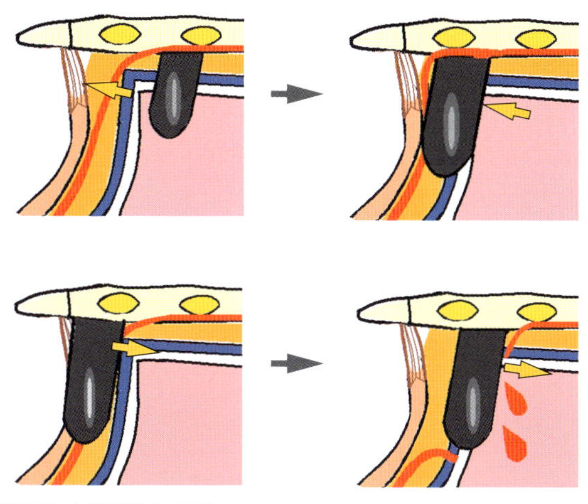

図 6　**剥離操作の向き**
水平方向に剥離操作を進めるにあたっては，頭側から尾側に剥離を行うべきである(上)。尾側より頭側に向け盲目的に剥離を行うと，内胸動脈と横隔膜の動脈の介在血管が損傷されやすい(下)。

行うことで，血管の損傷を確実に回避することが可能である。第 2 に，剥離を行う方法を意識すべきである。胸骨下の剥離を行う際に，尾側より頭側に剥離が行われると，第 6 肋間と横隔膜の間に血管が存在した場合に血管が損傷される可能性がある(図 6)。よって胸骨下の剥離を行う場合には，基本的に頭側から尾側に向けて剥離子(もしくはイントロデューサー：Ⅲ-3「Nuss 手術で必要な器械」参照)を移動するべきである。

著者らは，先端が丸いイントロデューサーを，胸骨の背側面に添わせることにより剥離を行っているが，この際にイントロデューサーは頭側から尾側に向けて誘導するように気を付けている。こうした注意を払えば，仮に盲目的に操作を行ったとしても(積極的には勧めないが)，出血する可能性は少ない。なぜなら内胸動脈と横隔膜の間に筋横隔動脈が存在し，イントロデューサーによって押されたとしても，筋横隔動脈が尾側にずれるだけだからである。幸いなことに，剥離において注意が必要とされるタイプ 2a ならびにタイプ 3a は右領域には時に見られるが(表：32 屍体中 14 体に認められた)，右胸腔の内部は胸腔鏡による観察を容易に行うことができるので，注意深く観察を行いつつ操作を行えば，交通枝を損傷することはまずあり得ない。交通枝が左胸腔に存在する頻度はそれほど多くはない(表：32 屍体中 4 体に認められた)が，無視はできないので，別項で述べるように，胸腔鏡を適宜誘導しながら器械の先端を視認しつつ剥離操作を行うべきである。

引用文献

1) Nagasao T, Takayama M, Miyamoto J, et al: Anatomical study of the thorax for safe performance of the Nuss procedure for pectus excavatum. Thoracic Cardiovasc Surgeon 59: 34-39, 2011

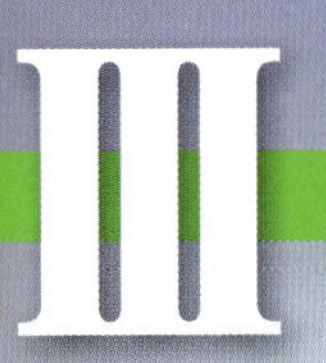

永竿智久

8 漏斗胸の手術に必要な解剖学的知識：膜の強度

胸腔内に進入するためには，まず壁側胸膜を通過する必要がある。また，バーを設置するスペースをつくるために胸骨の後面を剥離するにあたっては，左右の胸膜を穿通しなくてはいけない。この一方で心嚢膜・肺の臓側胸膜は決して損傷してはいけない。手術を安全に行うためには，それぞれの膜の強度を正確に把握することが必要である。

漏斗胸の手術を行うためには胸腔内にアプローチする必要があるが，それに先立ち壁側胸膜を経由する必要がある。この操作は，ペアン鉗子を用いて行われる場合が多い。胸壁は肋間筋，肋間筋の筋膜，および壁側胸膜より構成される(図 1)。まず肋間筋の層にペアン鉗子の先端を誘導し，これを開くことにより肋間筋を断裂する。注意深くこの操作を行うと壁側胸膜がその直下に確認できるので，ペアン鉗子で鈍的に裂くことにより小孔をまず空けてから，徐々にそれを広げて胸腔内に到達する。

この操作は，胸郭変形の軽度な患者においては難なく行うことができる。しかし状況によっては注意が必要である。例えば，壁側胸膜と胸壁との一体性が弱く，わずかな力を加えるのみで壁側胸膜が胸壁から剥離されてしまう場合がある(図 2)。このような症例においては，ペアン鉗子でごく軽度な圧迫を加えるのみで壁側胸膜が胸壁から剥がれて，胸腔内に落ち込んでしまう。こうなると，かなり深い位置で胸膜の穿破を行わなくてはいけなくなる。漏斗胸の患者においては，胸壁の陥没がゆえに，心臓が胸壁に比較的近い部位に位置している場合が多々ある。もともとこのような解剖学的異常を伴う患者においてこの状況に陥ると，深い位置で胸膜の穿破を行わなくてはならない。胸膜が穿破されたその直下に心嚢膜が現れることになるので(図 2 左)，術者にとっては心理的な負担になる。痩せた患者の場合には，胸膜を視認し得るので例え深い位置で穿破操作を行ってもあまり問題はないかもしれない。しかし，肥満した患者で壁側胸膜と胸壁の間に脂肪組織が多い場合には，胸膜を視認することは難しい。ゆえに穿破しようとしている対象が，壁側胸膜か心嚢膜かを判別しにくい。このために，感触でその組織が壁側胸膜なのか，心嚢膜なのかを判断する技量を術者はもたなくてはいけない。

さらに，通常の Nuss 手術においては片側の胸腔から反対側の胸腔に至る際に，壁側胸膜を 2 回通過する(図 3)。誤った剥離層において この操作を行うと，心嚢膜を損傷する可能性がある。胸骨を挙上し十分な空間を確保したうえで剥離操作を行うことで，こうし

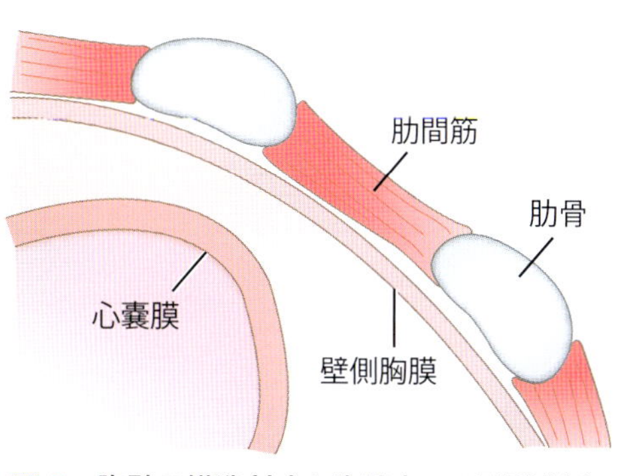

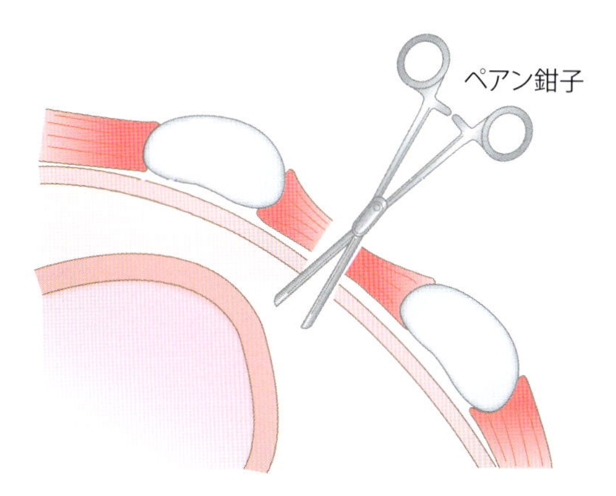

図 1　胸壁の構造(左)と胸腔内への到達(右)

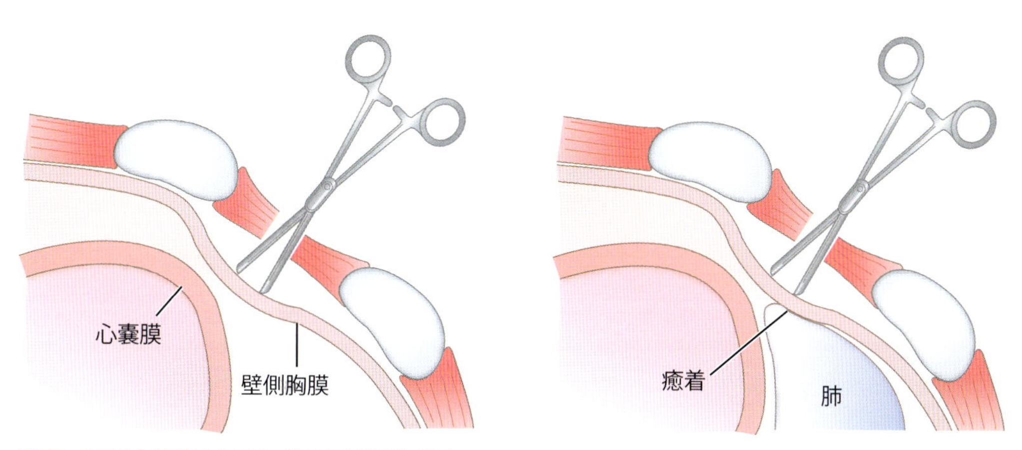

図 2　胸腔内臓器の損傷に注意が必要な場合

壁側胸膜が胸壁から剥奪しやすい症例(左)や，肺の胸壁への癒着が存在する症例(右)においては，胸腔内への到達に注意が必要である。

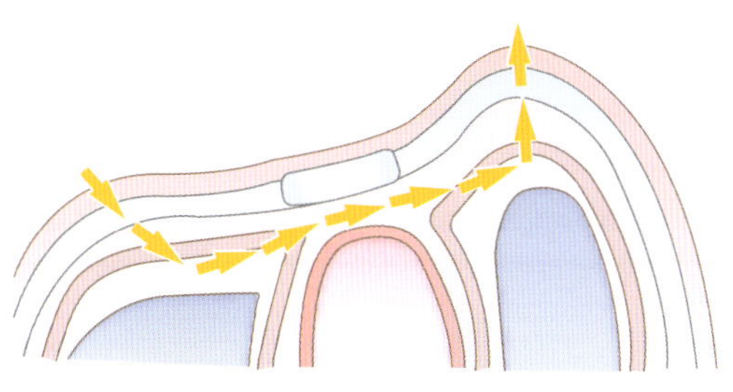

図 3　壁側胸膜の貫通

Nuss 手術の剥離操作においては壁側胸膜を 2 回貫通する。

た誤りは通常は避けられるであろう。しかし心嚢膜の感触を知っておけば，万が一，心嚢膜に剥離子の先端が到達したとしても，異常な感触に気が付いてそれ以上の操作を盲目的に行うことをためらうはずである。ゆえに術者は，壁側胸膜のおよその強さを感覚として理解していなくてはいけない。

このために，著者らは漏斗胸手術に関係する膜構造の強度に関する定量的評価を行ったので要点を述べる[1]。新鮮屍体 10 体より胸膜，胸横筋膜，心嚢膜，横隔膜を採取し，各組織の厚さならびに破断強度を測定した(表)。破断強度については幅 8mm，長さ 40 mm の切片を採取し，試験器を用いて引っ張り試験を行うことにより評価した(図 4)。

厚さならびに破断強度のいずれにおいても，心嚢膜は胸膜の 10 倍程度である点が重要である。すなわち胸膜を穿破する 10 倍の力が加わると，心嚢膜が穿破されることになる。こう書くと心嚢膜はいかにも強固な構造物のようにも思える。しかし胸膜は非常にわずかな負荷でも穿破し得ることを考えると，心嚢膜がその 10 倍の強度を有するからといって，粗雑に扱うことは許されない。両者の強度の相違を認識しつつも，注意深く操作を進めるべきである。胸横筋膜の強度を測定したのは，内胸動静脈を損傷する危険性につき評価を行うためである。

漏斗胸患者においては胸骨が陥没しており，陥没した状態のままで剥離操作を進めると胸腔内臓器を損傷する可能性がある。ゆえに陥没している胸骨を挙上しながら剥離操作

表　各組織の厚さおよび破断強度

	厚さ (μm)		破断強度(g)	
	Mean	Range	Mean	Range
胸膜	6.0	4.8～7.2	202	147～268
胸横筋膜	60.6	47.0～74.2	1674	1354～2022
心嚢膜	78.2	60.0～90.2	2134	1756～2622
横隔膜	340	220～434	2243	1762～2874

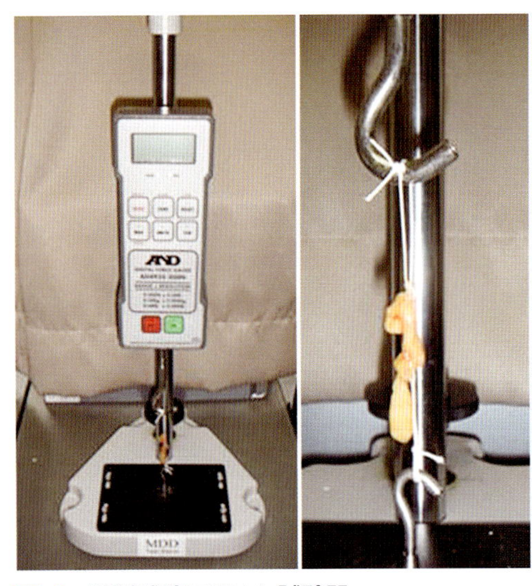

図 4　破断試験に用いた試験器

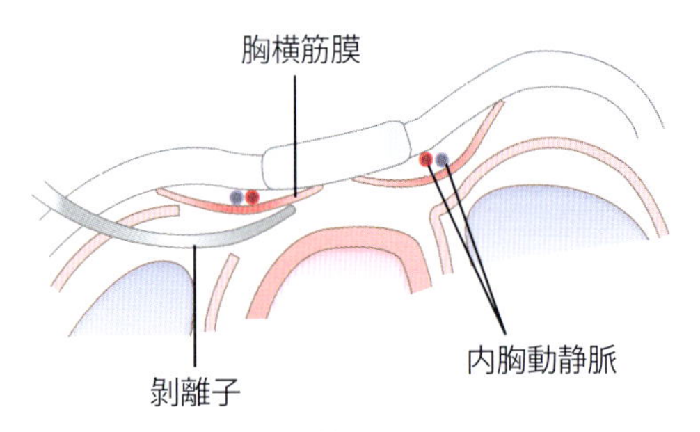

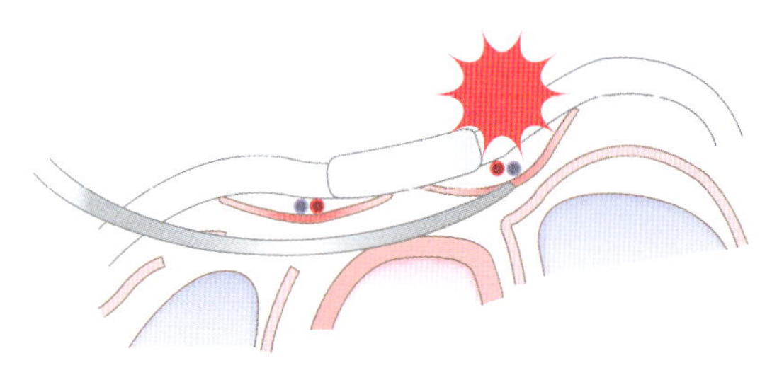

図 5　胸横筋膜の重要性
胸骨を剥離子で挙上しつつ剥離を進める場合(左)には，胸横筋膜を穿破しないように注意が必要である。胸横筋膜を穿破すると内胸動静脈が損傷されて出血し，視野を悪くするからである(右)。

を行うべきであることは別項(Ⅳ-2「良好な術野を展開するには」参照)に記している。著者らは，鉤を胸骨の下端にかけて挙上を行っている。しかし施設によっては剥離用の機器で剥離を行いつつ，同時に胸骨を挙上する手術法をとることもあるであろう(図5)。この場合には，剥離に用いる器具によって，胸骨の近傍に腹側に向かう力を，大きく加える必要がある。しかし力を加えたまま剥離を行うと，胸横筋膜を穿破して内胸動静脈を損傷する可能性がある。胸横筋膜の強度は胸膜の約8倍である(表)。この値を念頭に置けば，剥離操作を行うにあたってどの程度の力を胸骨側にかけてもよいのかのイメージが湧きやすいであろう。

引用文献

1) Nagasao T, Takayama M, Miyamoto J, et al: Anatomical study of the thorax for safe performance of the Nuss procedure for pectus excavatum. Thoracic Cardiovasc Surgeon 59: 34-39, 2011

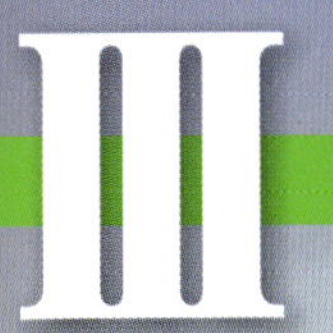

永竿智久

9 再変形を誘発する力

物体に力を加えてその形を変える場合，その物体はもとの形に戻ろうとする。漏斗胸の手術も例外ではない。陥没した胸郭の形態を修正しても，もとの陥没した状態に戻ろうとする傾向は残存し術後に再変形を来たすことがある。再変形を防止するには，どのような因子が再変形に寄与するのかを把握することが，まず必要である。

漏斗胸の治療において，陥没の再発は最も忌むべき合併症の1つである。胸郭の形態の改善こそ漏斗胸手術の目的なのだから，手術がNuss手術で行われるにせよRavitch手術で行われるにせよ，元の形に戻ってしまえば治療の意味は失われてしまう。後戻りの合併症を避けるためには，どのような因子がどの程度，胸郭の再陥没を誘発するのかについて知っている必要がある。

Weberら[1]はこの点につき興味深い研究を行っている。彼らの施設(ドイツ，Erlangen大学)では，①剣状突起の離断，②肋軟骨の離断，③胸骨皮質骨の楔状切除，④胸骨後面の剥離を順に行うことで胸骨を挙上し，挙上後はプレートでその位置を保定する方法で手術を行っている。すなわちRavitch法の変法であるが，各段階において胸骨を挙上するために必要な力の強さを，ばねばかりを用いて計測している。計測値の要約を示す(表)。

これらの値は，陥没している胸骨を挙上するために必要な力であるが，同時に胸骨が再陥没しようとする力であるとも言える。そこでここではこれらの力を「後戻り力」と呼ぶことにする。表に見られるように，年齢および性別に応じて値は若干異なるものの，剣状突起を離断した後に胸骨が元の場所に沈みこもうとする後戻り力は約20kg(15.6～23.6kg)である。肋軟骨を離断すると後戻り力は8～9kg程度減弱して10.0～12.6kg程度となる。胸骨皮質を離断すると後戻り力はさらに3～4kg程度減り6.8～9.9 kgになる。そして胸骨の後面を剥離すると後戻り力は4ないし5kg減弱して1.8～3.3kgになる。すなわち，これらの操作をすべて行えば，もともとは20kg以上ある胸骨の後戻り力が，最終的には3kg程度と小さな値になる。

注意すべきは，この議論はRavitch法の変法についての議論であるということである。Nuss法を用いて手術を行う場合には，これらの効果のうち，②肋軟骨の離断による効果(約8kg)と③胸骨皮質骨の楔状切除による効果(約4kg)の分を割り引かなくてはいけない。なぜならこれらの操作は原則としてNuss法では行われないからである。またNuss法の原法においては剣状突起の切離も

表　年齢・性別の胸骨挙上力の平均値

	剣状突起の離断	肋軟骨の離断	胸骨皮質骨の楔状切除	胸骨後面の剥離
18 歳未満男子	18.4kg	10.0kg	6.8kg	2.9kg
18 歳以上男子	23.6kg	14.0kg	9.0kg	2.8kg
18 歳未満女子	15.6kg	11.7kg	9.9kg	1.8kg
18 歳以上女子	20.4kg	12.6kg	7.1kg	3.3kg

標準偏差などデータの詳細は原表から除いている。また kg に換算している。(Weber PG, et al: Forces to be overcome in correction of pectus excavatom. J Thorac Cardiovasc Surg 132: 1369−1373, 2006 より引用一部改変)

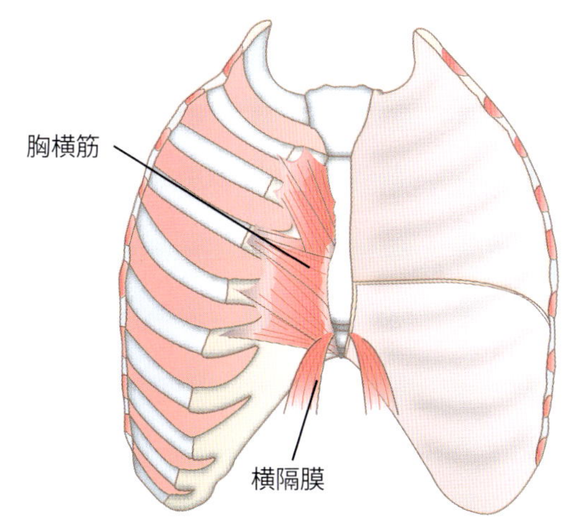

図 1　後戻りの原因となる筋肉
胸横筋および横隔膜(胸骨部)は，胸骨を背側に引くように作用する。

行われないので，実際の後戻り力は表の左端に記した値よりもさらに大きくなるはずである。

すなわち Nuss 法においては Ravitch 法と比較して，胸骨が元の陥没した位置に戻ろうとする力がかなり大きい。それだけに，後戻り力を減弱するための有効な手術操作である，胸骨後面の剥離が重要になってくる。

胸骨後面には，付着して胸骨の挙上を妨げる筋肉が 2 つ存在する(図 1)。1 つは横隔膜胸骨部であり，もう 1 つは胸横筋(transverse thoracic muscle)である。胸横筋は胸骨の前面および剣状突起を起始とし，第 2〜6 肋軟骨に付着している。内視鏡を右胸腔から挿入して剣状突起付近を確認すると，胸横筋を確認することができる(図 2)。視野をさらに下方に移すと，横隔膜胸骨部も確認することができる(図 3)。内視鏡用電気メスを使って胸横筋と横隔膜胸骨部を切断する(図 4)。このことにより，臓側面から前胸壁に加わる下向きの作用を減弱することができる。

このようにして胸骨後面を十分剥離したとしても，Nuss 法の原法においては Ravitch 法とは異なり，肋軟骨の離断も行われないし胸骨皮質骨の楔状切除も行われない。ゆえに胸骨が陥没する力は強く，バーを数年間留置した後でもバーの抜去に伴い再陥没を来たす

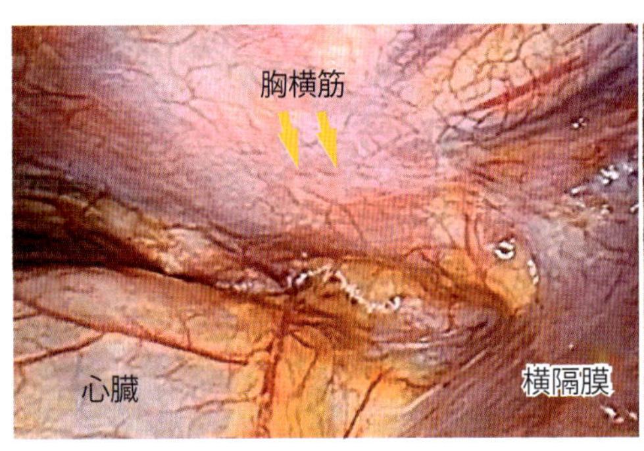

図２　前胸壁の剣状突起周辺を後面から見たところ

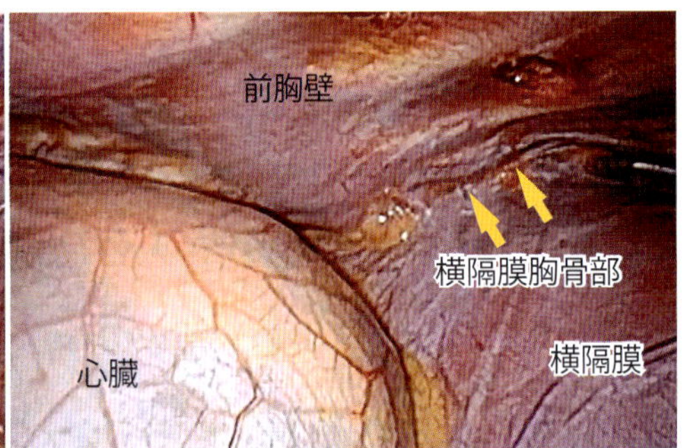

図３　横隔膜胸骨部の解剖

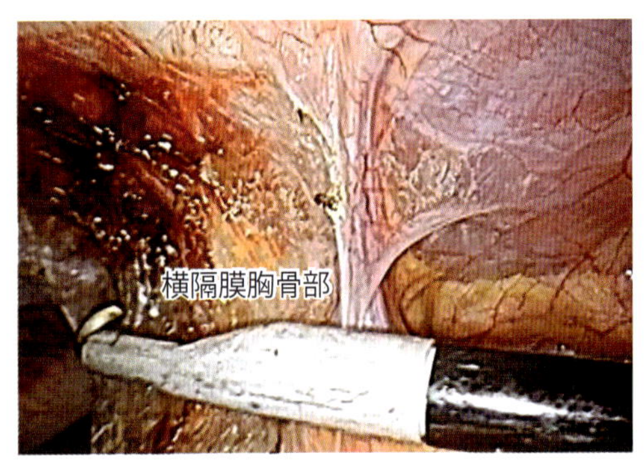

図４　内視鏡用電気メスを用いた横隔膜胸骨部の切離

可能性は否定できない。なにより，強い後戻り力に逆らってバーを留置した場合には，術後の疼痛が問題になる。挙上に必要な力と同じ大きさの力が抗力として，バーを介して胸郭に伝わるからである。ゆえに著者らは，陥没部を持ち上げるためにあまり強い力が要求される場合には，仮に小切開を追加したとしても，変形肋軟骨の切開と，剣状突起の離断を行うべきであると考えている。これについては別項(V-3「疼痛を減弱させるテクニック」)で述べる。

引用文献

1) Weber PG, Huemmer HP, Reingruber B: Forces to be overcome in correction of pectus excavatum. J Thorac Cardiovasc Surg 132: 1369-1373, 2006

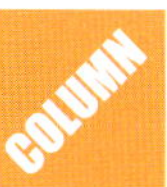

いつ手術を行うか

治療を行うのに望ましいと考えられる時期が至適治療時期です。漏斗胸における至適治療時期を考えるにあたっては，形態面・機能面のほかに，安全面・生活面および心理面での評価が重要です。このうち，形態・機能・安全面といった点においては，組織の可塑性(柔軟性)がポイントとなります。胸郭を構成する骨や軟骨が柔らか過ぎる場合には問題となりますが，胸郭自体の可塑性が維持されている時期(10～15歳頃まで)での治療が，視野の確保や形態形成の容易さ，さらには術後の疼痛が比較的軽いなどの点から一般的には適しています。

Nuss法治療時の入院は約10日間程度ですが，その後の日常生活への復帰までを考えると2～3週間程度の余裕は欲しいところです。また術後4カ月までは何らかの運動制限が必要な場合が多く，学校生活やクラブ活動への影響を考慮する必要があります。受験や部活といった点を考慮するとやはり小学校の高学年までに治療を行うのがよいでしょう。

心理面の成長も大きな因子です。研究によるとこのような外表の異常においては，当人が異常を自覚する時期が一般的に早期となり，就学前後には自覚するといわれています[1)]。一般的な成長過程において幼小児が体というパーツを意識し，さらに他人を区別するようになるのが5歳くらいからです。胸部の変形は自身のボディイメージの確立にとって重要とされる部分であり，一度確定してしまったボディイメージは治療結果に限らず改善が難しいとされています。この点から，心理面を考慮した場合の治療時期も思春期前が適切でしょう。

（野口昌彦）

3歳児：体の認識はない(頭側人)。
〔吉野保育園ホームページより引用〕

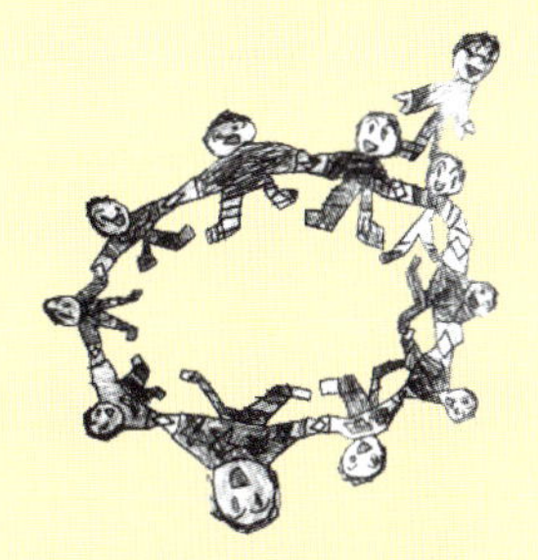

5歳児：体を認識し他人を区別する。
〔みちみちの部屋ホームページより引用〕

引用文献

1) Belfer ML, Harrison AM, Murray JE: Body image and the process of reconstructive surgery. Am J Dis Child 133: 532-535, 1979

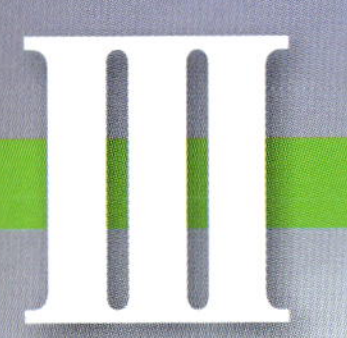

野口昌彦

10 バーの抜去について

Nuss 法におけるバー抜去術は確実な治療効果を得るための重要なポイントとなる。この抜去に際しては，初回手術時期およびバーの留置期間といった抜去後の再発に関した点を考慮する必要がある。また，バーの抜去の際にも内臓器損傷による大量出血を生じた報告はあり，抜去法を含めより安全を期した術前評価も重要となる。

抜去法の変遷

Nuss 法においては初回手術においてバーの装着が行われた後，一般的に 2〜3 年の矯正期間の後，バーが抜去される。わが国に Nuss 法が紹介された初期におけるバーの抜去は，一側の皮膚切開からバーの一端を露出させ，これを牽引しつつ患者を回転させ側臥位とすることでなされていた[1]。

著者らも当初は同手技による抜去を行っていたが，同手技においては清潔操作での術中体位変換が困難なことや，バーの先端に開いている小孔内への肉芽組織の食い込みを処理せずにバーを強引に牽引すると臓器損傷の可能性もあるため，独自の工夫を加えて確実で安全なバー抜去法を開発した[2]。現在においては，初回手術時の瘢痕からバーを露出したあとに，バー抜去専用の器機を用いて，初回手術時に弯曲させたバーを伸展させたのちに抜去を行っている。

一方，抜去時の切開を一側のみとすることにこだわった手技として，あらかじめ側臥位から抜去を行う方法や，手術台を工夫し体位変換を行わずにバーを抜去する方法なども報告されている[3]。

抜去器を用いたバー抜去術

経過に伴いバー先端が骨内に埋入している場合も多い。術前に触診やエコーを用いたバーの走行の確認は有用である（図 1）。

皮膚切開は初回手術時の瘢痕を用い，両側からのアプローチで行う。成長に伴い瘢痕の部位とバーの部位とが乖離する症例もあるが，この場合には広範囲に皮下剥離を行うことで対処が可能である。

バー周囲に被膜による皮下拘縮を生じている場合には，皮下瘢痕組織の切除を行う。また，初期に製造されていたタイプのバー（先端部分に溝を有するタイプ）が使用されている場合や，強い胸骨の抗力のもとにバーが挿入されたケースなどでは，抜去に際し刺入部においてバーがトラップされる可能性がある。こうした場合に強引に抜去しようとする

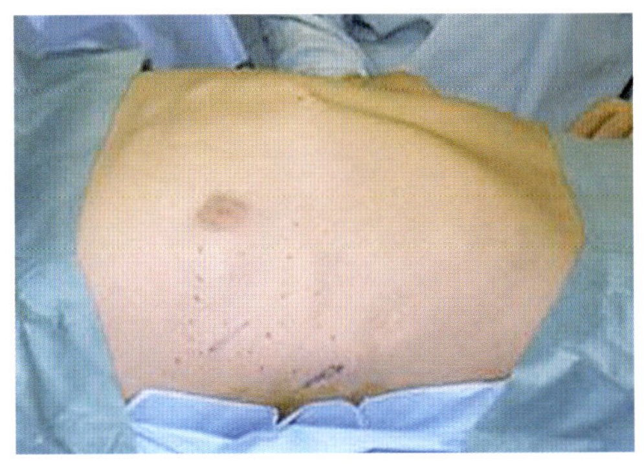

図 1　デザイン
バーの先端が骨内に埋入しているケースも多い。バーの走行をデザインすることは有用である。

図 2　バー先端の露出

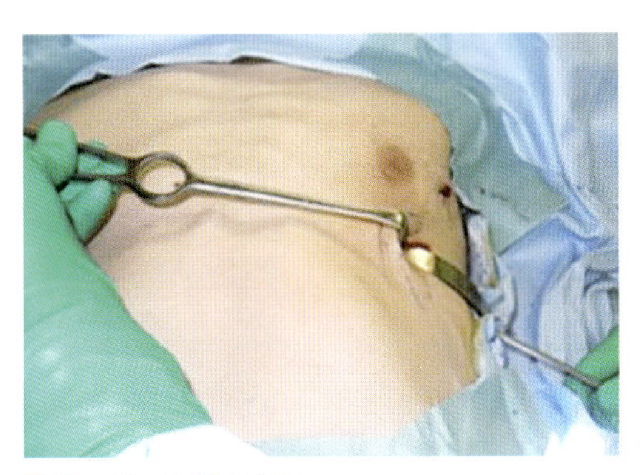

図 3　バー先端の確保

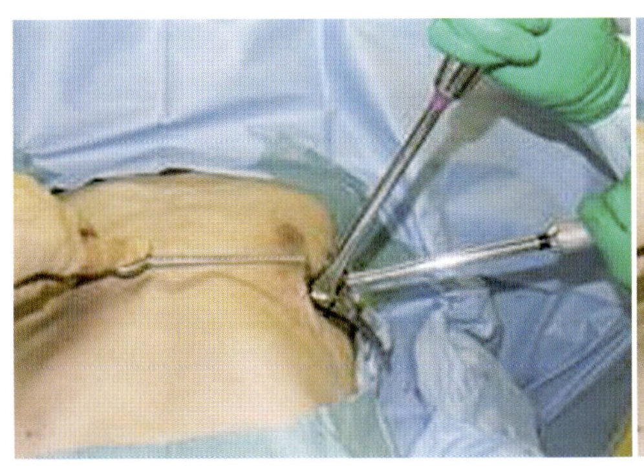

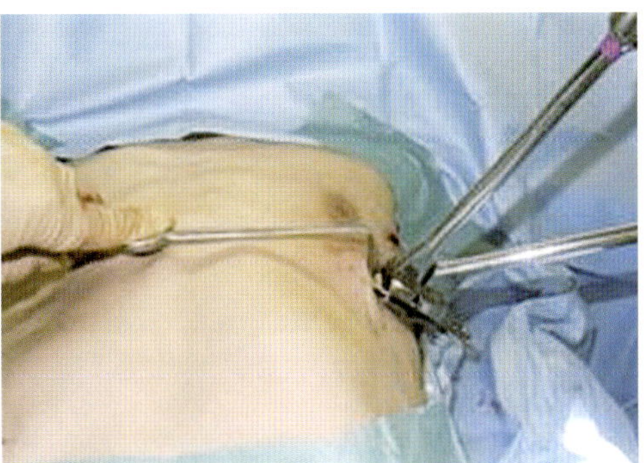

図 4　ワーキングスペースの確保

と肋間動脈の損傷を生じる可能性がある。これを避けるためにわれわれは刺入点付近までの剥離を行っている(図 2)。バー周囲の被膜が確認されたら，切開し展開する。前述したような理由から，刺入点付近では十字に被膜を切開し，瘢痕組織によるトラッピングを予防する。バー先端部のホール内の肉芽を処理するとバーの可動性が上がる。この段階で両側バー先端部を単鈍鈎で確保する(図 3)。対側バーを確保したまま対側に沿って一方にバーをずらした後，抜去器を用いバー先端の弯曲をゆるめる。この作業を左右で行うこと

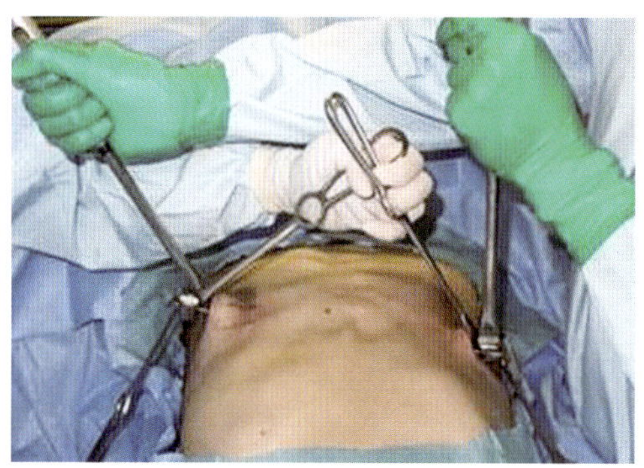

図 5　バーの伸展
左右両側のバーを用いてバーを伸展する。

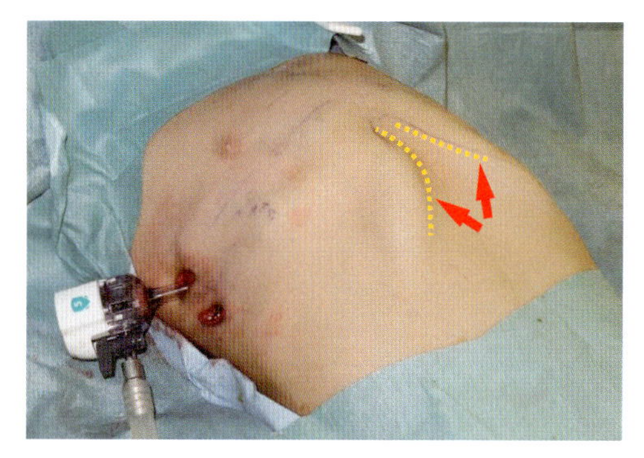

図 7　初回治療時における理想的な形成位置
やや過矯正位に挙上された胸骨を基準に下部肋軟骨縁は左右差なく適切に挙上されている。

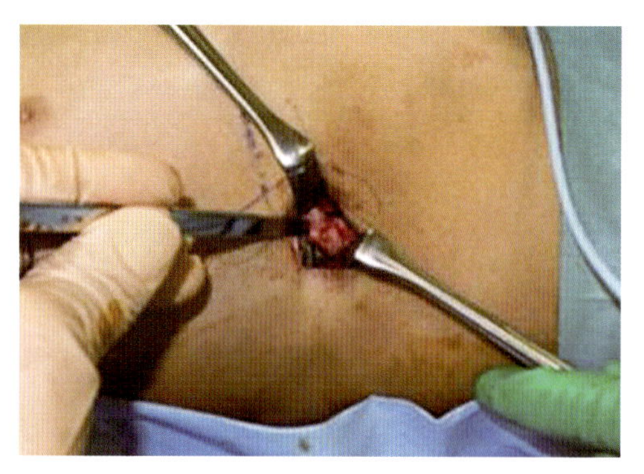

図 9　新生骨の処理
時にバー周囲に増生した骨の処理を要する。

で，ワーキングスペースを確保する（図 4）。続いて抜去器を左右に変更し，助手に皮膚を巻き込まないよう金鈎を保持させた後，ややバーを持ち上げつつバーを伸展させる（図 5）。

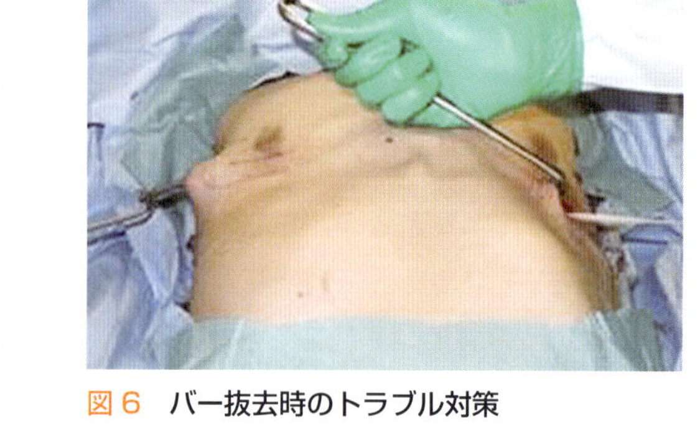

図 6　バー抜去時のトラブル対策

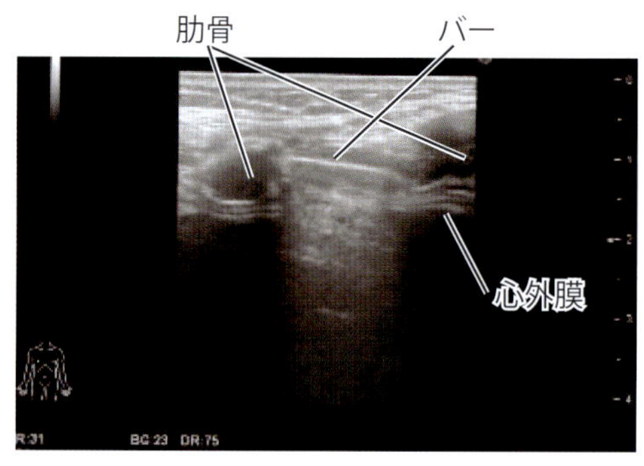

図 8　エコーによる術前評価
臓器とバーとの癒着の有無の確認に有用である。

バーの引き抜きに際しては，一端が胸腔内に入った段階で挙上した胸郭からの抵抗は増加する。また前述した初期型バーの溝が引っかかり抜去がためらわれる状況も生じる。そのため引き抜く方向と対側のホールに綿テープを通し，バーのトラッピングが生じた際には再度バーを引き戻せるように配慮している（図 6）。

計画的バー抜去に際して

要点で述べたように，バー抜去は数年にわたる Nuss 法治療の集大成である。多くの抜去において問題となることが少ないことから軽視されやすいが，抜去行為自体が治療結果に大きく影響することから，次の２点においては注意が必要となる。第１としては，抜去後の再発の問題である。バーの挿入期間においては約３年との意見が大勢を占めており，この留置期間においての問題は少ない[4)5)]。一方，初回治療時期年齢を再発の一因とし，特に５歳以下での治療を危険因子とする報告が見られる[4~7)]。個体差もあるが，初回手術が就学前後に行われた症例においては，胸郭の硬組織の成長を加味した抜去時期の検討が必要である。われわれはこの点から術前評価として，姿勢などの環境因子や成長に伴う胸郭バランスの変化を考慮したうえで，再建された胸郭やそれぞれの組織の位置関係が適切か（図７），また胸郭の硬組織の安定化の一指標として胸骨の骨化の程度につきＸ線写真にて評価を行っている。一方，バー抜去時の内臓器損傷による大量出血を生じた報告はあり，この点においては術前エコー検査によるバー周囲の状態の評価を行っている（図８）。

抜去に際し，バーやスタビライザー先端が新生骨に埋入していることは比較的多い。両側ともに埋入している場合は少ないため，一側のバーが確保されれば必ずしもバーの抜去に際し骨を処理する必要はない。しかしバーの埋入が高度な場合は，骨切除が必要とされる（図９）。

引用文献

1）Croitoru DP, Kelly RE, Goretsky MJ, et al: Experience and modification update for the minimally invasive Nuss technique for pectus excavatum repair in 303 patients. J Pediatr Surg 37: 437−445, 2002
2）Noguchi M, Fujita K: A new technique for removing the pectus bar used in the Nuss procedure. J Pediatr Surg 40: 674−677, 2005
3）Varela P, Romanini MV, Asquasciati C, et al: A simple technique for removing the Nuss bar with one stabilizer; the lateral approach. J Laparoendosc Adv Surg Tech A 20: 91−93, 2010
4）Nuss D, Kelly RE Jr: Indications and technique of Nuss procedure for pectus excavatum. Thorac Surg Clin 20: 583−597, 2010
5）Kelly RE, Goretsky MJ, Obermeyer R, et al: Twenty-one years of experience with minimally invasive repair of pectus excavatum by the Nuss procedure in 1215 patients. Ann Surg 252: 1072−1081, 2010
6）Zganjer M, Zganjer V: Surgical correction of the funnel chest deformity in children. Int Orthop 35: 1043−1048, 2011
7）Ishimaru T, Kitano Y, Uchida H, et al: Growth spurt-related recurrence after Nuss procedure. J Pedatr Surg 44: E13−16, 2009

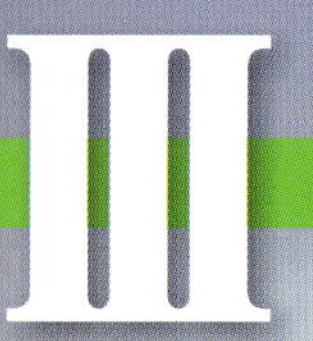

永竿智久

11 乳房形態と漏斗胸

漏斗胸の手術を行う大きな目的の 1 つは，胸部の形態を改善し患者が自信を持てるようにすることである。女性にとって乳房のかたちは大きなポイントであるが，漏斗胸が存在する場合は乳房の形態にも異常を伴っており，患者はそのために悩んでいる場合が多い。乳房は胸壁の上部に存在する。ゆえに胸壁の形態が改善すれば，乳房の形態についても改善が期待できる。

漏斗胸においては胸郭が陥没している。乳房は胸郭の上に存在するから，胸郭の形態に異常が存在すれば，乳房の外見にも影響が及ぶのは当然の帰結である。

漏斗胸においては胸郭の中央部が陥没しているので，胸壁に対する接線も内側に向かって下がる傾斜をとる(図 1 上の点線)。乳房の軸はこの接線とは垂直方向に，すなわち胸壁の法線方向に存在するが，この法線は内側に向かっている(図 1 上の矢印)。それゆえに乳房は外側から内側に向かう構造をとり，左右の乳房が寄り添うような外観を呈している(図 2 左)。

漏斗胸に対する手術を行えば，胸郭の中央部は挙上される。この結果，胸壁に対する接線は外側に向かって下がる傾斜をとることになり，法線は外側に向かって開く方向へ変化する。すなわち乳房の軸は，外側に向かって開くように回転移動をする(図 1 下)。その結果として，術前には左右が接近していた乳房は互いから離れる方向に動き，それぞれが独立した印象を呈するようになる(図 2 右)。

漏斗胸の手術においては乳腺組織に対して操作を加えるわけではないので，乳房の大きさには本来は変化がないはずである。しかし手術を行った後，乳房の大きさが若干小さく見える場合がある。これは乳房の見かけ上の大きさが，胸壁と乳房との高度差により影響されるためである。術前においては胸壁の中央部分が陥没している分，乳房の突出が相対的に強調される。このため乳房は実際よりも大きく見える。手術を行うと胸壁の陥没がなくなるので，相対的に乳房の突出の度合いが低く認識され，乳房は見かけ上小さくなる(図 3)。

しかし著者の経験によれば，乳房の位置が正常化するプラス面が大きなウェイトを占めるため，ほとんどの場合において患者は乳房の大きさに関する見かけ上の変化については不満をもたないし，総合的な外観の変化に対して満足する場合が多い。

乳房の形態を改善するためならば，その土台である胸壁の形態まで整えなくても，シリコンインプラントの埋入を行って乳房を「底

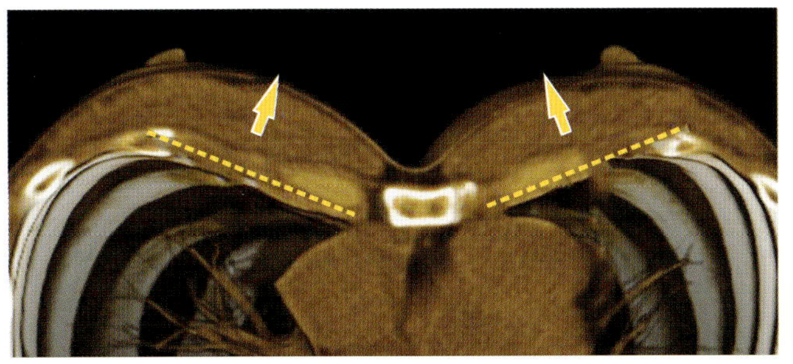

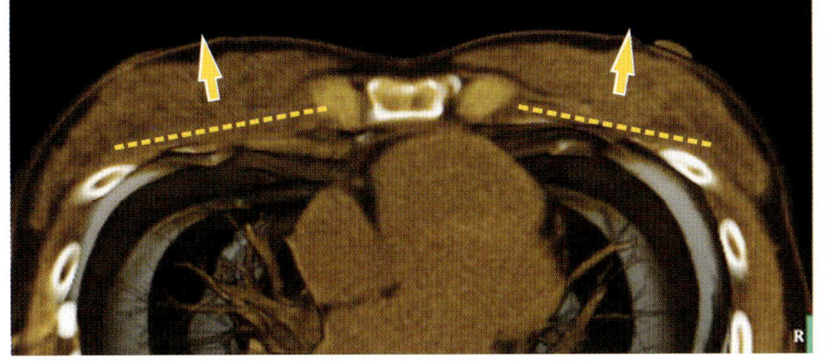

図 1　女性の漏斗胸患者における，胸郭形態の改善による胸壁と乳房の位置関係の違い
点線は胸壁の接線を，矢印は法線を示す。乳房の向きは法線に平行である。

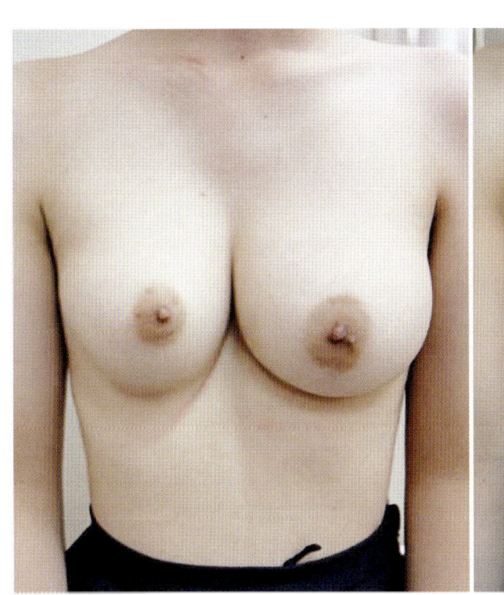
(a) 術前

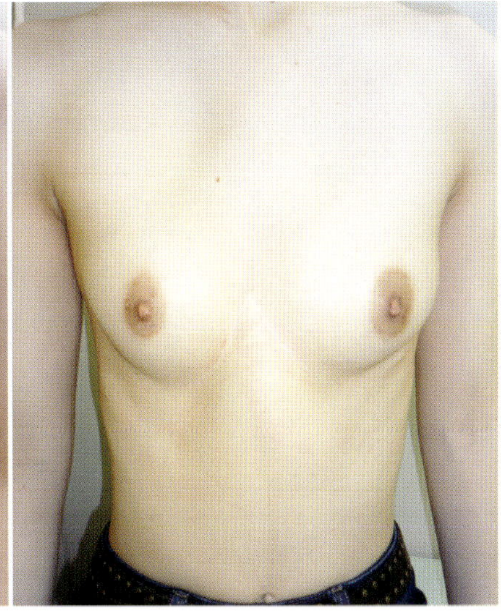
(b) 術後

図 2　漏斗胸患者の乳房形態①(20 歳，女性)

上げ」すれば，問題は解決するのではないかという見解がある[1)]。たしかにインプラントを埋入するのみの手術は胸壁の形態まで変化させるのに比較してはるかに侵襲は少ないし，場合によっては局所麻酔によっても行うことが可能である。しかし漏斗胸に起因する乳房変形の患者の心理状態は，通常の豊胸術を受ける患者のそれとは異なっている。漏斗胸患者に対してインプラント埋入を行った場合には，仮に乳房の形態については改善され

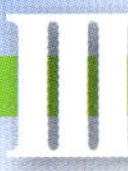

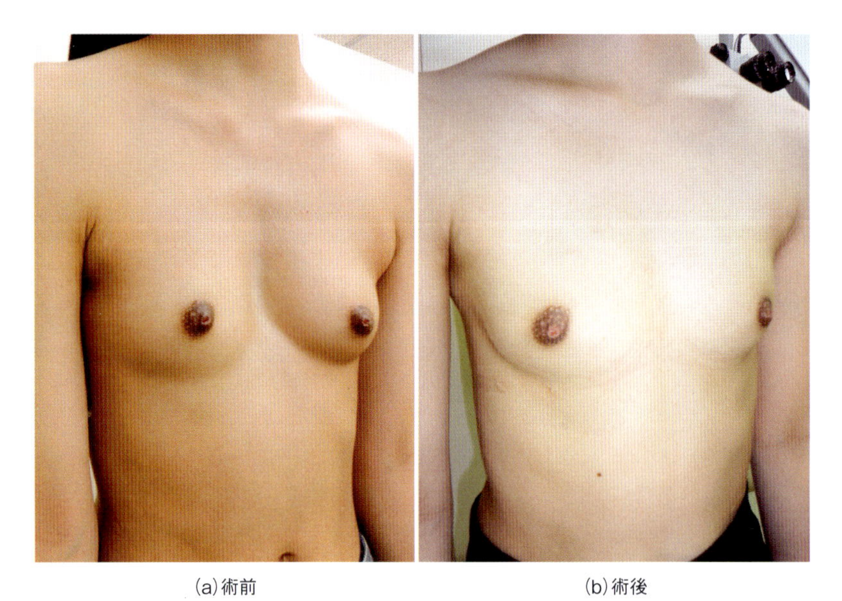

(a)術前　(b)術後

図 3　漏斗胸患者の乳房形態②（21 歳，女性）

たとしても，胸壁の形態には変化がない。ゆえに本質的な改善は得られていないという不満足感を患者はもつ。また，患者の多くは若年であるゆえに，シリコンインプラントを埋入してもそれが永続し得るのかという不安を有すことが多い。この反面，土台である胸壁から修正を行って乳房の形態・位置を修正した場合には，患者の満足度は高い[2)]。ゆえに，女性の漏斗胸患者において主訴が乳房の変形であり，機能面における愁訴（息切れなど）はそれほど強くない場合であったとしても，根本の原因である胸壁の形成から行うべきであると著者らは考えている。

引用文献

1）Wallmichrath J, Baumeister RG, Giunta RE, et al: Correction of asymmetric pectus excavatum using a virtually designed silicone implant. Aesthetic Plast Surg 38: 146−150, 2014

2）Schwabegger AH, Del Frari B, Pierer G: Aesthetic improvement of the female breast in funnel chest deformity by surgical repair of the thoracic wall; Indication or lifestyle surgery? Plast Reconstr Surg 130: 245e−253e, 2012

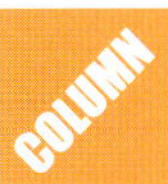

Nuss 法治療下での生活

低侵襲手術(体に与える影響が少ない治療法)とされる Nuss 法治療においても，問題となる合併症はあります。Ravitch 法などの従来法と比較すると，合併症の率が高く，心損傷といった重篤な合併症の可能性があるとの意見も見られます。Nuss 法における合併症の種類と頻度に関しては，2008 年の Nuss[1)]の報告が参考になります。20 年間にわたる 1,000 人の患者の治療をまとめたものであり，合併症を早期合併症と晩期合併症とに分類し報告しています。その半分以上を占めるのが早期合併症の気胸であり，このほとんどは自然経過にて通常術後数日で改善します。ちなみに心損傷は 0%です。晩期合併症として最も多いのがバーの変位で 5.8%，アレルギーが 3.2%とこれに続き，感染は 1.1%です。

さて，ここで注目したいのがこの“晩期合併症”という表現です。多くの外科的治療では手術により根治(治癒)に至ります。一方 Nuss 法では，初回治療は単なる治療の開始点に過ぎません。バーが挿入された時点から約 3 年間の矯正治療期間が始まるのです。当たりまえのことですが，この点が極めて重要です。確かに 3 年に及ぶ継続的治療という観点から，Nuss 法における合併症の頻度を眺めると，その発生率は極めてまれといわざるを得ません。実際の治療においても，初回術後半年も経過するとバーがあることを忘れてしまうほどの回復を見ることが多く，運動も含め日常生活における制限はなくなります。しかし治療は始まったばかりです。このような体内に異物を挿入した治療においては，違和感を感じた段階での早期対応(受診)がその後の予後に大きく影響します。満足がいく結果のためにも，Nuss 法治療の特徴をよく理解し，バーの存在を意識した生活を心がけていただけたらと思います。

(野口昌彦)

引用文献

1) Nuss D: Minimally invasive surgical repair of pectus excavatum. Semin Pediatr Surg 17: 209–217, 2008

Ⅳ

治療各論③ Nuss法（応用編）

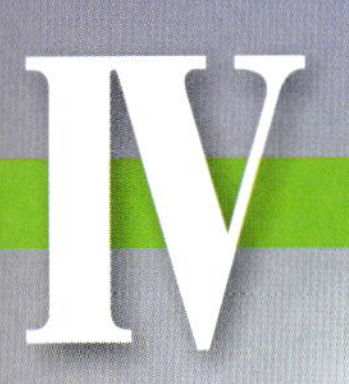

治療各論③：Nuss 法(応用編)

永竿智久

1　バーの回転時における注意

!! Hinge point は矯正バーを支える点である。しかしバーを回転させる際に，hinge point を支点にして回転(flipping)させてはいけない。これを行うと，肋間筋が断裂して血胸およびバーの背側変位の原因になる。また，胸骨を鉤で挙上しながら回転操作を行うと，バーと胸骨との摩擦が避けられるので内胸動静脈および胸骨の損傷が予防できる。

Nuss 手術においてバーを回転するにあたっては注意が必要とされる。初心者が犯す間違いで多いのは，hinge point を支点としてバーを回転させようとすることである。Hinge point はバーと接している肋軟骨上の点であり，Nuss 手術終了後にはバーはこの点において肋骨に支えられる。これを考えると「なぜ hinge point を支点にしてバーを回転してはいけないの？　矛盾していないか？」と思うかもしれない。そこで，より明確な言い方に変えると「バーを回転させる操作を行う際に，hinge point にバーを寄りかからせてはいけない」ということである。

成人においては肋軟骨ならびに胸骨が硬化しているため，胸郭を挙上する際に大きな抵抗力が加わる。ゆえに矯正バーを hinge point で肋骨に寄りかからせたまま回転して胸骨を持ち上げようとすると，hinge point に背側に向かう多大な負荷が集中して，周辺組織，特に肋間筋の損傷が生じやすい。

バーを胸骨の後面に誘導したばかりの状態においては，バーは背側に凸の U 字型をしている。そしてこの状態においては，胸骨はバーによって無理に挙上されている。胸骨は元の陥没した位置に戻ろうとしてバーに強い抗力を及ぼす(図 1-a)。

この状態のままで肋骨の縁(すなわち hinge point)を支点にしてバーを回転させようとすると，バーが胸骨から受ける抗力のために，まず回転の支点付近の肋間筋が断裂してしまう(図 1-b)。

この破断がいったん生じると，破断はドミノ式に背側に向かって進行し，広範囲にわたり肋間筋が断裂することになる(図 1-c)。

この「破断の連鎖」が生じてしまうと，肋間筋が広範に断裂してしまった肋間においては，バーを装着することは不可能になる。のみならず破断してしまった肋間筋からの出血により，術後に血胸に悩まされることになる。こうした失敗は絶対に避けるべきである。ゆえに，バーを回転する操作を行うにあたっては，バーを肋骨に寄りかからせたまま回転しないよう気をつけなくてはいけない。

Nuss 法の開発者である Nuss 自身も，かつて漏斗胸の開発史に関する講演の中で(2010 年漏斗胸手術手技研究会，大阪)この

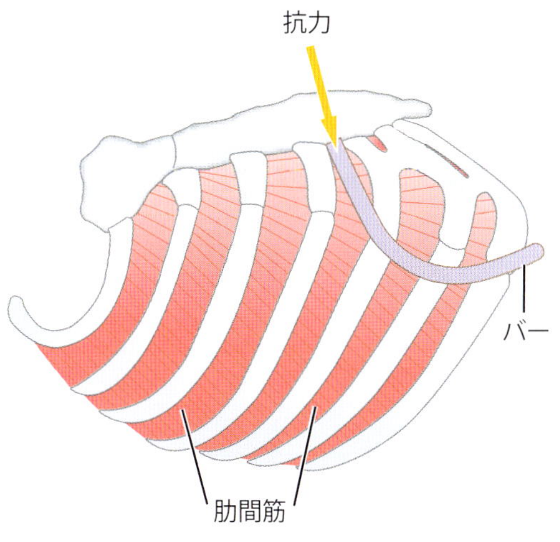

(a) バーの誘導直後においては，バーは胸郭の陥没部が元に戻ろうとする力（矢印）により，背側向きの力を強く受ける。

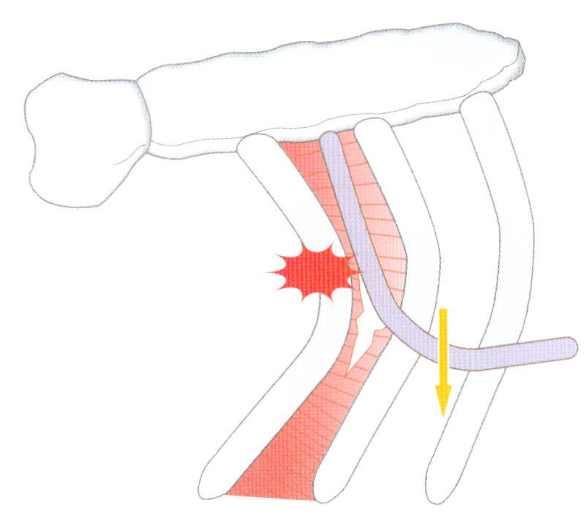

(b) 肋間筋の断裂：回転の支点付近の筋肉が断裂する。

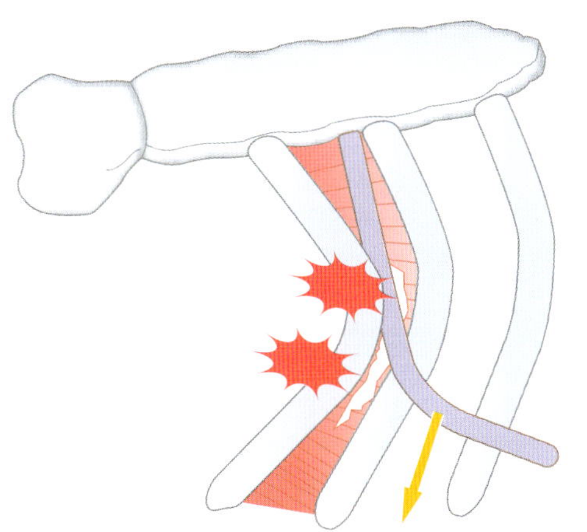

(c) 断裂の連鎖：肋間筋がいったん破断すると，ドミノ上に破断は外側に向かって進行する。

図 1　肋骨縁にバーをおしつけてはいけない理由

肋間筋の破断の問題について触れていた。Nuss によれば，当初は鉗子を用いて胸郭の陥没部分を挙上しつつ胸骨下面の剥離を行っていたが，陥没部から常に強い力を受けつつ操作を行うために，気が付けば肋間筋のドミノ破断が生じてしまった。弯曲の弱い鉗子を用いながら剥離を進めていけば，これは起こり得ることである。この失敗を経験してから Nuss は鉗子による剥離から，イントロデューサーを用いた剥離に手法を切り替えたとのことである。

それでは周りの組織を傷めることなく，バーを回転するためにはどのようにすればよいであろうか？　コツは 2 点存在する。

コツ 1　バーの回転のさせ方は「鉄棒式ではなくて宙返り」

両側の hinge point を結ぶ軸より少し上に，架空の回転軸をイメージし，この軸を中心として flipping を行う。

胸郭に挿入した直後の状態では，バーは胸骨に押されて肋骨の縁に「引っ掛かっている」

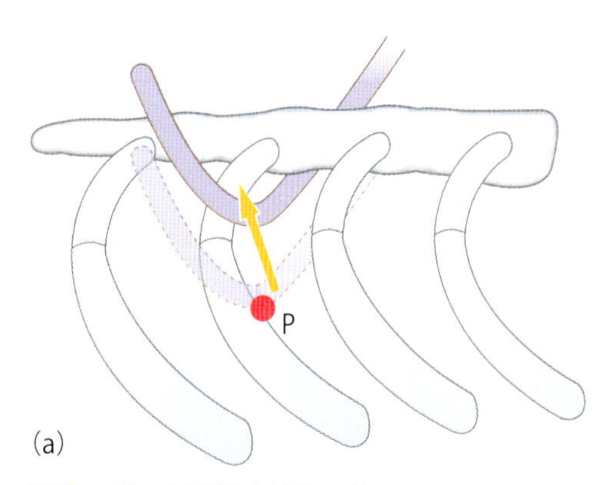

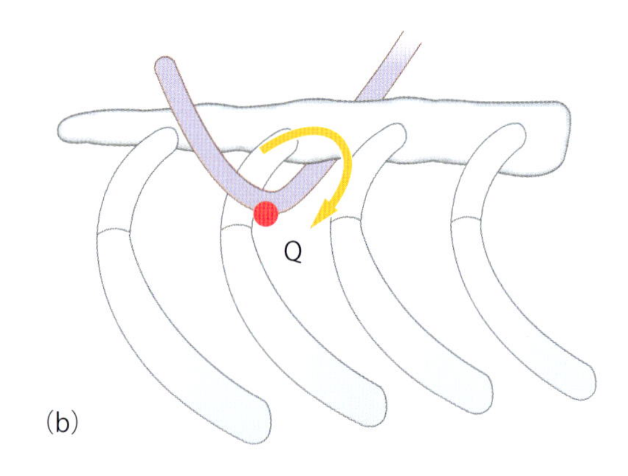

図 2　バーを回転させるコツ
バーを回転するにあたっては，バーを若干持ち上げた状態(「宙返り」のような状態)で回転することが必要である。

状態である(図 2-a)。この時の接点を P とする。バーを回転させる前にまず，この時の位置より少し腹側に向かってバーを少し(5mm 程度)持ち上げる。するとバーは肋骨と接しない状態になる(図 2-b の Q)。この状態でバーを回転させる。すなわち，肋骨より少し離れた空中の点を軸にして回転させる。例えていうならバーの回転は，「鉄棒の前回りでなく，宙返り」とイメージするとよい。前者は鉄棒に回転の支点を委ねるが，後者は空中に支点がある。バーを回転させるための器機である flipper(Ⅲ-4「Nuss 手術の手順」)は改良が進んでいるので，バーを空中で保持し，滑らないように回転させることは十分可能である。

コツ2　胸骨を挙上しながらバーを回転させる

バーを回転させる際に，バーがいかに胸骨の後面を移動するのかを示す(図 3)。Nuss 手術の基本原理は「矯正バーを回転することによって陥没した部分を挙上する」と説明されることが多い。しかし漏斗胸における胸骨は陥没しているので，陥没部分に対して何ら処置を行うことなくバーの回転操作を行おうとすると，胸骨の後面はバーの中央部によって強く擦られることになる(図 3-b～d)。このために胸骨の後面から出血する場合がある。胸骨の近傍に位置している内胸動脈(IMA)は，胸横筋の筋膜ならびに壁側胸膜によって保護されている。しかしバーの中央部により強い力を受けると内胸動静脈の分枝が傷つくことがあり，血胸の原因になる。これを避けるためには，胸骨を，鉤を用いて挙上しながらバーの回転を行うとよい。胸骨を挙上した状態でバーの回転を行えば，バーと胸骨とは軽微に接触するにとどまり摩擦が避けられるので，血管を損傷するリスクは大きく低下する(図 2)。

なお，バーを設置した後，内胸動脈はバーにより圧迫を受ける。Yüksel ら[1)]は 31 人の患者を対象に Nuss 手術の施行前後における内胸動脈の変化について CT angiography を用いて評価し，44％の患者において両側または片側の内胸動脈が閉塞していることを報告している。このことからも Nuss 手術においては，バーは内胸動脈に極めて近い部分において操作され，かつ手術後においても影響を与えることがわかる。内胸動脈に留意しつつバーの回転操作を行うことで，術後の内胸動脈の損傷に伴う血胸の発生を予防することができる。

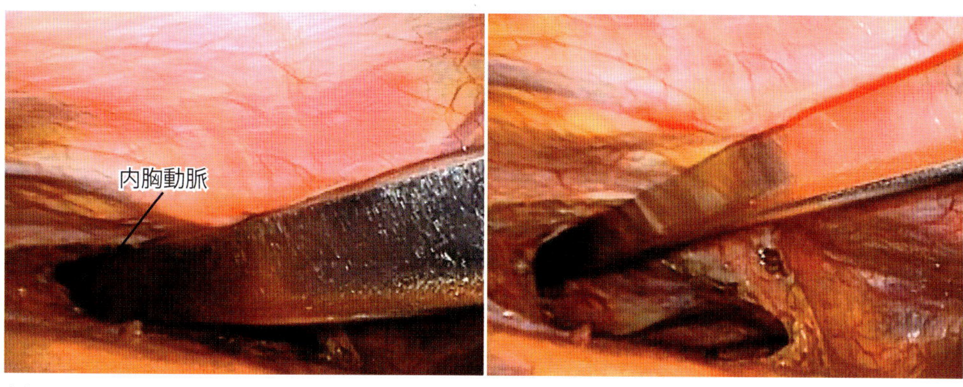

(a)バーの誘導　(b)回転開始

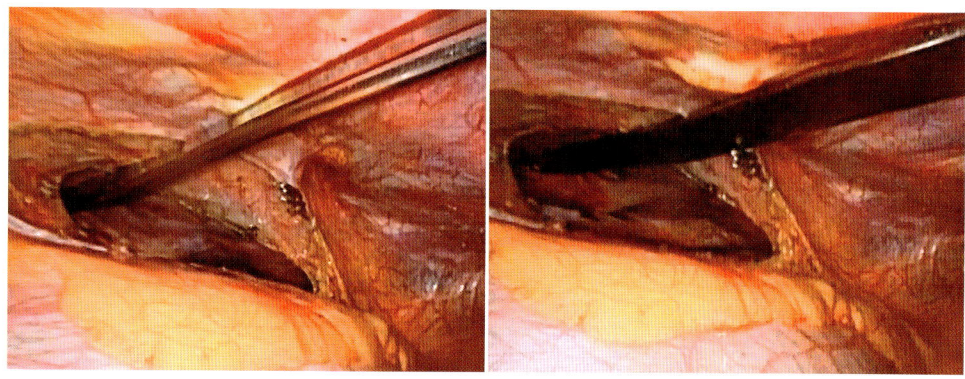

(c)回転中　(d)回転終了

図３　回転に伴うバーの移動

回転に伴いバーが内胸動静脈を圧迫することに注意する。

引用文献

1）Yüksel M, Özalper MH, Bostanci K, et al: Do Nuss bars compromise the blood flow of the internal mammary arteries？ Interact Cardiovasc Thorac Surg 17: 571-575, 2013

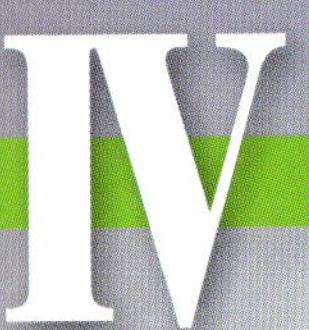
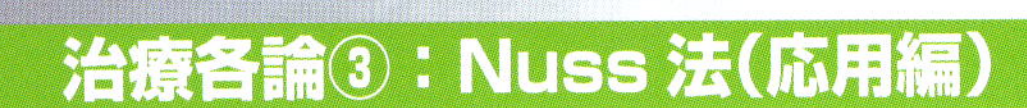

Ⅳ 治療各論③：Nuss法（応用編）

永竿智久

2 良好な術野を展開するには

!! すべての外科手術の鉄則は『見えない部分で操作は行わない』ということである。人体の構造は複雑であり，盲目的に操作を行うと思いもかけない事故につながり得る。漏斗胸の手術においては心臓・肺という，生命維持の根幹ともいうべき組織に隣接した領域で操作が行われるので，とりわけこの鉄則が重要である。良い術野を展開できるか否かこそが，漏斗胸技術の巧拙であると言える。

適切な位置から内視鏡および操作器具を誘導する

内視鏡手術一般にいえることではあるが，正確かつ安全に操作を行うためにはまず良好な術野を作らなくてはいけない。このためには内視鏡と操作器具をどのように誘導するべきかをよく考える必要がある。

■内視鏡をどこから誘導すべきか

たとえば図1のごとき胸郭に対して手術を行う場合を考える。手術操作の要となる部位は胸骨の後面である。

この部位を中心に手術操作を行うことになるので，同部がよく見えるような位置に内視鏡を誘導する必要がある。たとえば直視型内視鏡を使用する場合には，前腋窩線の付近から内視鏡を入れても，胸郭の陥没部に妨げら

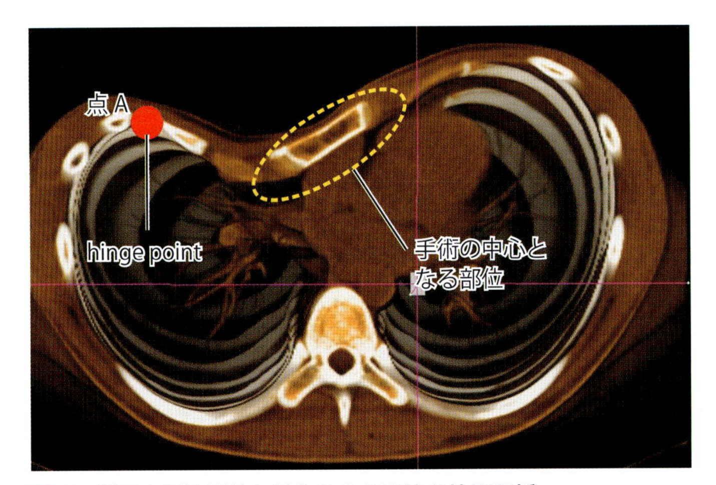

図1　器具の挿入部位と操作の中心部位の位置関係
右胸腔には通常，バーを支える点(hinge point)から侵入する。また，胸骨後面の剥離を行う際に，最も注意が必要とされる。

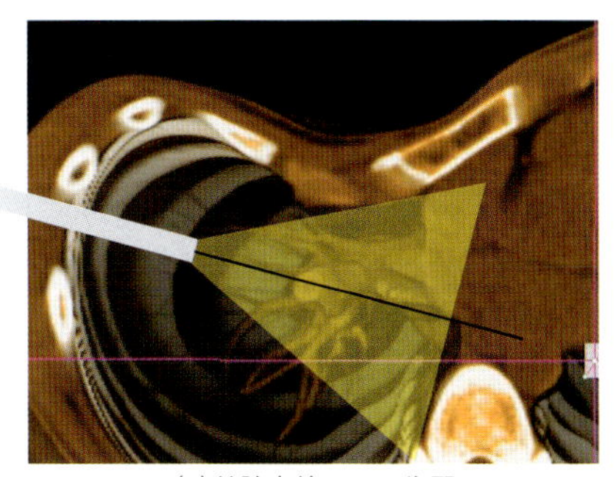

(a) 前腋窩線からの術野

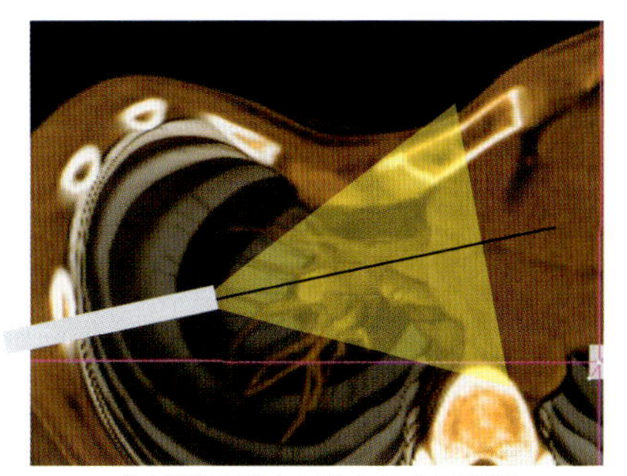

(b) 前腋窩線より後方からの術野

図 2　直視型内視鏡を使用した場合の視野
挿入する部位に応じて視野は異なる。

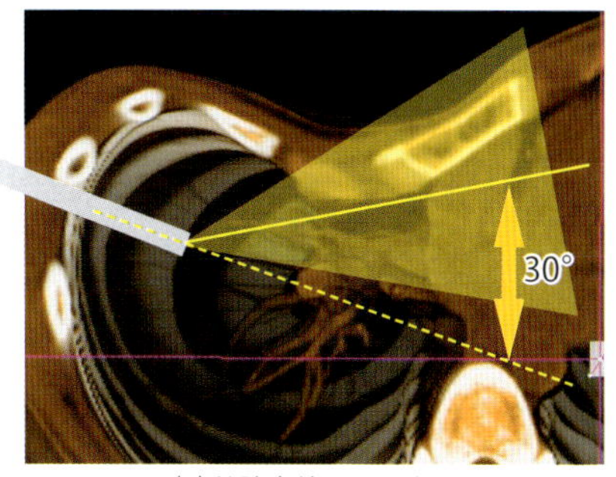

(a) 前腋窩線からの術野

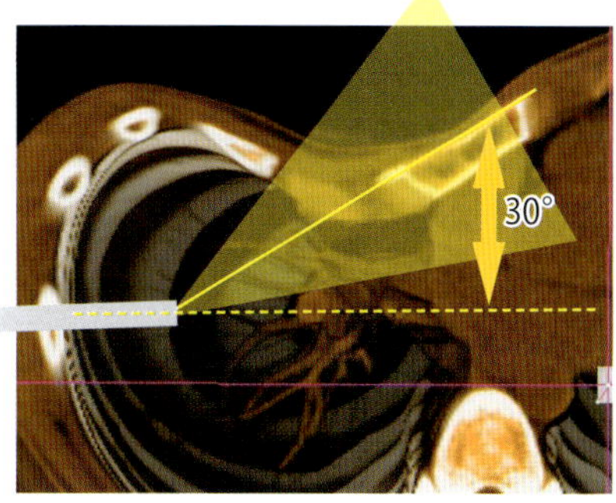

(b) 前腋窩線より後方からの術野

図 3　斜視型内視鏡を使用した場合に得られる視野

れて十分な視野は展開できない(図 2–a)。これより後方の位置から内視鏡を誘導する方が，良好な視野を確保できる(図 2–b)。

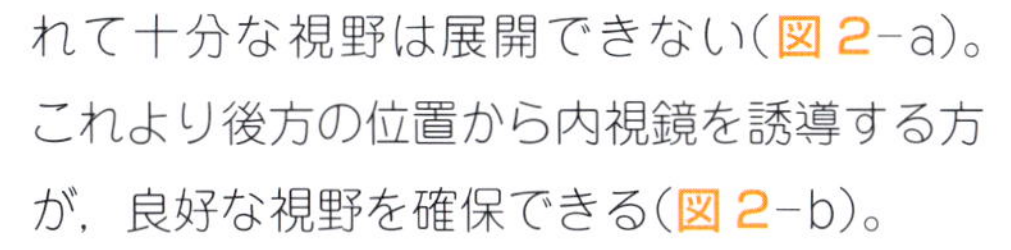

最近では直視型内視鏡が使われることは少なく，斜視型の内視鏡が使用される場合が多い。この場合にも斜視の角度を考慮に入れつつ，胸郭の CT 水平断を参照しながら，適切な挿入部位を決定する。例えば斜視角 30° の内視鏡を使用する場合には，図 2 の 2 つの部位から内視鏡を誘導した場合の可視範囲は，図 3 に示すようになる。

このように，内視鏡を誘導する部位に応じて視野は異なるので，どの部位から挿入するのか，綿密な検討をしておく必要がある。

■操作機器をどこから誘導すべきか

胸骨後面の操作は基本的に，剥離を行うための電気メスならびに，周辺組織に対してカウンターアクションをかけるための器具(ソラココットン＝剥離用綿球)を用いて行われる(図 4)。これらの操作機器をどのように誘導するかで，手術操作の行いやすさは大きく変わってくる。

機器を胸腔内に誘導するにあたっては，それらの機器を胸腔に挿入する部位と，手術操作を行う部位との三次元的な位置関係をよく考える必要がある。例えば図 5 の症例においては，点 A において胸郭の陥没が始まる。ゆえに最終的に矯正バーが支えられる点，すなわち hinge point はこの点に設定される。

ゆえに皮膚切開が終了し皮下の剥離がなされたあと，まずはこの点において胸壁に小孔が開けられる。ところがこの小孔から電気メスなど剥離機器を誘導しても，変形した肋軟

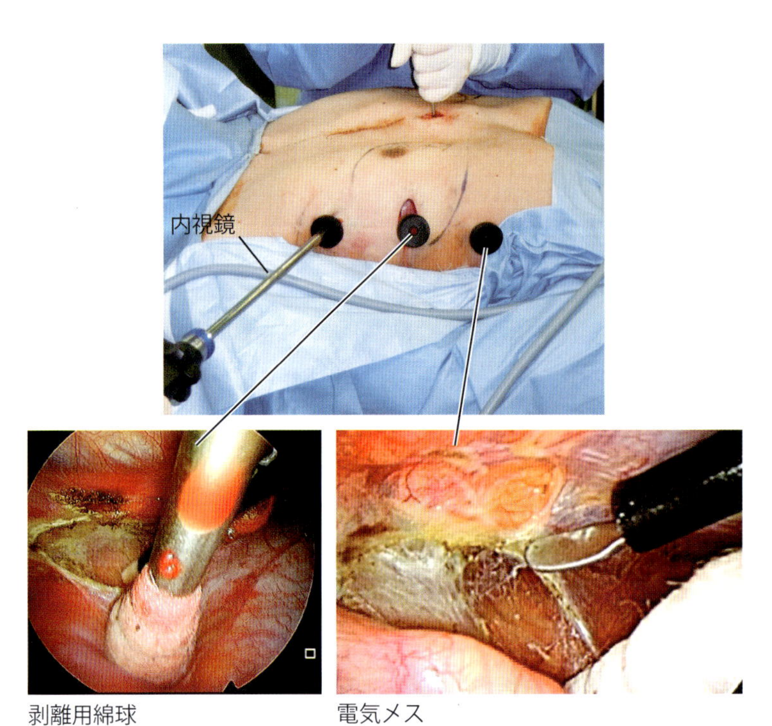

図 4　手術機器の誘導法の 1 例

頭側より内視鏡，剥離用綿球，電気メスを胸腔内に誘導する。

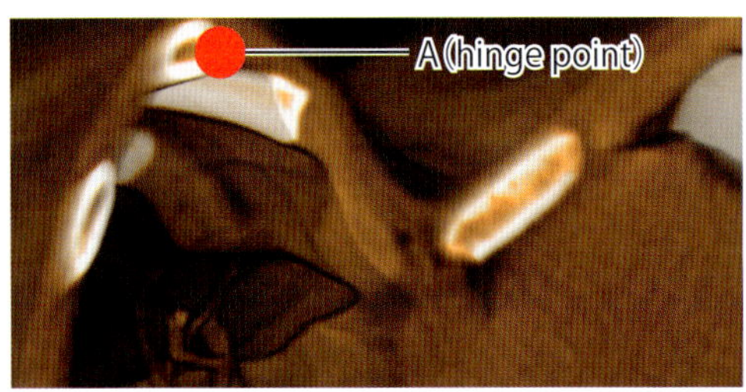

(a) 胸壁の最突出点 A が hinge point に設定される。

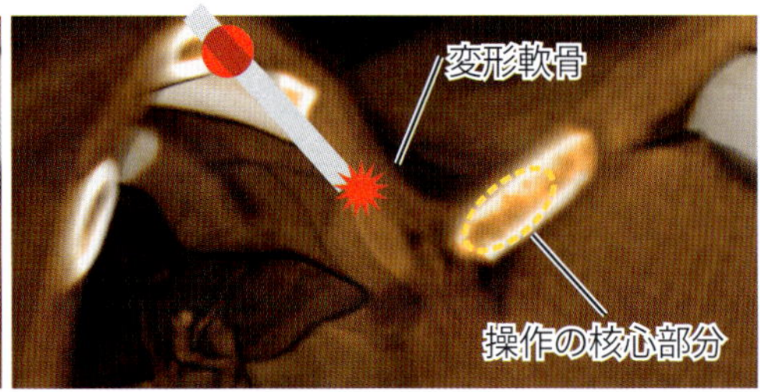

(b) Hinge point より開胸は行われるが，この点から機器を挿入しても操作性は良くない。

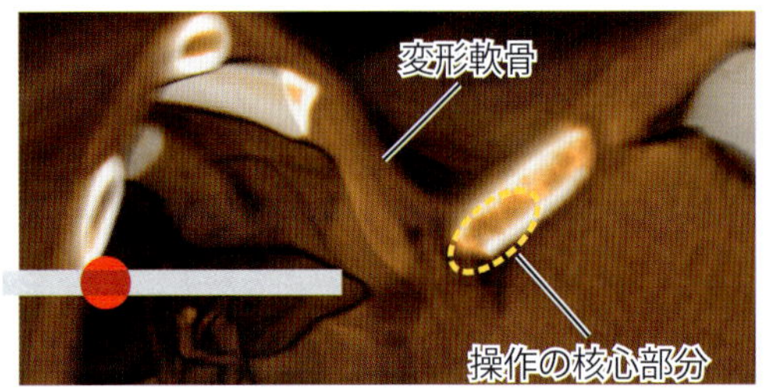

(c) 機器の挿入部位を調整することで，操作性は向上する。

図 5　機器の挿入部位による操作性の差異

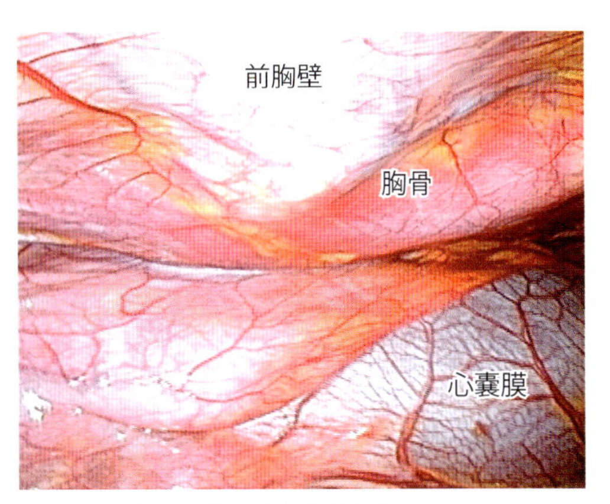

図 6　漏斗胸患者の内視鏡所見
漏斗胸患者においては前胸壁の陥没のために術野が不良である。

骨に邪魔されて核心部分に機器が到達できない(図 5-b)。

このような場合には別の角度から機器を挿入する必要がある。この際に，後方まで皮下剥離を行っておけば，皮膚切開線を延長したり新たな皮膚切開を加えたりしなくても，トロッカーポートを後方に移動して，後方からアプローチを行うことが可能になる(図 5-c)。

胸郭の挙上を確実に行う

漏斗胸に対する内視鏡手術において操作上最も注意を要するのは，胸骨後面における胸壁と心嚢膜の剥離である。このスペースの剥離は，もしも胸郭が正常の形態をとっているならばまったく苦労を要さないであろう。しかし漏斗胸の患者においては，胸骨ならびに変形した肋軟骨が垂れこめて心嚢膜に密接し，これを覆い隠している(図 6)。

外科手術一般にいえることであるが，術野が不明瞭な状態で剥離操作を行うと，その先の重要な構造物に気づかない可能性がある。この状態のままで剥離操作を続けることは心肺の損傷を招く可能性をはらんでおり，非常に危険である(図 7)。わが国においても Nuss 法普及の初期であるとはいえ，実際に損傷を来たした症例も報告されている[1]。

安全に剥離操作を行うためには心嚢と胸壁との間を広げるように場を作り，先に何があるのかをはっきりと見極めてから操作を進める必要がある(図 8)。

このため胸骨挙上鉤を患者胸骨の下縁にかけ，これを腹側に挙上することにより胸壁と心嚢膜のスペースの開大を図る(図 9)。胸郭の硬化した患者においては，胸骨挙上鉤を保持し続けるにはかなりの力が必要とされ，助手の疲労を招く。また不意に手が滑る可能性もある。吊り上げ器(Ⅱ-3「Nuss 手術に必要な器械」参照)を用いて挙上鉤を保定すれば，これらの懸念なしに手術操作を行うことができる(図 10)。

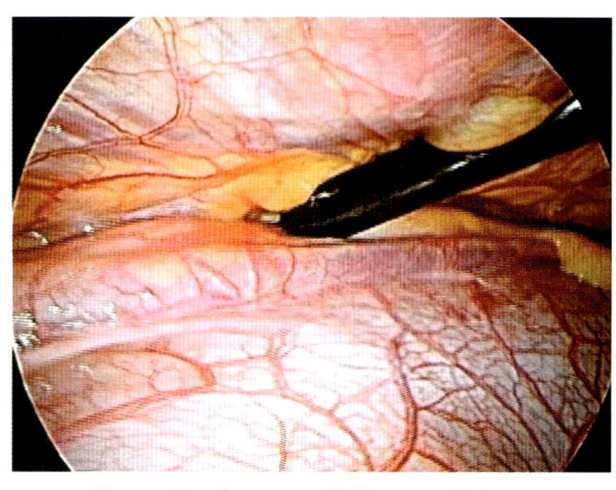
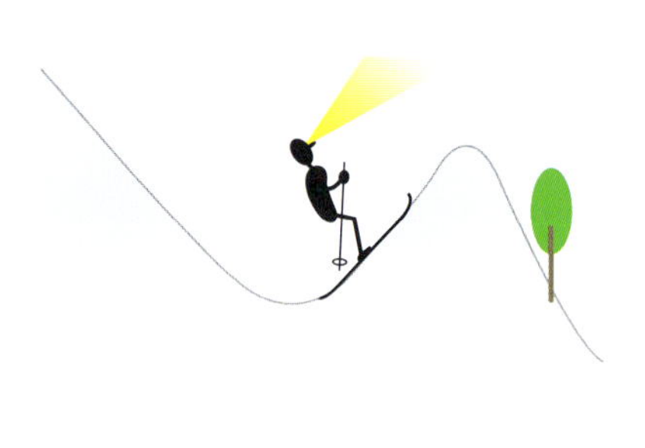

図 7　術野展開を行わない状態での剥離操作
展開の不良な視野での剥離操作は危険である。

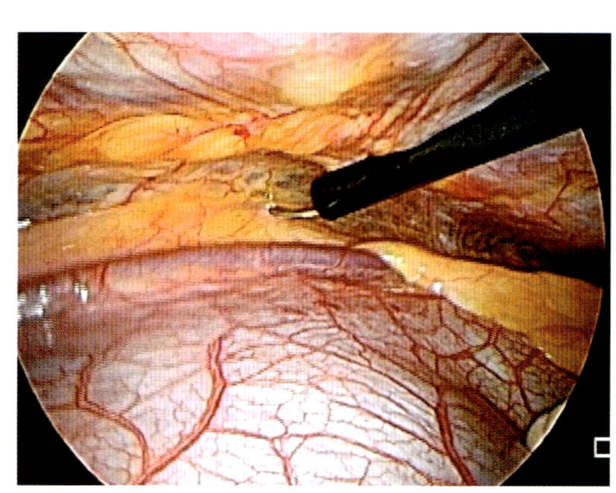
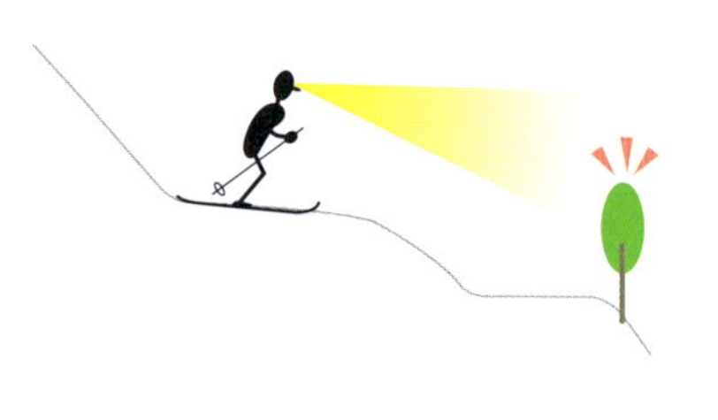

図 8　胸壁を挙上し，良好な視野を展開した状態での剥離操作
展開の良い術野では，安全に操作を行うことができる

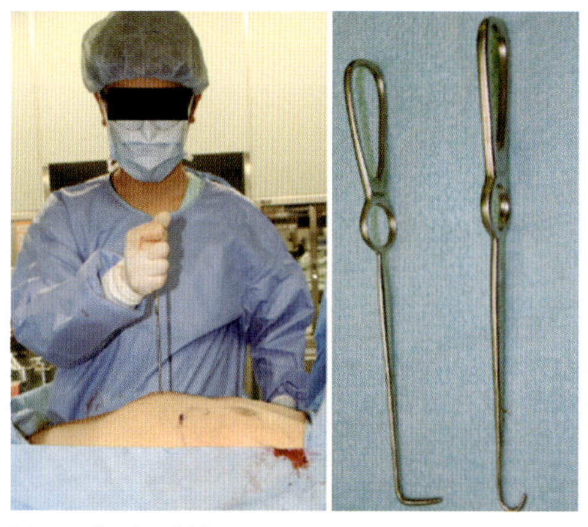

図 9　胸骨の挙上
挙上鉤を用いて胸骨を腹側に引き上げる。

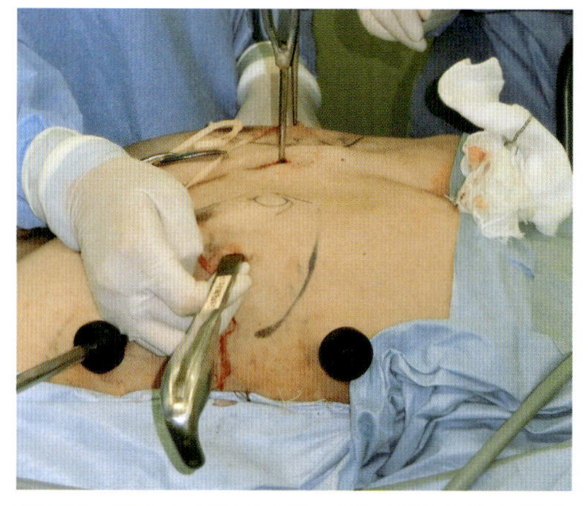

図 10　吊り上げ器を用いて胸骨挙上鉤を固定しているところ

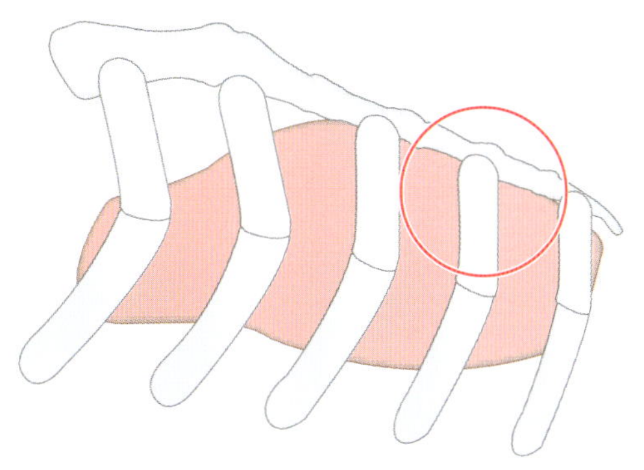

図 11　未挙上の状態
胸郭の下部においては心嚢と胸骨が密接している(丸囲み)。この部分の剥離を最初から行うのは困難である。

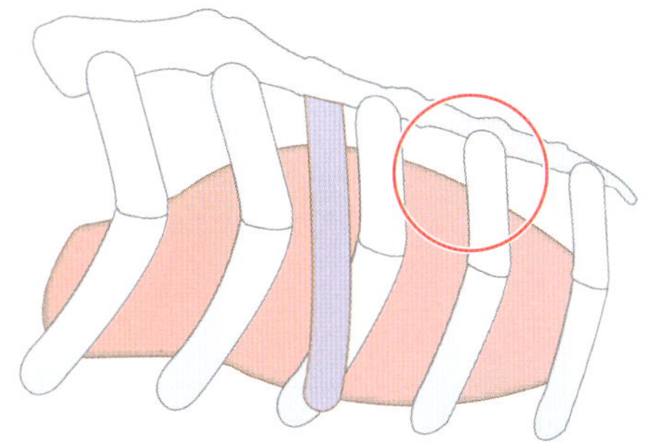

(a) バーを装着する部分よりも 1 ないし 2 肋間だけ上方に先にバーを挿入し胸骨の挙上を行っておけば，胸郭下部の剥離操作を行うのが容易になる。

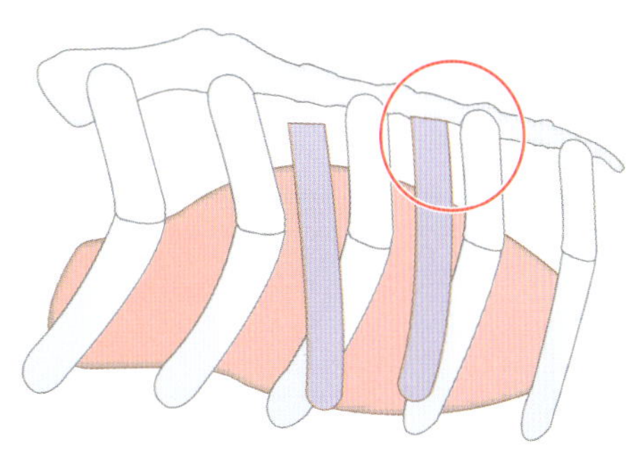

(b) 良好な視野を確保した後に，目的とする部位にバーを挿入する。

図 12　バーの装着により術野は変化する

剥離を行う手順 cephalad technique

Nuss 手術における基本原則は，胸郭で最も陥没した点の下に矯正バーを設置することである。ゆえに，剣状突起付近が最も陥没している症例においては，バーを剣状突起付近に留置すればよいことになる。しかし一部の症例においては，胸骨の下端付近において，いきなり胸骨と心嚢膜の間のスペースを剥離していくことは難しい。この部位においては胸骨と心嚢の間隙が極めて狭く，両者が密接しているからである(図 11)。また心嚢膜と胸骨が胸横筋および横隔膜によって連結されている場合も多く，鈍的に剥離を進めようとすると出血する。これに加えて，横隔膜を胸骨から剥離する際に方向性を誤ると腹腔内に出てしまう危険性もある。

こうした問題を避けつつ安全に剥離を行うための 1 つの手法として，直接的に最陥没部を剥離せず，先に周りから剥離を進める方法がある。つまり，まず最陥没点より 1 ないし 2 肋間だけ頭側の肋間において，右側から左側胸郭への剥離を進める。こうしてまず 1 本目のバーを，最陥没部よりも若干頭側の部位に誘導してから回転すれば，最陥没点も若干腹側に向かって挙上される。これに伴って心嚢膜と胸骨との距離が開大するから，同スペースの剥離を，最初の状態に比べてかなり容易に行うことができる(図 12)。

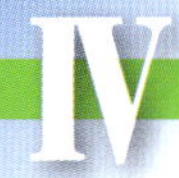

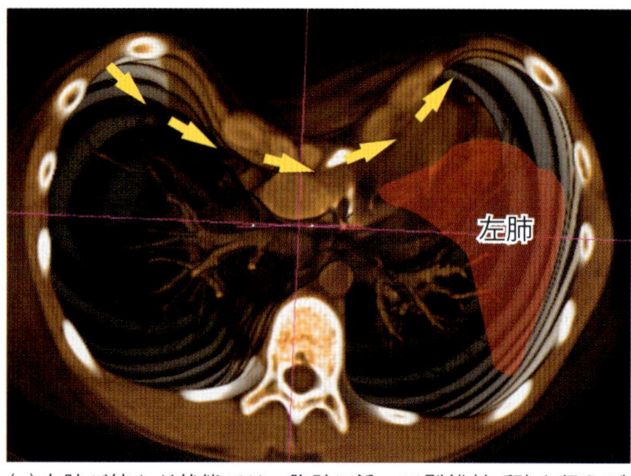

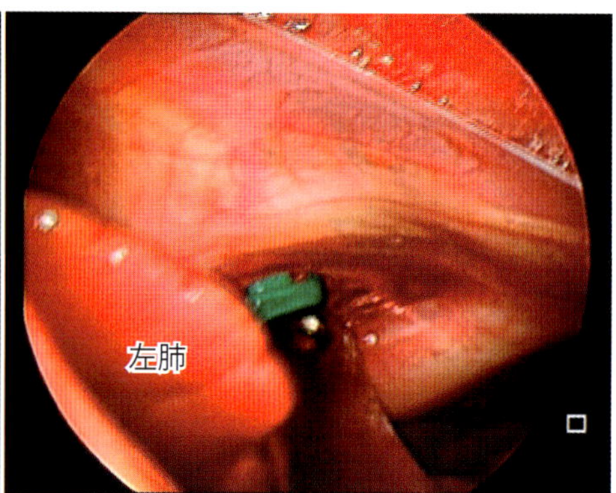

(a)左肺が縮んだ状態では，胸壁に沿って剥離(矢印)を行えば，左側のバー挿入点(hinge point)に到達し得る。

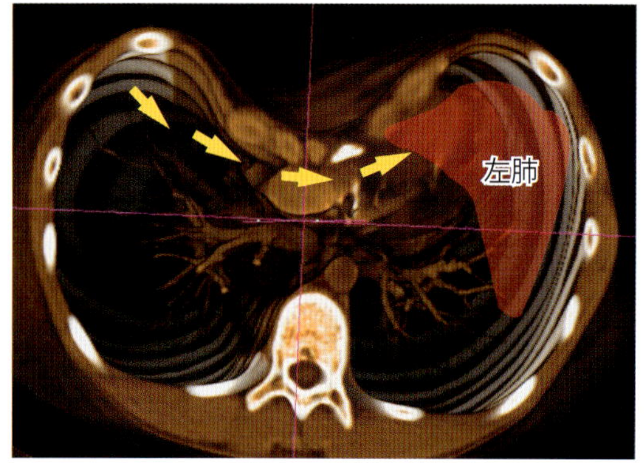

(b)左肺の状態によっては，剥離を進めるうちに左肺の下に入り込む可能性がある。

図 13　左肺の状態の重要性

この状態になってはじめて最陥没点の剥離操作を行い，バーを導入・回転する。このように順序を踏んで操作を行えば，胸骨の挙上操作を安全に行うことができる

肺損傷を避けるには

バーを誘導するための剥離は，通常右の胸腔から左の胸腔に向けて行われる。内視鏡を用いて操作を行えば，右の胸腔内においては十分良好な視野が展開できるため，剥離操作の最中に右肺を損傷してしまう可能性は少ない。しかし左胸腔内に到達後の操作において注意を怠ると，肺損傷を誘発し得る。

理想としては，右胸腔から左胸腔に至る経路は図 13-a のごとき経路をとるべきである。左肺が胸壁から離れた位置にある場合には，胸壁に沿って剥離を行えば，肺を損傷することはない。

ところが含気の状態によっては左肺が胸壁付近に張り出している場合がある。この状態のもとで盲目的に左胸腔まで剥離を行おうとすると，左肺の下に入ってしまい，胸壁を貫通する段階で肺を損傷する可能性がある(図 13-b)。左胸腔内における肺損傷を避けるためには，胸骨の下部を経由して左胸腔に至ってもなお，剥離操作を行っている部位を明視下に置く必要がある。左胸腔への侵入経路を少し高位の肋間におくと，良好な視野を得ることができる。

これは，心嚢膜と胸骨を連結する構造が，

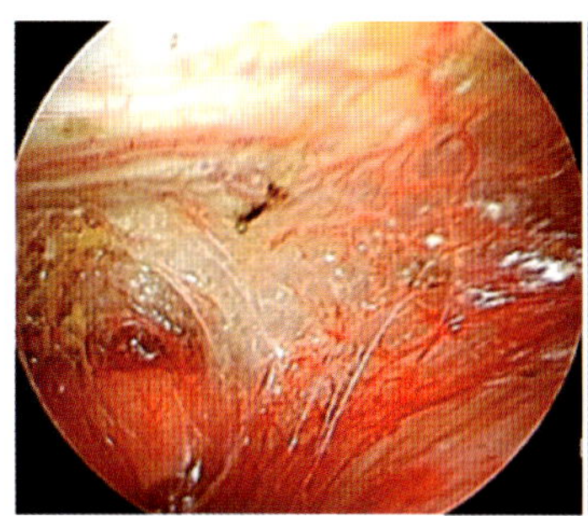
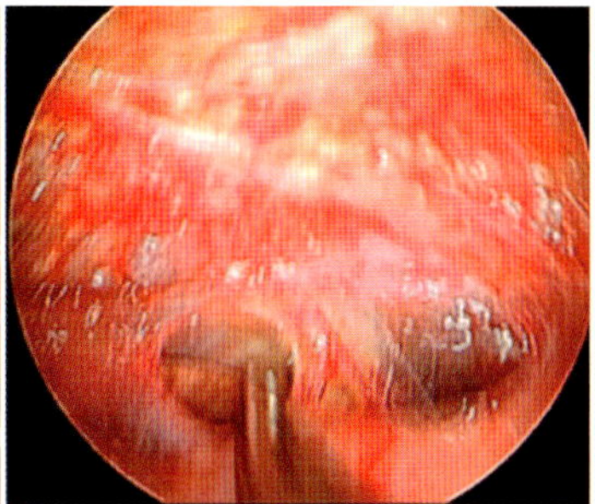
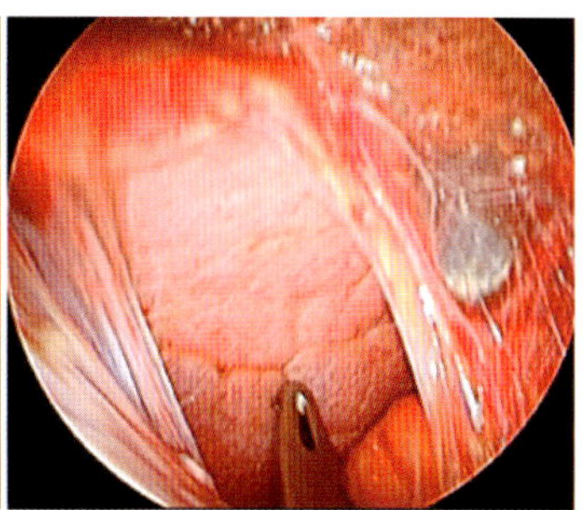

図 14 左胸腔の到達
縦隔前面を剥離し(左)，左胸膜を穿通(中)した後に，左胸腔に侵入する(右)。

第 4 肋間より頭側においてはほぼ胸膜のみであるからである。これに対し第 5 肋間より尾側においては，左右の胸郭を隔てている構造物は胸膜のみではない。横隔膜ならびに胸横筋も存在しているし，中年以後の患者においては左右の縦隔間に脂肪組織が存在する場合もあるので，丁寧に止血をしながら胸骨の後面に沿って剥離を進める(図 14)。

横隔膜と内胸動静脈の間には交通血管が存在する場合があり，これを損傷すると術野が出血で損なわれるので，確認して電気凝固する。筋および靭帯組織を処理すると，左胸腔の壁側胸膜が確認できる。壁側胸膜は呼吸に伴い緊張・弛緩することから，心嚢膜と区別できる。注意深く小切開を加えると，左側の肺が見える。無事に左側の胸腔に到達したならば切開を広げ，剥離器具(イントロデューサーおよび電気メス)を左側の胸腔に向けて進める。左肺が剥離器具の上方(腹側)に位置する場合には，麻酔科医に依頼して換気を抑制する(Ⅲ-5「Nuss 手術における麻酔」参照)。左肺を若干縮めた状態にしたうえで器具を胸壁に向けて進め，左胸腔の hinge point に開けたバー挿入用の小孔に誘導する。

引用文献

1）上田和毅：Nuss 法施行中に心臓損傷を来たした 1 例. 形成外科 50：437–441, 2007

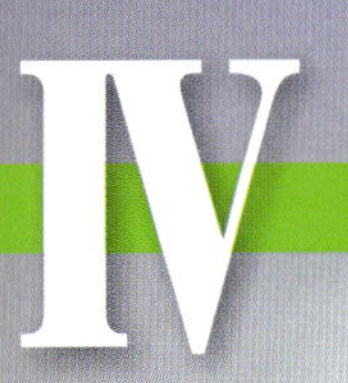

永竿智久

3 成人と小児における，Nuss 手術が胸郭に与える影響の差異

!! 胸骨は幼年時には分節状の構造をとっている。ゆえに幼年期の手術においては，比較的良好な胸郭形態を得ることは難しくない。また，胸郭に加わる反力もそれほど大きくないので疼痛の管理も容易である。しかし思春期を過ぎると胸郭の構造が一体化するので，挙上を意図する部位以外にも連動が及ぶ。また，矯正バーに対して胸骨全体から反力が作用するため，幼少期における手術と比較すると術後の疼痛が強くなる。

小児と成人においては胸郭の構造が異なるために，仮にまったく同じ手術を行ったとしても，その効果は異なる。術後の疼痛管理を行うにあたっては，このことを認識するべきである。

形態制御における成人と小児の差異

成人と小児では胸郭の形態と力学的な特性は大きく異なっている。小児における胸郭と成人における胸郭の代表的な例を示す（図 1）。それぞれ 8 歳および 24 歳の患者の胸郭である。小児の胸郭では，胸骨体は分節に分かれているが，成人においては分節が癒合しており胸骨体が一体化している。また小児における肋軟骨は比較的しなやかであり，少し力を入れれば容易に曲げることができる。一方，成人においては肋軟骨の硬化が進んでおり，力を加えても曲がりにくく，無理に力を入れて曲げようとすると折れてしまう。Nuss 手術を行ううえで両者の胸郭の構造の相違を考慮することは非常に重要である。たとえまったく同じ方法で手術を行ったとしても，手術の力学的効果がまったく異なり，臨床結果に差異をもたらすからである。以下，その理由について説明する。

まず，「手術によりいかなる形態が得られるのか」という角度から考えてみる。小児における胸骨は，半関節構造により連結された分節構造をとっている。ゆえに，各部分の形態の変化が独立して起こり得る。つまり，陥没した部分の背側に矯正バーを装着した場合，バーの周辺部分はバーにより挙上されて形が変化する（図 2）。しかし，形態の変化は頭側の部分には及ばない。つまり力学的なイベントはバー装着部の周辺に限局して発生し，変形部分のみの形が修正されるわけである。すなわち小児においては，健常部分の形態を保ちつつ，変形した部分のみ形態修正を行うことができる。

これに対して，成人の胸骨は胸骨の分節構造を消失しており，「一枚岩」ともいうべき構造をとっている。漏斗胸患者における胸骨

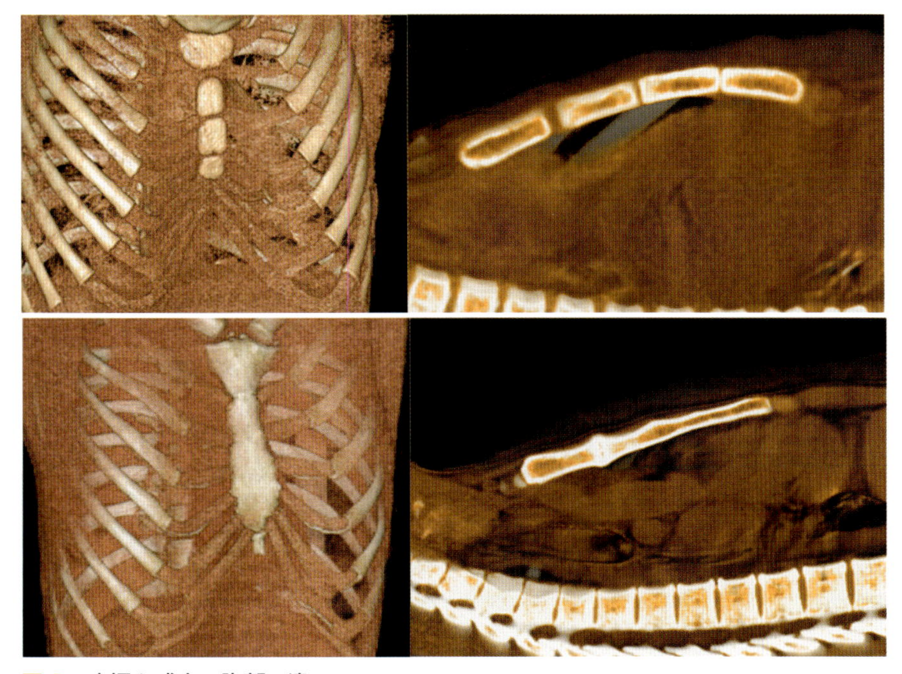

図 1　小児と成人の胸郭の違い
小児の胸郭(上)では胸骨は分節構造をとっており，肋軟骨も軟らかい。これに対して成人の胸郭(下)では，胸骨は一体化した構造をとっている。

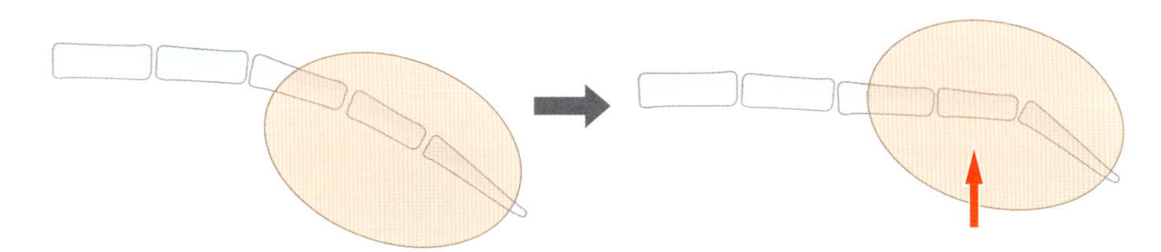

図 2　小児における，Nuss 手術に伴う胸骨の挙動
陥没した部分の背側に矯正バーを装着(赤矢印)すると，陥没した部分が挙上される。この際，形態が変化する領域は楕円で示した領域に限局されている。

は，上が凸の場合も，下が凸の場合も見られるが，いずれの場合であっても矯正バーを装着して陥没した部分を挙上しようとすると，胸骨全体が持ち上がることになる(図 3)。すなわち成人においては，挙上したい部分だけではなく，健常部分も連動して移動する現象が起こりやすい。

これらの理由から，成人では小児よりも，Nuss 手術による形態の制御が困難である。例えば図 4 および図 5 はそれぞれ 11 歳ならびに 8 歳の患者に対して Nuss 手術を行った結果であるが，陥没した部分のみが効率的に修正されて良好な結果を呈している。

これに対して，成人(21 歳)に対して手術を施行した例(図 6)では，バーを装着した部分以外にも挙上の影響が及んだために，陥没は一応修正されたものの胸郭形態には不整が生じている。

このように，小児と成人においては胸郭の構造に相違が存在するので，手術によって起

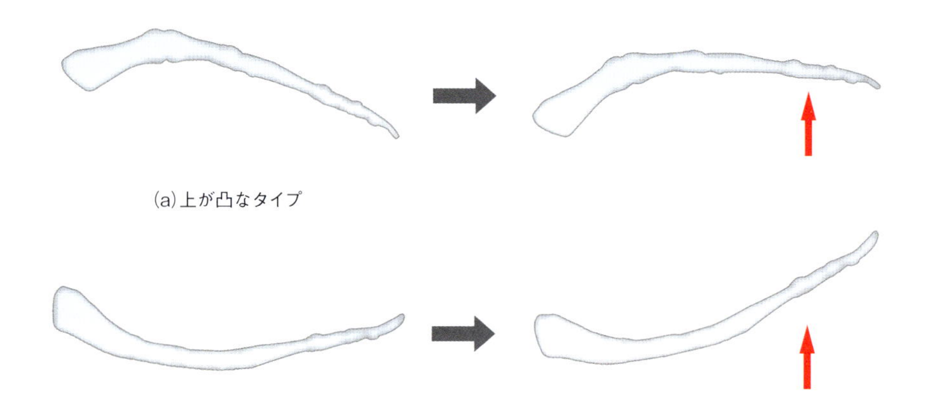

図３　成人における胸骨の Nuss 手術による影響
胸骨が分節構造を喪失して１枚になっているので，矯正バーを装着すると胸骨全体に連動が起こりやすい。

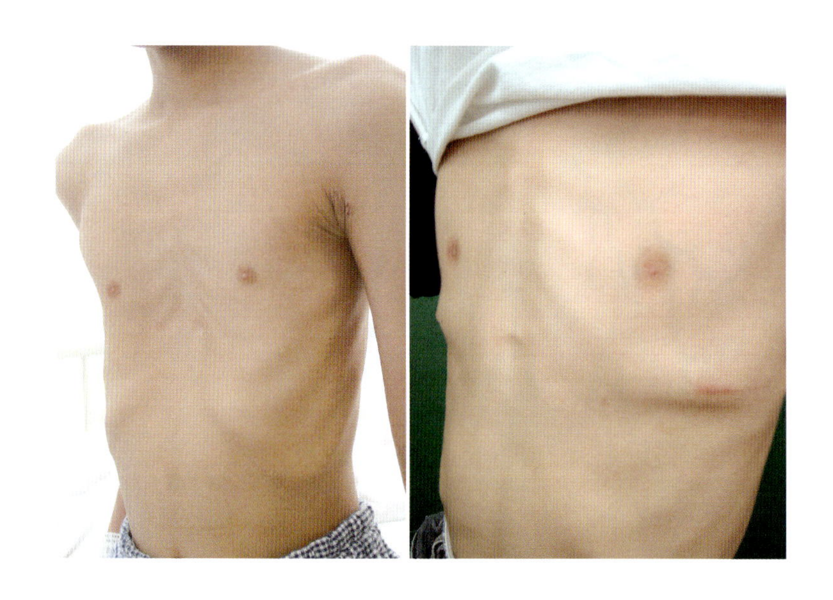

図４　症例１：11 歳，男児

こる形態変化も異なるパターンを呈し得る。Nuss 手術を計画するにあたっては，常にこのことを念頭に置くべきである。

疼痛の発生パターンにおける成人と小児の差異

■成人と小児の胸郭の構造による，疼痛の程度の差異

Nuss 手術の原理はつまるところ，変形した胸郭の形態を，外力を介して矯正することにある。したがって骨および軟骨に持続的に

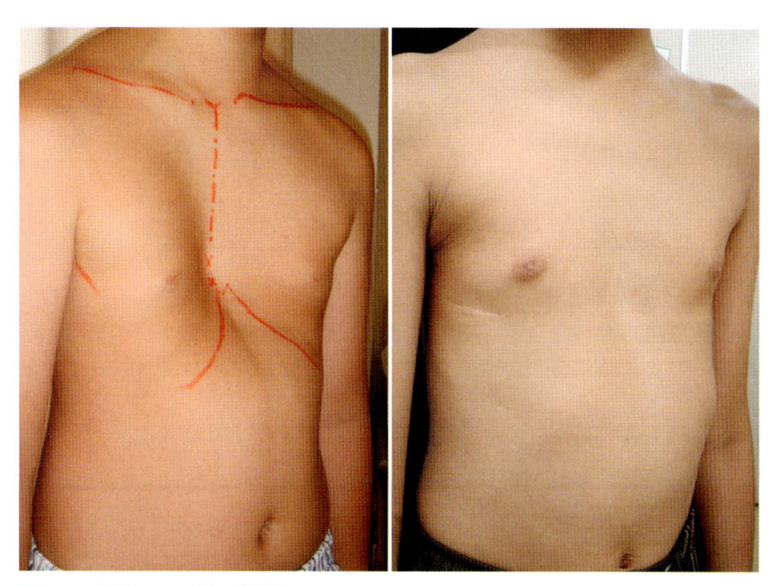

図 5　症例 2：8 歳，男児

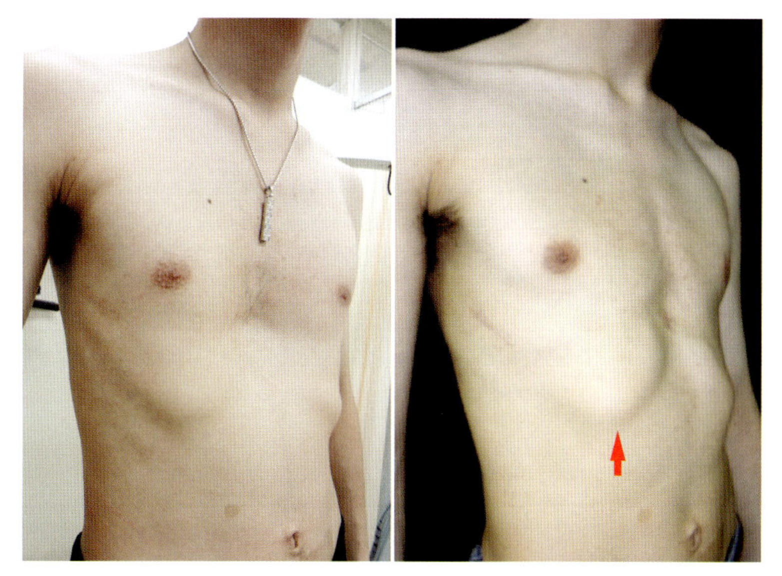

図 6　症例 3：21 歳，男性
バーは第 4 肋間に装着したが，剣状突起を越えて連動が下位の肋骨および肋軟骨にも及んだために，季肋部にいわゆる flare が生じた。

力が作用し続けることになり，一部の患者においては疼痛が遷延することがある。小児と成人における胸郭構造の差異は，前段で述べたように術後の形態に影響するが，それ以外に疼痛の発生メカニズムにも影響する。

まず，Nuss 手術を施行すると，なぜ疼痛が発生するのかについて整理する。矯正バーを装着することにより陥没した部分が挙上されると，挙上された胸骨および肋軟骨は元の位置に戻ろうとして，バーに対して反力を及ぼす（図 7 左）。こうして発生した反力は，バーからさらに胸郭に向かって伝播する。こ

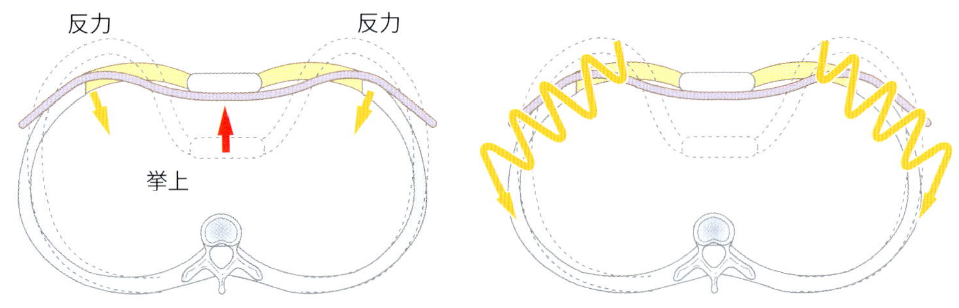

図 7　Nuss 手術後に疼痛が発生する仕組み
挙上された胸郭がバーに対して反力を発生させ（左），発生した反力が後方の肋骨に対して伝播する（右）ために，疼痛が発生する。

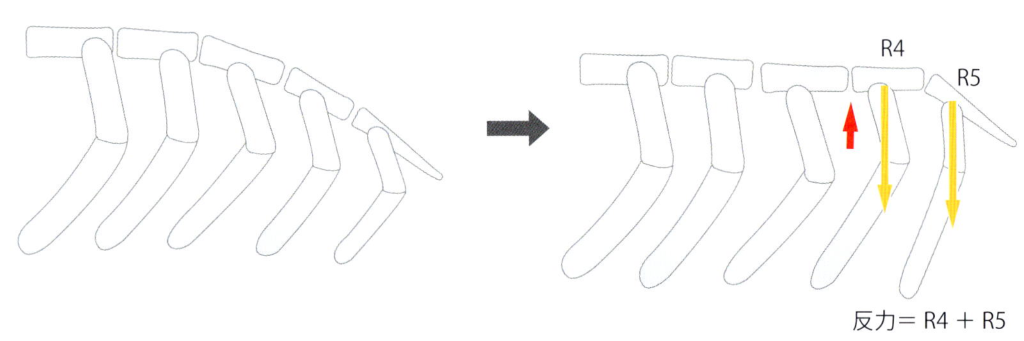

図 8　バーに加わる抵抗力：小児の場合
例えば 5 つの分節から胸骨が形成されており，第 4 および第 5 分節が陥没の主体である場合，バーに対してはこれらの分節のみの後戻り力が反力として作用する（R4 と R5）。

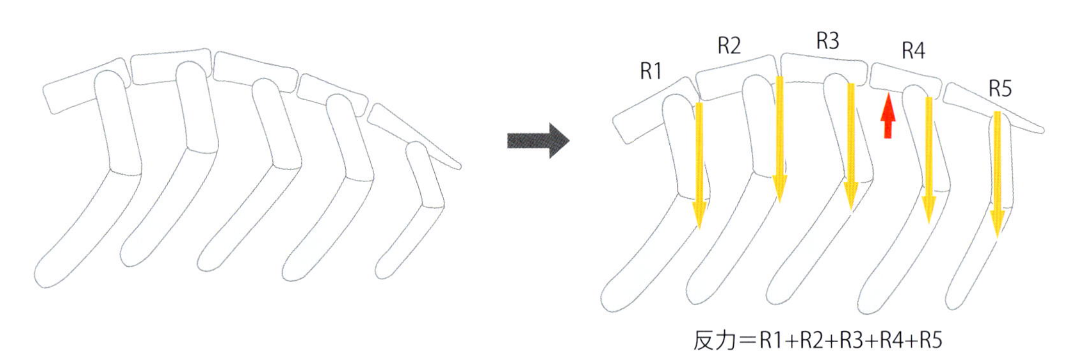

図 9　バーに加わる抵抗力：成人の場合
成人においては胸骨が 1 枚化しているので，胸骨の全区画からの反力がバーに作用する。

の結果として肋骨にひずみが生じるために，疼痛が発生する。

このメカニズムにおいては，胸郭から作用する反力の値が大きいほど疼痛は強い。そこで小児における反力の大きさと，成人における反力の大きさを対比させて考えてみる。

例えば，胸骨が 5 つの分節から形成されており，第 4 番目と第 5 番目の節が陥没の主体である場合を想定する。小児の場合には分節の運動独立性が高いから，反力は持ち上

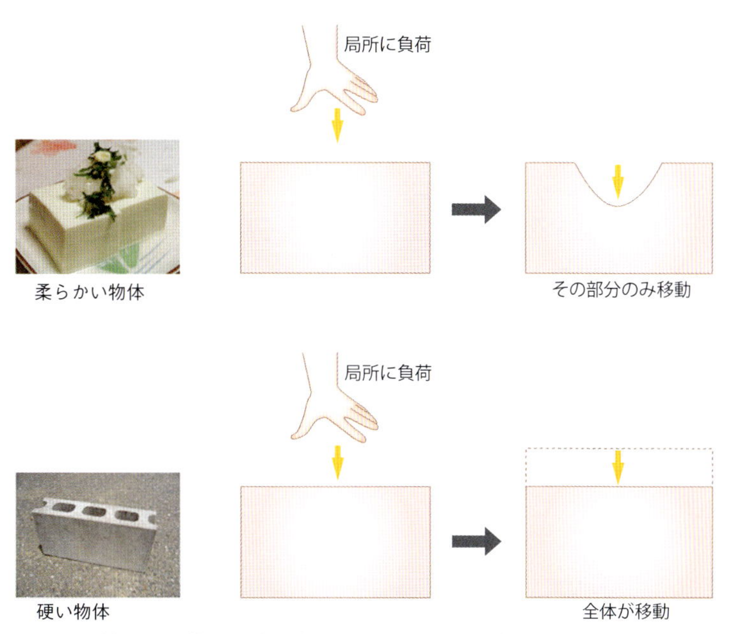

図 10　軟らかい物体に力を加える場合と，硬い物体に力を加える場合の差異

げられた分節に連結している肋軟骨から作用するのみである。すなわちこの場合，バーに対しては，第 4 分節と第 5 分節からの反力のみが作用する(図 8)。

これに対して成人においては胸骨が 1 枚化しているので，局所的に独立した運動は起こらない(図 9)。つまり第 4 番目と第 5 番目の区画(小児における分節の意味で「区画」という言葉を使用している)が陥没しており，これを挙上する場合，第 4 および第 5 区画のみならず，他の区画も同時に挙上される。したがってすべての区画より発生した反力が胸郭に伝播することになる。肋軟骨が小児よりも固いことも相まって，成人においては小児よりも強い術後疼痛が発生する。ゆえに硬膜外麻酔など，術後管理をしっかりと行う必要性が高い。

成人と小児における胸郭構造の差異が，疼痛の部位に及ぼす影響

成人と小児の胸郭の構造的差異は疼痛の程度のみならず，疼痛の局在パターンにも影響を及ぼす。小児においては肋軟骨がまだ骨化しておらず，軟らかい。これに対して成人においては，肋軟骨はある程度硬化している。この胸郭の柔軟性の相違は，手術施行後，胸郭に発生する疼痛の局在パターンにも影響し得る。

一般的に，軟らかい物体の一部に圧力を加えると，圧力を加えた部分のみが変形する。ところが硬い物体の一部に力を加えると，物体全体が移動する(図 10)。この法則に照らして，Nuss 手術に伴って胸郭に起こり得る力学的イベントについて考えてみる。

小児における胸郭の前方部分は，軟らかい肋軟骨から形成されている。矯正バーの装着により変形した肋軟骨の形態は修正され，それに伴う反力が発生するが，この作用−反作用のイベントは，前述の法則にしたがって肋軟骨の領域のみで完結する。ゆえに変形肋軟骨からの反力は，胸郭の前部のみに発生する(図 11)。このため小児の患者においては，

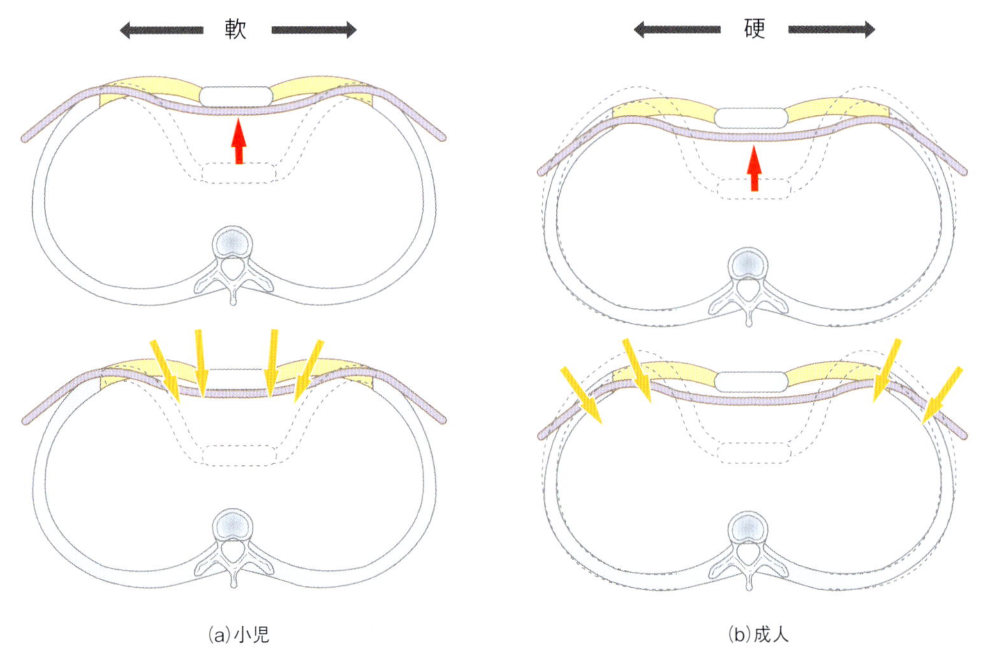

図 11　小児と成人の胸郭に発生する反力パターンの比較
小児においては肋軟骨の形のみが修正され，肋骨の形態変化は少ないために，反力は胸郭の前部に限局して発生する。これに対して成人においては，肋軟骨のみではなく肋骨の形態も若干変化するために，反力は広範囲にわたって発生する。

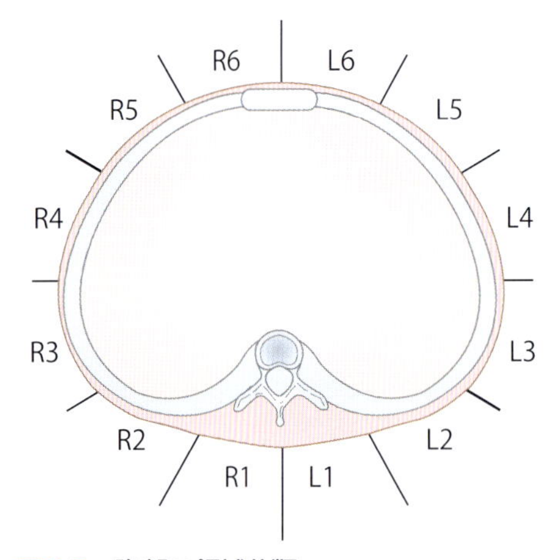

図 12　胸郭の領域分類
各肋間を，前胸部より脊椎にわたる局在に基づいて左右それぞれ6領域に分割した。

疼痛が生じるとすれば（成人に比較すると軽微ではあるが）胸郭の前部に発生しやすい。

一方，成人の症例においては肋軟骨の硬化がある程度進んでいるために，バーを装着すると肋軟骨の形態が矯正されるに留まらず，形態の変化が周辺の肋骨にも波及する。ゆえに胸骨ならびに肋軟骨からバーを介して胸郭が受ける反力も，比較的後方に及ぶ。このために成人においては術後，胸郭の背側に疼痛を訴える場合が多い。

これらの理論の正しさを証明するために，著者は実際の症例における臨床評価と，三次元的力学計算を用いた理論評価を行った[1)2)]。

12人の小児患者（平均9.4歳）と10人の成人患者（平均26.5歳）に対してNuss手術を行い，最も疼痛を感じる部位の分布を評価した。まず，どの部分に疼痛が強いのかを明確にするために，胸郭の各肋間を領域分割した。肋間は第1～11まで存在する。これらの各肋間を，胸郭の左右それぞれについて背側から腹側に向けて6つの領域に分割した（図12）。例えばL1は左胸郭最後部を，R3は右胸郭の後側部を示す。

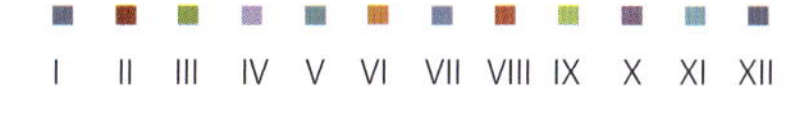

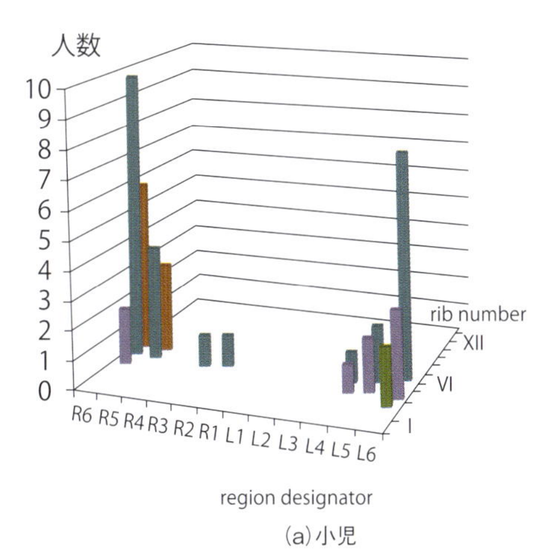

(a)小児

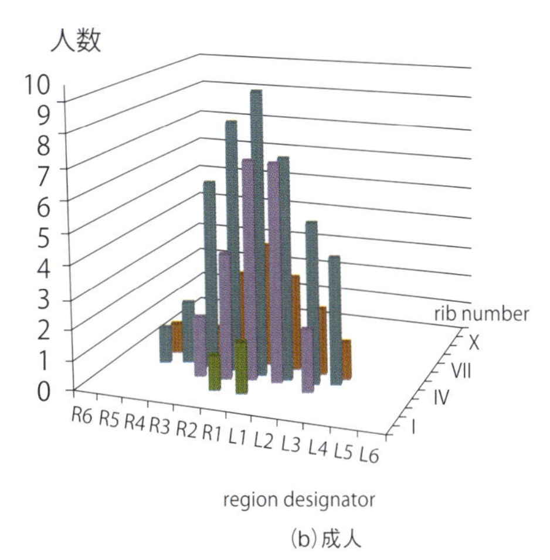

(b)成人

図13　小児患者および成人患者における疼痛部分の分布

底面の縦軸は第何番目の肋間なのかを，横軸は肋間における領域を表す。垂直軸は，ある領域に疼痛を感じた患者の数を表す。

(Nagasao T, et al: Age-related change of postoperative pain location after Nuss procedure for pectus excavatum. Eur J Cardiothorac Surg 38: 203-208, 2010より引用)

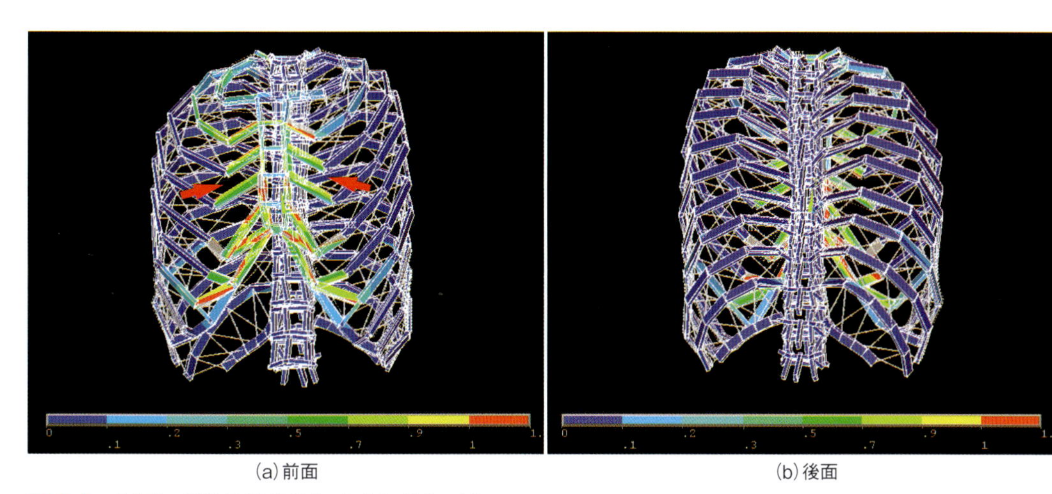

(a)前面　　(b)後面

図14　小児における代表的なひずみ分布パターン

赤い領域に強いひずみが発生する。小児の場合には，胸郭の前面に強いひずみが発生しやすい。

(Nagasao T, et al: Age-related change of postoperative pain location after Nuss procedure for pectus excavatum. Eur J Cardiothorac Surg 38: 203-208, 2010より引用一部改変)

こうして各肋間を左右それぞれ6領域に分割し領域別に疼痛を感じる頻度をグラフ化した(図13)。小児においてはR5，R6，L5，L6に疼痛を感じる頻度が高い。すなわち，胸郭の背側面に疼痛を感じる頻度が高い。これに対して成人においてはR1，R2，L1，L2において疼痛を感じる頻度が高い。すなわち，小児においては胸郭の前部に疼痛を感じる場合が多く，成人においては胸郭の後部に疼痛を感じる場合が多いことが確認された。

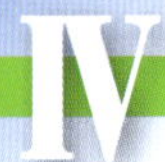

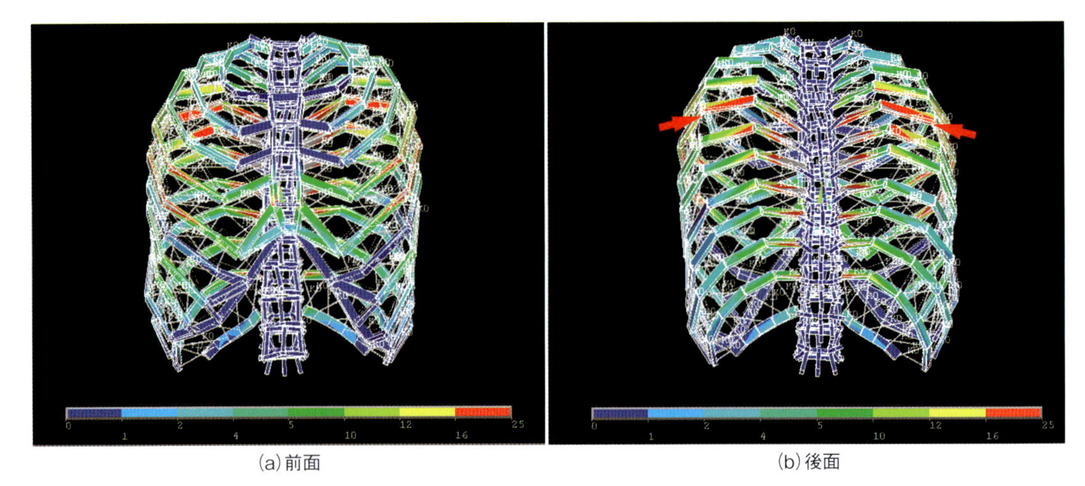

(a) 前面　(b) 後面

図 15　成人における代表的なひずみ分布パターン

胸郭の後面に強いひずみが発生しやすい。

(Nagasao T, et al: Age-related change of postoperative pain location after Nuss procedure for pectus excavatum. Eur J Cardiothorac Surg 38: 203-208, 2010 より引用一部改変)

この所見を理論的に検証するために，小児と成人において胸郭に発生するストレスの分布パターンについて解析を行った。胸郭をコンピューター上で三次元モデルとして再構築し，それに外力が作用するとどのように変形するのかを有限要素解析を用いて計算した。小児と成人における代表的なひずみ分布のパターンを示す(図 14，15)。本解析は力学計算を用いて，同等の肋間にバーを装着した場合，胸郭のどの部分に高いストレスが生じるのかを評価したもので，色彩の明るい領域は高い応力が発生する領域を，矢印の部分は最も高い応力が発生する部分を示している。

両者の色彩分布の差異を比較すると，小児においては応力が胸郭の前部に集中しやすく，成人においては応力が胸郭の後部(背側)に集中しやすいことがわかる。漏斗胸の術後疼痛は肋骨に発生するストレスによって生じると考えると，発生するストレスの大きさに，疼痛は比例するといえる。ゆえに応力の集中する部位に疼痛は発生するから，小児においては胸郭の腹側に，成人においては胸郭の背側に疼痛が生じやすいという臨床上の現象は，力学的にも整合することが確認された。

このように，Nuss 手術の施行後に胸郭に発生する疼痛の部位は成人と小児とでは異なる。術後疼痛管理を行うにあたっては，この差異を念頭に置くべきである。

引用文献

1) Nagasao T, Miyamoto J, Ichihara K, et al: Age-related change of postoperative pain location after Nuss procedure for pectus excavatum. Eur J Cardiothorac Surg 38: 203-208, 2010

2) Nagasao T, Miyamoto J, Jiang H, et al: Stress distribution on the thorax after the Nuss procedure for pectus excavatum results in different patterns between adult and child patients. J Thoracic Cardiovas Surg 34: 1502-1507, 2007

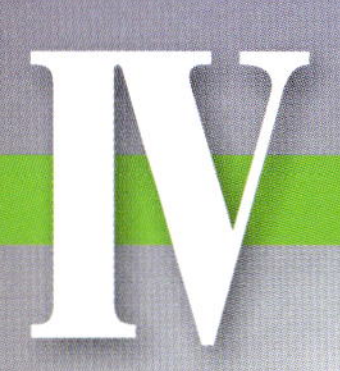

永竿智久

4 どの肋間までバーを装着するか

!! Nuss 手術において矯正バーが挿入される頻度が高いのは，第４ないし第６肋間である。しかし陥没している範囲が胸郭の上部に及んでいる症例に対しては，これより上方の肋間にバーを装着することを検討する必要がある。上位の肋間(第２および第３肋間)にバーを装着するにあたっては，術後に胸郭出口症候群が発生し得ることを念頭に置かなくてはいけない。

腕神経叢および鎖骨下動静脈は，鎖骨と第１肋骨との間から胸郭の外へ出て上肢に至る。鎖骨と第１肋骨の間は本来狭いスペースであるので，何らかの原因でこのスペースがさらに狭くなれば，腕から手にかけてのしびれやだるさといった，上肢における症状が発生する。この現象は胸郭出口症候群(thoracic outlet syndrome)と呼ばれる。胸郭出口症候群は本来，なで肩の女性に好発する疾患である。なで肩の女性においては鎖骨が下方に変位しているために，第１肋骨との間隙が狭くなりやすく，症状が出やすい。一方で，胸郭出口症候群は重量物を扱う労働者にも好発する。これは腕神経叢・鎖骨下動静脈を前後からはさんでいる前斜角筋と中斜角筋が肥大し，これらを圧迫しやすいことによる。

Nuss 手術においては陥没した部分の背側に矯正バーを装着することにより，腹側に持ち上げる。陥没している部分は胸郭の比較的下部に位置している場合が多いが，バーを装着することにより変形部分の形態は改善される。ここで留意すべきなのは，バーを装着することにより挙上される対象は，陥没部分のみではないという事実である。多くの漏斗胸症例においては第４ないし第６肋間における陥没がもっとも著明である。ゆえにこれらの肋間に矯正バーが装着される場合が多い。しかし形態的な変化はこれらの肋間に限局するわけではなく，より上位の肋間にも及ぶ。胸郭の下部に矯正バーを装着して陥没部を挙上した場合，胸骨は第１肋骨–胸骨の関節を支点として，回転されつつ挙上される(図１：図１における回転の場合には，反時計回りである)。第１肋骨は，胸鎖関節を介して胸骨と連動する。ゆえに，胸骨の変位に伴い，第１肋骨も腹側に変位する。第１肋骨と鎖骨の間隔は本来狭いスペースである(図２)。ゆえに第１肋骨が腹側に変位すると，このスペースはより狭くなり，腕神経叢が圧迫を受けることになる。これが，Nuss 手術の施行後に胸郭出口症候群が発生する理由である。

著者は胸郭出口症候群のリスクに関して，

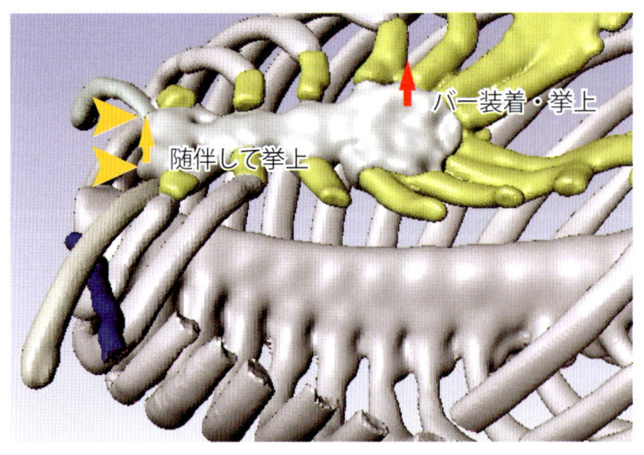

図 1　バーの装着により胸郭出口症候群が発生するメカニズム

バーを装着することにより胸骨に力（赤矢印）が作用すると，胸骨は胸鎖関節（矢頭）を支点として回転する。この回転に伴い，胸骨に関節を介して連結している第 1 肋骨も，胸骨に随伴して腹側に移動する（黄矢印）。

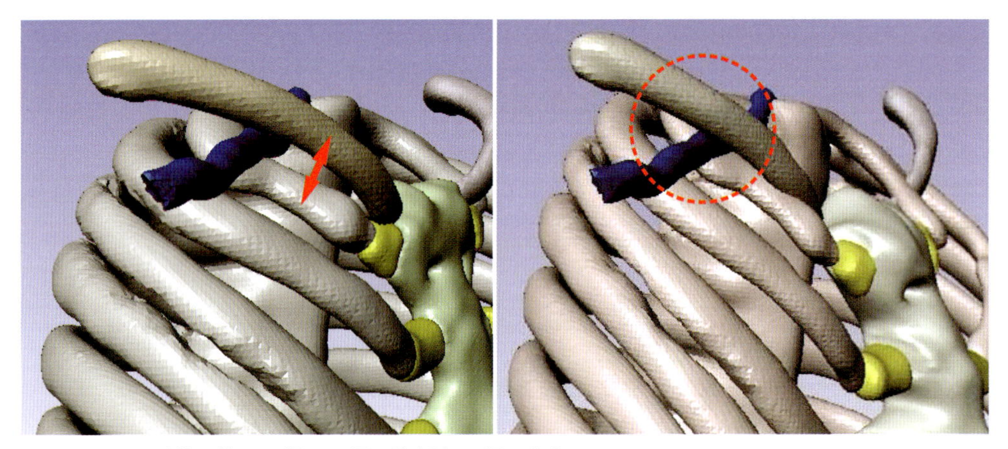

図 2　Nuss 手術に伴って起こり得る胸郭出口部の変化

第 1 肋骨が腹側に変位し（左），鎖骨との間隙が狭小化（右）すると，腕神経叢および鎖骨下動静脈が圧迫を受ける。

3 つの法則を提唱している。

第 1 に，成人においては発生しやすいが，小児においては発生しにくい。小児の患者においては胸骨が分節状の構造をとっている（図 3-a）。ゆえに胸郭の下部にバーを装着して挙上を行っても，その連動の硬化が分節と分節との接合部に緩衝されて第 1 肋骨には至りにくい（図 4）。ところが成人においては胸骨が 1 枚の板状の構造をとっているため（図 3-b），前述したように胸骨の下部（剣状突起付近）と第 1 肋骨の連動が生じやすく，第 1 肋骨–鎖骨の間隙が狭小化しやすい。

第 2 に，陥没の程度の強い，すなわち重症な漏斗胸患者に対して手術を行う場合の方が，軽度の患者の場合よりも胸郭出口症候群が発生しやすい。胸郭の陥没程度が強いほど，手術に伴う胸骨変位は当然大きい。ゆえに，第 1 肋骨もそれだけ大きな連動をすることになる（図 5）。この結果，鎖骨とのス

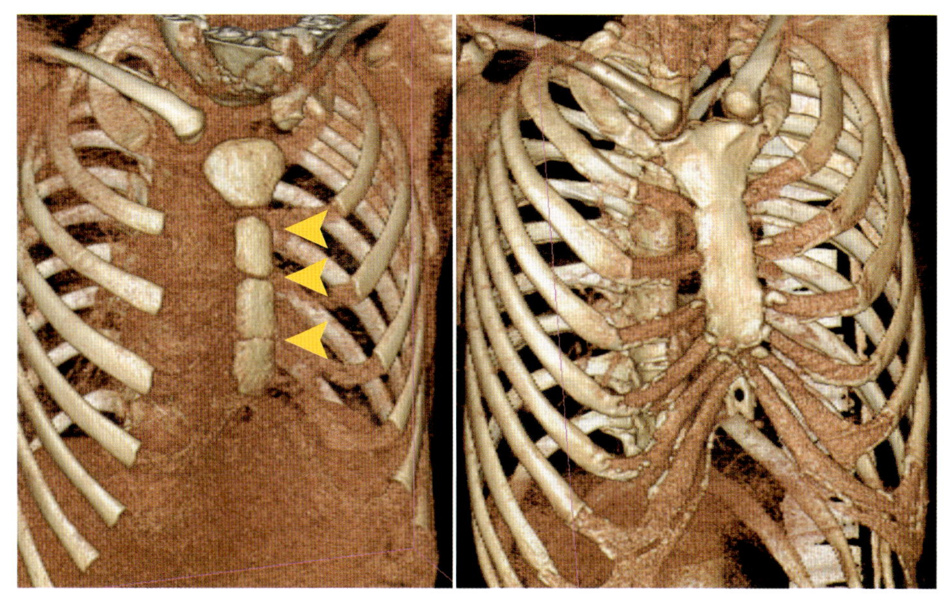

(a)小児においては胸骨は分節状になっている。　(b)成人においては胸骨は1枚化している。

図3　小児および成人の胸郭のCT像

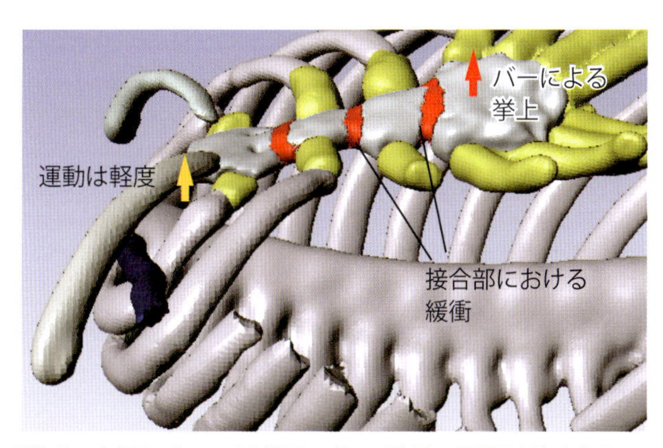

図4　小児においては鎖骨一第1肋骨の間隔は狭小化しにくい

小児においては胸骨が分節状になっているため，胸骨の下部が挙上されても結合部分における緩衝が生じる。このため，第1肋骨の運動は軽微である。

ペースが狭くなりやすい。

第3に，上位の肋間にバーを装着する場合には，下位肋間に対してバーを装着する場合に比べて胸郭出口症候群が発生しやすい。これは，挙上されるポイント(=バーの装着部位)が頭側に近づくほど，第1肋骨が連動する効果が高いからである(図6)。

すなわち，成人における重症症例に対して，上位肋間にバーの装着を行う場合には，術後に胸郭出口症候群が発生しないよう，入念なチェックが必要である。胸郭の上方にまで変形が及ぶ症例に対しては，第3肋間にバーを入れるのはやむを得ないにしても，第2肋間にバーを装着するのは，なるべく避け

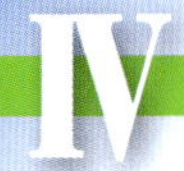

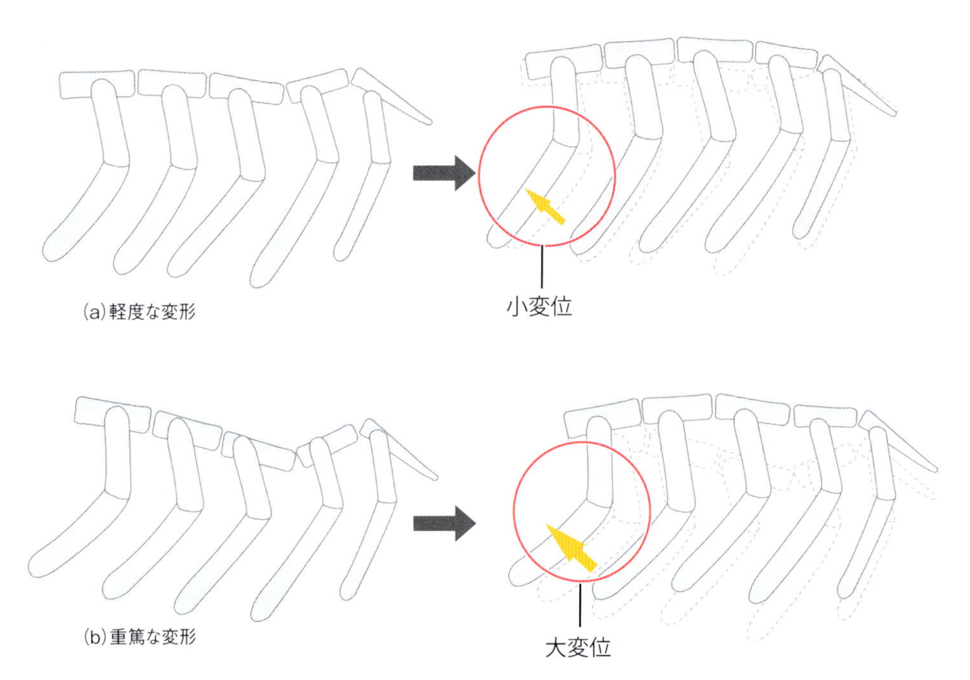

図 5　術前の陥没程度が強いほど，第 1 肋骨の移動量は大きい

変形の程度が軽微な場合には，陥没部の挙上に伴う第 1 肋骨の連動も小さい(a)。これに対し，術前の変形が重度な場合には第 1 肋骨は大きく連動する(b)。

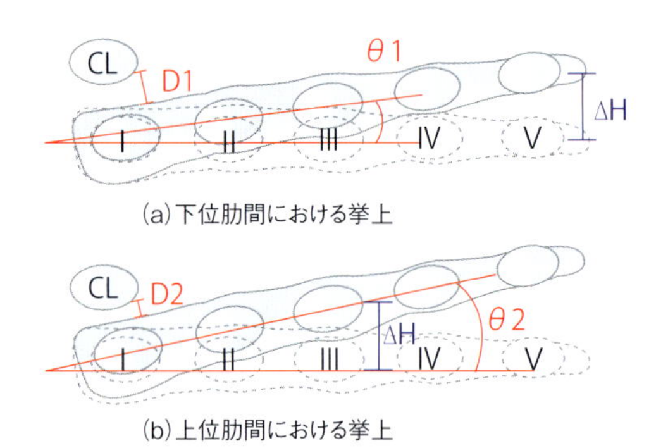

図 6　上位助間のバーを装着すると，胸郭出口症候群は発生しやすい

仮に挙上すべき程度が同一の場合(Δ H)，上位の肋間にバーを装着する場合(b)には，下位の肋間に挿入する場合(a)と比較して，胸骨に要求される回転角度が大きくなる(θ2> θ1)。ゆえに第 1 肋骨と鎖骨(図注の CL)との距離も短くなり，胸郭出口症候群が発生しやすい。

ることが望ましいと，著者(永竿)は考えている。

Nuss 手術後に生じる胸郭出口症候群に関しては，過去の文献にも報告が散見される[1)2)]。その程度としては，挙上した時のみ上肢にしびれが発生するだけの軽微なものから，安静時においても手および上肢の感覚麻痺が見られるものまで，多岐にわたる。簡便なスクリーニング検査としては，体位変化に伴う橈骨動脈の脈拍の変化を確認する検査や，手および上肢の神経学的検査が行われる。確定診断は，MRI や超音波検査を用いて，第 1 肋骨と鎖骨の間隙の程度を定量的に評価することでなされる。胸郭出口症候群と診断された場合，まず抗炎症剤の投与により神経・血管への周辺組織による減圧が試みられるべきである。しかし保存的治療に反応が乏しいならば，症状が固定してしまう前に，減圧のための外科的治療手段が講じられるべきである。最も簡単なのは装着したバーを抜去することであるが，完全にバーを抜去してしまうと手術を行った意味がなくなるため，患者の同意を得ることはかなり困難であろう。このような場合，もしも複数のバーが挿入されていれば，上位肋間に装着したバーのみを抜去すればある程度は症状が軽快することが期待できる。これは前述したように，バーを上位肋間に装着するほど，胸郭出口症候群を誘発しやすいためである。

第 1 肋骨の切除，および前斜角筋の剥離・移動を行うことによっても，腕神経叢および鎖骨下動静脈への減圧を図ることができる。バーの抜去について患者の同意が得られない場合には，こうした，本来的な意味での胸郭出口症候群に対する外科的治療も考慮する。

引用文献

1) Lee SH, Ryu SM, Cho SJ: Thoracic outlet syndrome after the Nuss procedure for the correction of extreme pectus excavatum. Ann Thorac Surg 91: 1975–1977, 2011
2) Kılıç B, Demirkaya A, Turna A, et al: Vascular thoracic outlet syndrome developed after minimally invasive repair of pectus excavatum. Eur J Cardiothorac Surg 44: 567–569, 2013

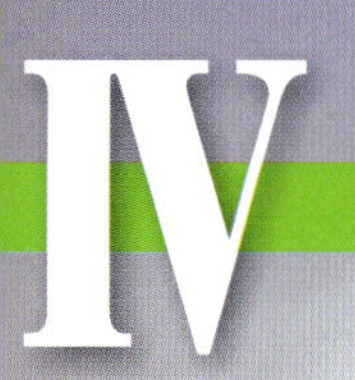

永竿智久

5 胸骨および剣状突起部の形態変異

!! 漏斗胸胸郭の最大の形態的特徴は言うまでもなく，肋軟骨の変形に起因する陥没である。しかし陥没以外にも，胸骨および剣状突起にも何らかの形態変異を伴っている場合も多い。このことはあまり認識されてはいないが，満足できる治療結果を得るためには必要な知識である。

漏斗胸患者においては，胸骨および剣状突起に形態的変異のある所見がしばしば認められる。これらの形態変異は，①胸骨の形態もしくは長さに関する変異，②剣状突起の形態もしくは長さに関する変異，③胸骨下縁と肋軟骨の接合部に関する変異，に分類される。

例えば図 1 は胸骨に形態的異常が認められる症例であり，胸骨の下部に小孔が存在している。図 2 は剣状突起に異常が認められる症例である。剣状突起が過長であり，かつ先端部に小孔が存在している。図 3 も剣状突起が過長な症例である。図 4 は剣状突起の長さ以外に肋軟骨と胸骨・剣状突起とが疎な接合を呈している。さらに図 3 の症例においては，胸骨が短く胸郭全体が横長い構造を呈している。図 4 は図 3 の患者の肋軟骨と剣状突起の接合部の拡大イメージであるが，左右の肋骨弓のなす角が開大している。

こうした解剖学的特徴と漏斗胸の成因との関係に関して，いくつか仮説を立てることができる。まず図 1 のように胸骨に欠損を有する症例においては，欠損が存在する分だけ，胸骨の強度が損なわれていると推測することができる。したがって胸腔内の陰圧に胸骨が耐えることができずに，内側に陥没していく結果，漏斗胸が生じると説明できる。剣状突起の形態が過長なことがあるのは，そうした胸骨の強度不全を代償する生体防御の現れなのかもしれない。また，肋軟骨と胸骨下部の接合に変異が存在する場合には，やはり剣状突起部の強度が脆弱になり，胸腔の陰圧の影響を受ける結果，緩徐に胸郭中央部が陥没していくと説明ができる。

胸骨および剣状突起にこうした形態的変異が認められる症例に対して手術を行うにあたっては，その特徴に応じた配慮がなされなくてはいけない。

図 1 のごとく胸骨に欠損が認められる場合には，この小孔の部分で縦隔の組織が胸骨に入り込み，癒着している可能性が否定できない。ゆえにこの小孔の下面で胸骨後面の剥離を行うにあたり，もしも無理に剥離を行うと小孔に入り込んだ組織を引きちぎることになる。すると場合によってはかなりの出血を

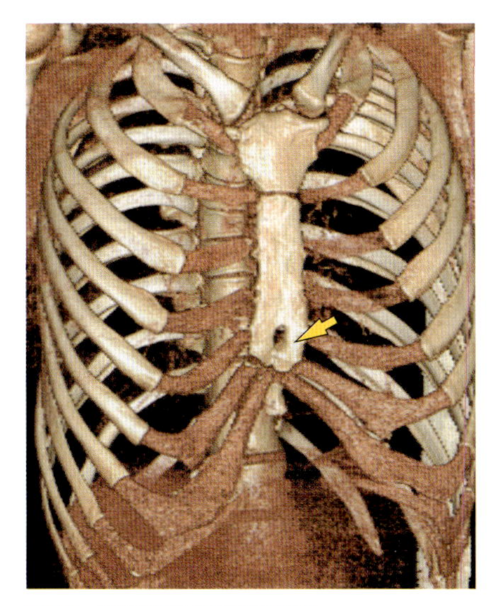

図 1　胸骨下部の形態変異

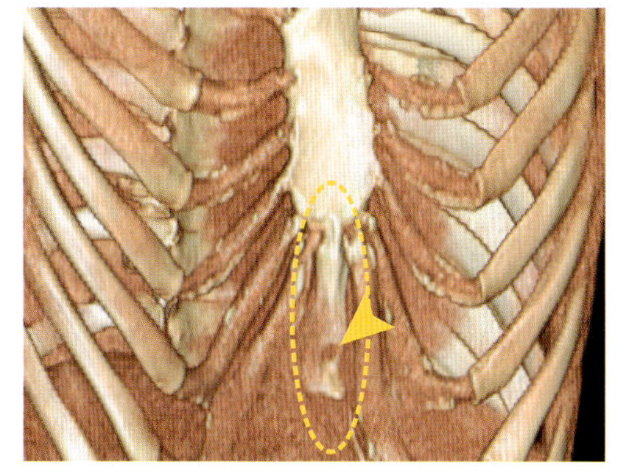

図 2　剣状突起の長さと形態の変異

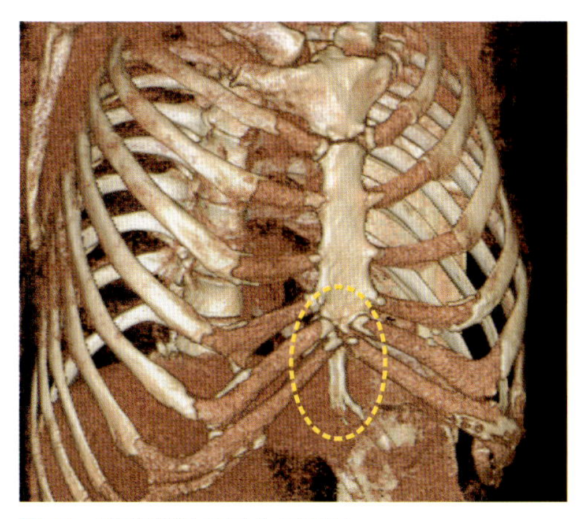

図 3　剣状突起の長さの変異

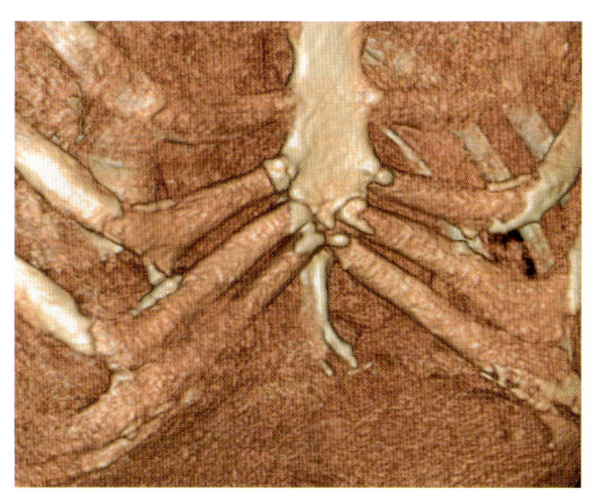

図 4　肋軟骨接合に関する変異

来たし得るので，軟部組織を損傷しないように気を付ける必要がある。

また，剣状突起が過長な症例に対してNuss手術を行った場合，剣状突起の形態が術後の外観に影響を与える場合がある。図2の患者に対してNuss手術を行った際の状態変化を示す（図5）。術前には剣状突起はそれほど目立っていなかったが，胸骨の下部が挙上されるに伴って剣状突起も挙上され，術後に鳩尾部が突出した。同症例においてはバー抜去の第二次手術を行う際に剣状突起の切除を予定しているが，このように剣状突起の移動に伴う形態変化を予測して対策を立てる必要がある。

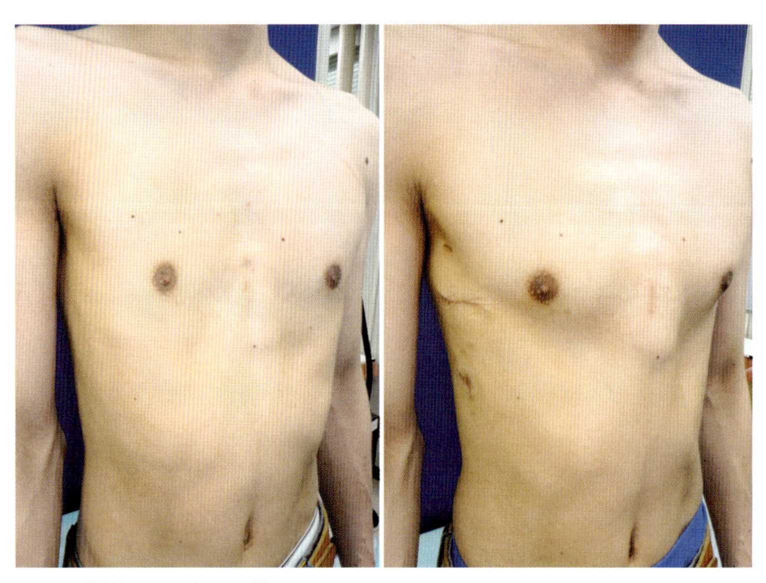

図 5　症例：27 歳，男性

術前(左)には剣状突起は目立たないが，術後(右)には突出が見られる。

V

合併症の回避

永竿智久

1 バーのずれを防ぐには

!! Nuss 手術において陥没している胸郭が挙上されると，挙上された胸郭はもとの状態に戻ろうとする。この力がバーに作用するが，バーは基本的には肋骨縁に支えられているのみであり，盤石の安定性を有しているわけではない。ゆえに，術後にバーの位置がずれることがある。バーのずれ方としては，左右軸を中心とする背側への回転，ならびに左右方向への移動が頻度が高い。これらのずれはいかなる力によって生じるのか，それを防止するためにはいかなる点に留意すべきなのかを述べる。

胸郭を挙上するためには大きな力が必要である。これはとりもなおさず，装着された矯正バーに対して，挙上された胸骨から大きな反力が作用することを示す。この反力のために，術後に矯正バーが「ずれ」を生じる場合がある。バーのずれが生じると，胸壁の形態が保てなくなるだけでなく，移動したバーによって胸腔内臓器が損傷する可能性も生じる。ゆえにバーのずれを回避するように十分に注意して手術を行う必要がある。バーのずれを避けるために，スタビライザーをバーの両端に取り付けたり，バーを肋骨に固定したりする工夫がなされる。こうした工夫も確かに大切ではあるが，「バーがずれた時に，ずれを食い止めよう」という考えはそもそも次善の策である。より重要なことは，「ずれないようによく考えて，バーを設置する位置を決定する」ということである。このためには，まず，「なぜバーがずれるのか」を理解しなくてはいけない。

バーのずれのパターン

バーがずれを生じるパターンには2通りある。第1は，バーが前後にずれるパターンである。このパターンにおいては，バーは矢状面の法線軸を中心として回転を生じる（図 1）。漏斗胸に関する学会のディスカッションの中で，「flipping」もしくは「バーの回転」という言葉が使われるが，それはこの変位を意味する。この変化を前面から見ると図 2 のようになる。

バーがずれる第2のパターンは，左右への移動である。Nuss 手術においては，原則的にはその中点がほぼ正中に来るようにバーは設置される。しかし，特に非対称性症例においてはバーに対して横方向に力が作用する。このために次第にバーが左右いずれかの側にずれてくる場合がある（図 3）。この変化を下方から見ると，図 4 のようになる。

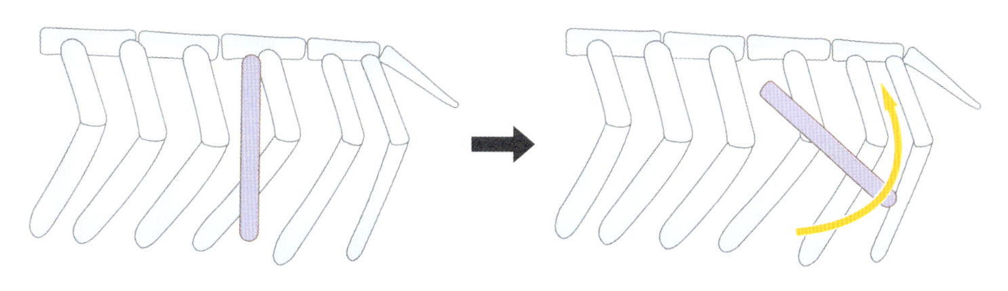

図１　バーの前後方向へのずれ

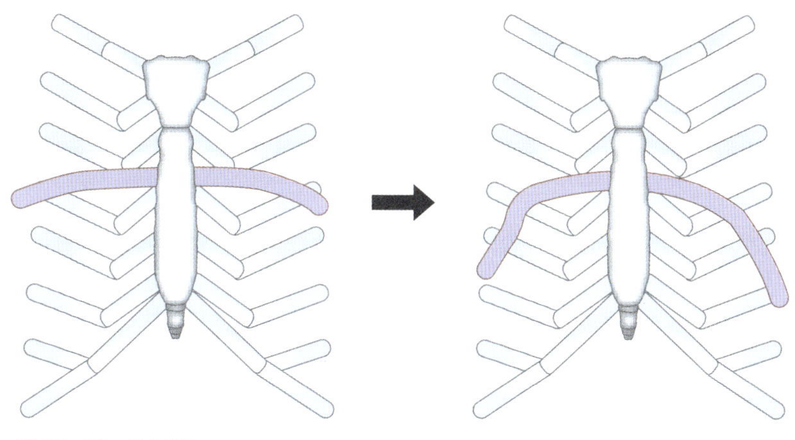

図２　バーの回転

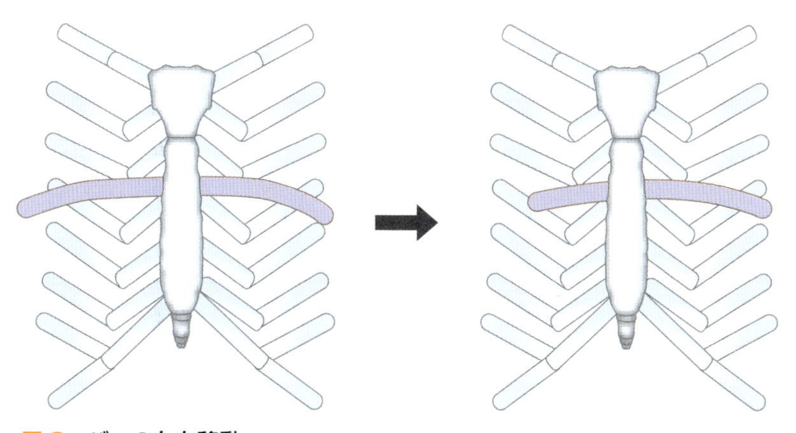

図３　バーの左右移動

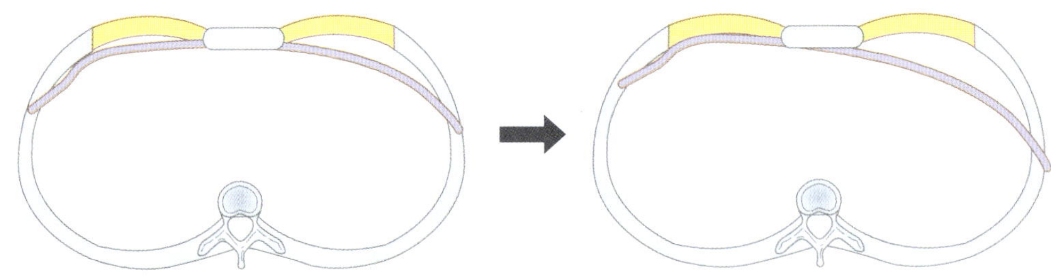

図４　バーの左右へのずれ(下方よりの視野)

バーがずれを生じるメカニズム

■バーが回転を起こすメカニズム

陥没した胸郭が図５-a のようにバーを用いて挙上される場合を想定して説明する。挙上された胸骨は，バーの装着により無理に挙上されたわけであるから，その当然の帰結として，元の位置に戻ろうとする。この胸骨が後戻りしようとする力を仮に F_1 とする(図５-b)。F_1 は，直接バーに対して作用する。

一方，バーが胸郭を持ち上げるためにはバー自身も支えられていなくてはいけない。バーは胸郭によって支えられている。バーはその全長にわたり胸壁と接してはいるが，肋間筋や胸膜などの軟部組織はバーを支持するだけの強度をとても有していないため，力学的な意味からは無視できる。実質的な意味でバーを支持しているのは，肋骨縁とバーの接点，すなわち hinge point のみである(図５-c)。

つまるところ，図５-d 左に示すようにバーは hinge point のみによって支えられている。この状態のもとにバーに対して，図５-b で説明した力が背側から腹側に作用するので，バーは図１および図５-d 右に示すように，hinge point を支点として回転を生じるのである。

バーが hinge point を中心として回転する場合，身体の右方向から見て反時計回りに回転する場合と，時計回りに回転する場合が考え得る。これらのいずれも生じ得るが，特に反時計回りの回転変移は要注意である。仮に時計回りの回転が生じたとしても，胸骨と横隔膜の接合部において一定の程度以上の回転が阻止されるので，回転したバーによって胸腔内の臓器が圧迫される可能性はそれほど高くはない。これに対し，もし(身体の右方向から見て)反時計回りの回転が生じた場合，バーは上大静脈・右房・上行大動脈・肺などの重要臓器を圧迫することになる。ゆえに，反時計回りの回転が起こらないように細心の注意を払うべきである。

■バーが左右にずれるメカニズム

左右へのずれは，胸郭が非対称な漏斗胸症例に対して手術を行った際に生じやすい(図６)。非対称症例に対して手術を行うと，図５-b の場合と同様に，挙上された胸骨は元の位置に戻ろうとする。この結果，腹側から背中側に向かう力が発生する(図６-b における F_2)。もともとの変形が対称な漏斗胸症例においてはこの後戻り力は純粋に背側を向く。しかし非対称症例においては，後戻り力はやや斜めに作用する。ゆえに背中側に向かう成分のみではなく，左右方向に向かう成分も含む。このためバーは左右に動き，図３および図６-c に示したごときずれを呈する

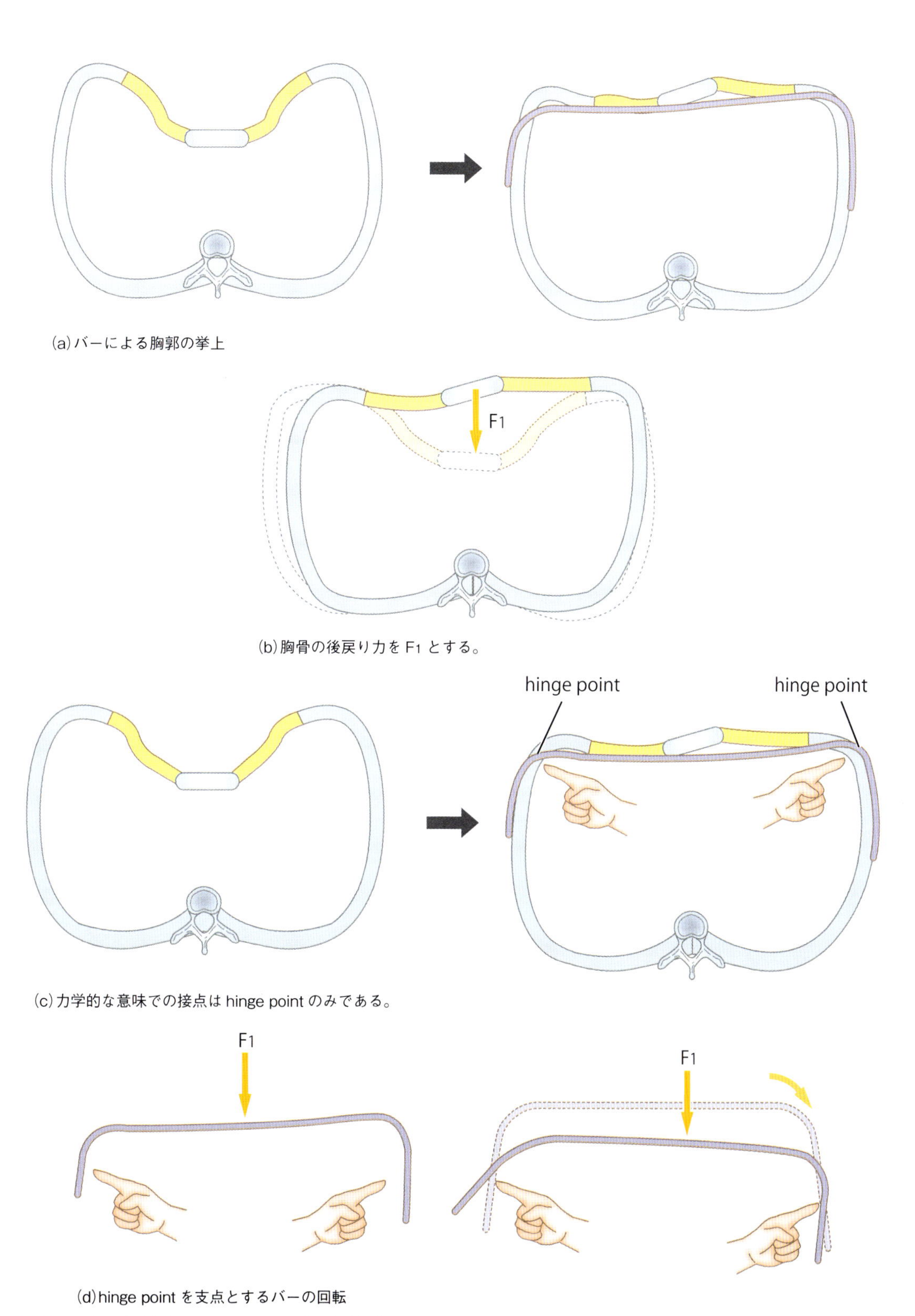

図 5　バーが回転を起こすメカニズムの模式図

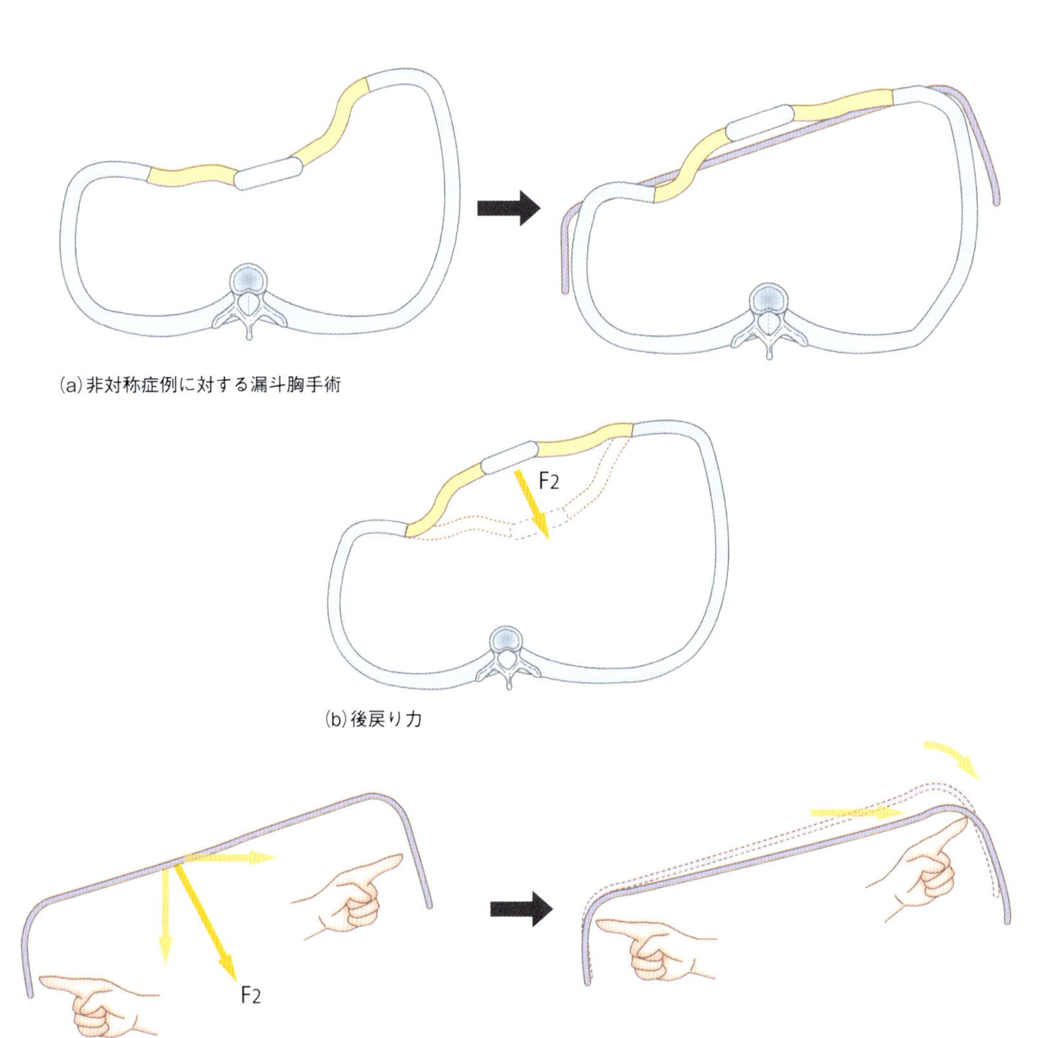

(a) 非対称症例に対する漏斗胸手術

(b) 後戻り力

(c) バーが後戻りしようとする力には水平方向の成分も含まれるため，左右にずれが生じる。

図 6　バーが左右にずれるメカニズムの模式図

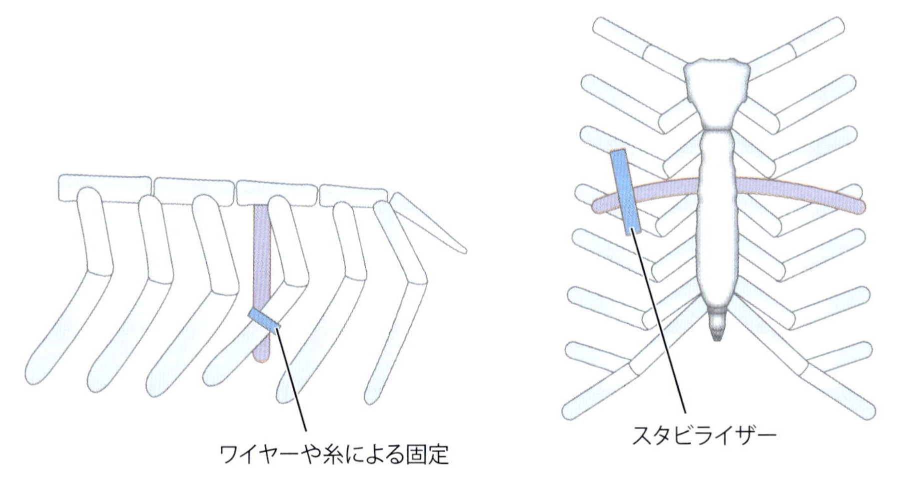

図 7　器具を利用した保定の強化

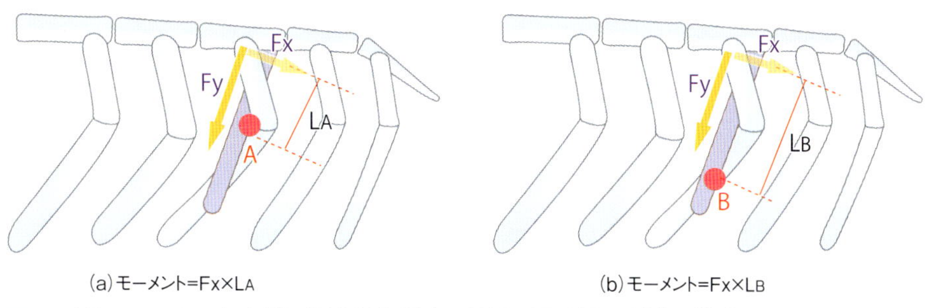

図 8　Hinge point を内側に置く場合(左)と外側に置く場合(右)の模式図

ことになる。

ずれの防止法

■固定の補強

バーのずれが生じると，理想的な形態を保つことはできない。ゆえにバーが術後にずれを生じないように十分注意することが大切である。器具を用いてバーの固定を補強すれば，バーのずれを予防するうえである程度の効果が期待できる。ワイヤーやナイロン糸を用いてバーを胸壁もしくは肋骨に固定すれば，図 1 で示したごときバーの回転を防止することができるし，スタビライザーをバーに装着して T 字型構造をとることで，バーの左右への移動も防ぐことができる(図 7)。バーの固定は施術において最も重要な手順の 1 つであるので，次項(V-2「バーの補助的固定」)において詳しく説明する。

■装着部位の選定

バーを糸やワイヤーでいくら強固に固定したとしても，バーの安定性は必ずしも保証されない。呼吸変動によって胸郭は間断なく動いている。ゆえに，バーを装着する位置の選定がバーのずれを予防するうえではより重要であると著者らは考えている。バーがずれを生じるメカニズムを十分に理解したうえで，装着する位置を選定する必要がある。バーの装着位置の選定とは，すなわち hinge point の選定にほかならない。前述したごとく，バーを支えているのは hinge point であるからである。Hinge point とバーのずれやすさとの関係には，以下のような法則がある。

法則 1：Hinge point を背側に設定するほど，術後バーが回転するリスクは大きくなる

この法則は図 8 を用いて考えると理解しやすい。それぞれの状態における hinge point をそれぞれ点 A と点 B とする。それぞれの点から胸骨に至る距離を，L_A および L_B とする。

胸骨はバーによって強制的に挙上されているのであるから，元の陥没した位置に復旧しようとして図 5-b の F_1 や図 6-b の F_2 で示した力をバーに対して及ぼす。これらの力はバーに対して平行に作用する成分と，垂直に作用する成分に分解される。それぞれを Fy および Fx とする。バーの回転変位を論じる際に問題となるのは，このうちバーに対して垂直な成分(Fx)である。図 8 の左の場合と右の場合とでは，バーを回転させるモーメントがそれぞれ $Fx \times L_A$ および $Fx \times L_B$ 発生する。点 B は点 A よりも外側に置かれているので，L_B の値は L_A の値に比して大きい。ゆえに $Fx \times L_B$ の値は $Fx \times L_A$ の値

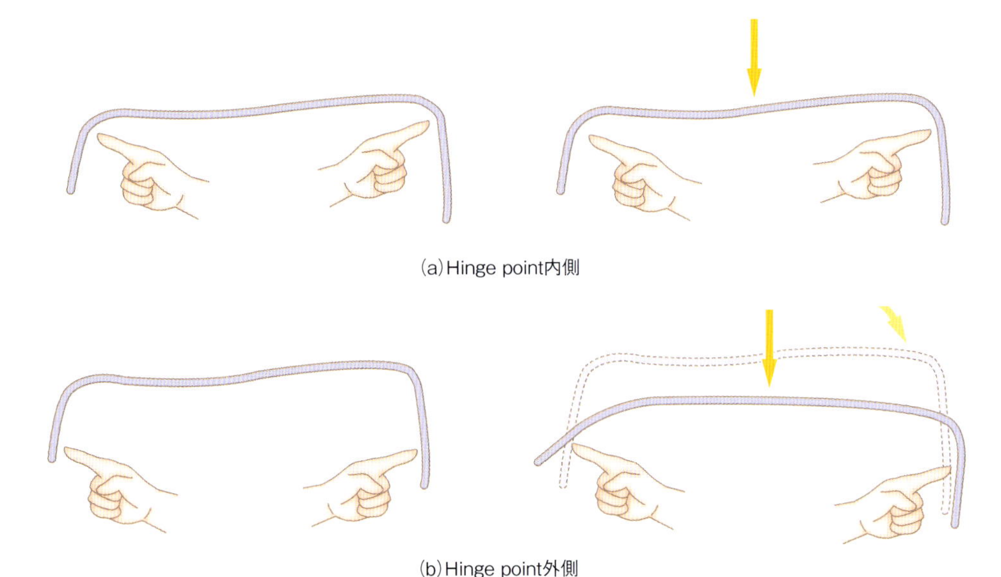

図 9　Hinge point を内側に設定した場合と外側に設定した場合の対比
Hinge point を外側に置いた場合にバーが回転を生じやすいことは直観的にも理解できる。

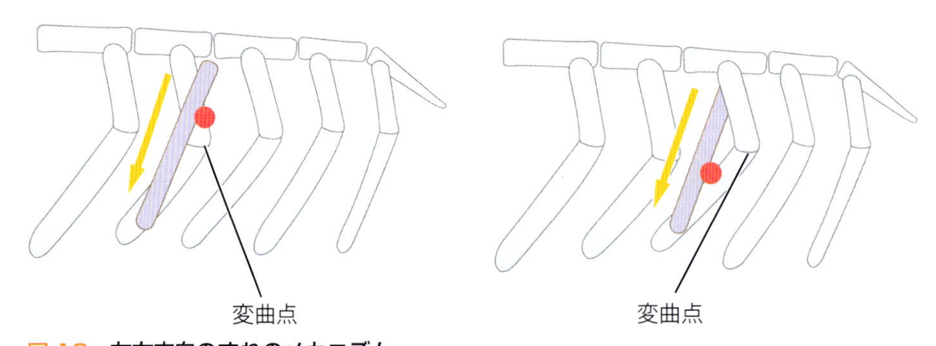

図 10　左右方向のずれのメカニズム
バーが胸骨より受ける力のうちバーに平行な成分が，左右方向へのずれの原因となる。

よりも大きくなり，点 B に hinge point を置いた方が点 A に hinge point を置くよりもバーが回転しやすいことが理解できるであろう。

これらが，なぜ hinge point を置く位置に応じてバーが回転する傾向が異なるのかに関しての理論的な証明である。しかしこのようにモーメントの概念をあえて使わなくとも，hinge point を外側に置くとバーが回転を起こしやすいことは，図 9 に示すように考えて直感的に理解することもできる。図 5-c で示したように，バーは基本的に hinge point において支えられている。支える位置が内側であれば，バーの中央部に力が作用してもバーは倒れにくい(図 9 上)。しかし外側においてバーが支えられる場合，バー中央部に力が作用するとバーは容易に回転する(図 9 下)。このように考えると，hinge point を外側に設定すると回転を生じやすいことがわかる。

法則 2：肋(軟)骨の変曲点に hinge point を一致させれば，術後に外側に向けてバーが滑っていくリスクを減らすことができる

法則 1 で論じたのはバーの回転運動であ

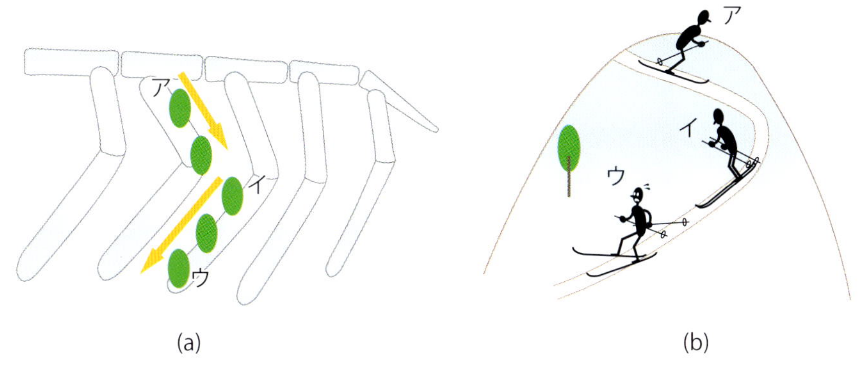

図 11　Hinge point を肋骨の変曲点付近にとれば，バーの横滑りを防止できる。

るが，図 6 で説明したごとく，バーが左右にずれていく場合もしばしば起こり得る。この左右のずれは，胸骨がバーに対して及ぼす力の成分のうち，バーと平行な成分によって惹起される。つまり図 8 における Fy 成分がバーの左右に対して不均一に加わる結果として，いずれかの方向にずれていく。

胸骨がバーに及ぼす力のうち，バーに平行な成分に対抗してバーを支える役割は，肋骨縁で担われる。その担われ方は，hinge point が変曲点より内側にある場合と，変曲点より外側にある場合で異なる。変曲点より内側に入口部が存在する場合には，バーは肋間を構成する 2 本の肋骨のうち，上の肋骨の下縁によって支えられる(図 10 左)。これに対してバーの胸腔入口部が変曲点よりも外側に存在すれば，バーは肋間を構成する 2 本の肋骨のうち，下の肋骨の上縁によって支えられる(図 10 右)。

成人症例や，小児でも著しい陥没変形を伴う漏斗胸症例においては，バーを背側に押し下げようとする強い力がバーの変位を左右する。この力が加わるとバーは肋間筋を断裂しながら次第に背側へと変位していく。この時，バーと肋骨とが接する点は，図 11-a のような軌跡を描く。すなわち，バーが胸骨に押されて背側にずれていくにあたり，変曲点において「ずれる」ルートの方向転換が起こる。この方向転換のターニングポイントである，肋(軟)骨の変曲点に hinge point を設定すれば，バーが背側へずれていく可能性が最も小さくなる。

図 11-b で描いたように，斜面をスキーで滑り降りる場合を考えると，さらにイメージがわきやすい。まだ滑るのがそれほどうまくない初心者は，ルート上の「ア」「イ」「ウ」のどの地点で休息をとるだろうか？　おそらく点「イ」であろう。なぜならこの点において滑走の経路が変わるので，静止するのが容易だからである。同じ理由により，hinge point を肋(軟)骨の変曲点に設定すれば，背側へのバーのすべりは最小になる。また，胸郭入口点を変曲点よりも外側に設定すると，バーが背側にずれていってしまう危険性のあることも，図 11-b を参照するとイメージできるであろう。たとえば点ウで初心者が休もうと思っても，いったん動き出せば滑走路の最下点までそのまますべり落ちて行ってしまう。

以上のごとく，術後のバーの変位(回転ならびに背側へのずれ)のリスクを軽減する観点からいえば，hinge point は肋(軟)骨の変曲点に置くのが望ましい。しかし変曲点は通常，乳頭よりも内側に存在する。小児においては中腋窩線より後方に皮膚切開を置いたと

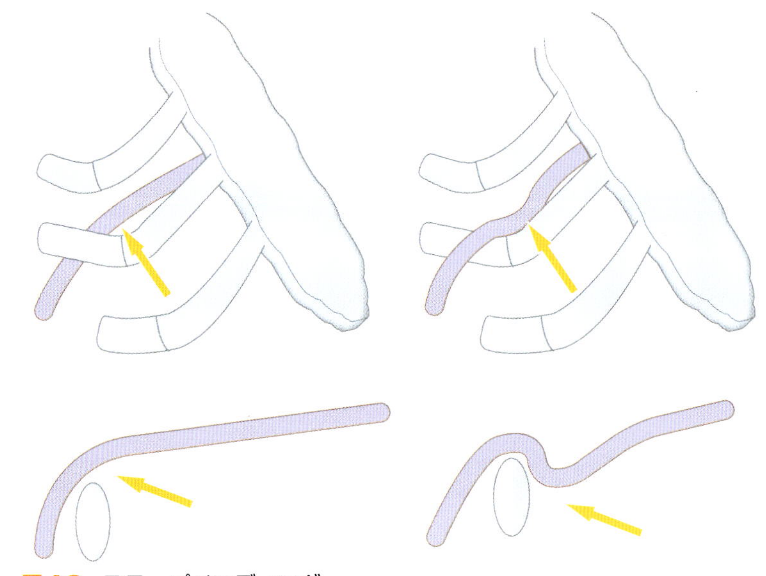

図 12　ステップベンディング
右図のようにバーを曲げて hinge point（矢印）に引っ掛けておけば，バーが力を受けてもずれを生じる可能性は小さい。

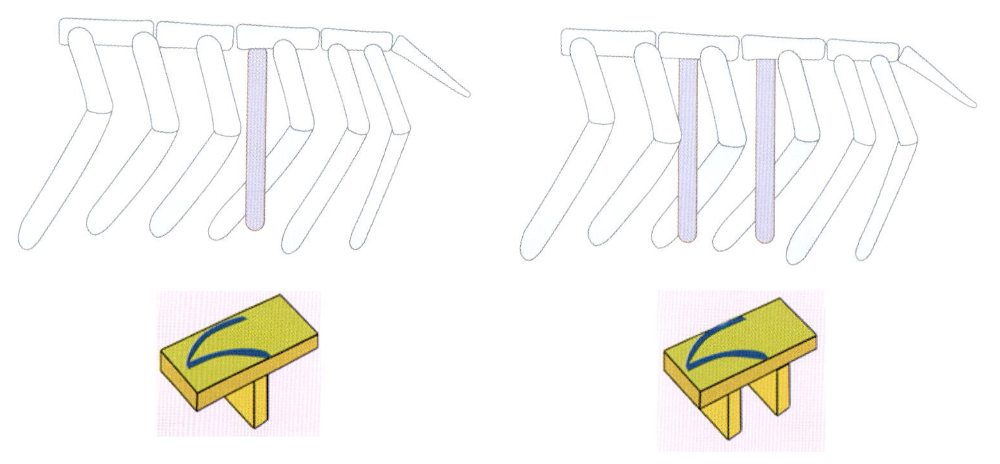

図 13　バーを複数使用する場合の模式図
バーと胸骨の接点が 1 カ所の場合にはバーが回転を生じやすい（左）が，接点を複数にすると回転を生じるリスクは減少する。

しても，皮膚が伸展性に富むので変曲点を直視下に置くことは難しくない。しかし成人，特に成人男性においては皮膚の伸展性に乏しいことが多く，あまり後方に皮膚切開を置くと変曲点を直視下に置くのに苦労することがある。だからといって皮膚切開を前に置くと，皮膚切開が目立たないという Nuss 法の意味が損なわれてしまう。両者のバランスを考えながら，症例ごとにベストの戦略を立てなくてはいけない。

とはいえ，「hinge point は変曲点より内側に置くべきである」という法則を守っておけば，バーが回転したり，左右にずれたりする可能性はかなり軽減できるであろう。

■ステップベンディング

バーの背側および左右方向へのずれを防止するために，バーの形状を工夫するテクニックがステップベンディングである(図 12)。Hinge point に隣接する部分においてバーに段差を作成し，肋骨または肋軟骨に引っ掛かりやすくしておけば，バーが力を受けても移動しにくい。ただしこのテクニックにより防止できるのは左右方向へのずれであり，回転を防止する効果は有さない。

■バーを複数使用する

複数のバーを使用することで，バーが術後に回転するリスクを下げることができる。複数のバーによって胸骨が支えられる時には，胸骨の反力がその複数のバーに分散する。よって，1 本のバーのみで胸骨を支えている場合と比較して，おのおののバーに加わる力は少なくなる。すなわち，バーを回転させるために作用する力(図 8 における Fx)の値が小さくなる。その帰結として，バーを回転させようとするモーメントも小さくなる。したがって，バーが術後に回転するリスクは低下する。

回転モーメントの減少以外にも，複数のバーを挿入することで胸骨およびバーの構造連携の性質が変化し，回転が起こりにくくなる。このことは図 13 を参照すると，直感的に理解しやすい。バーの上面は，胸骨の後面にある程度の面をもって接触しており，この接触はバーの回転を抑制している。つまり胸骨とバーを複合体として考えると，両者は「下駄」の「本体」と「歯」のような関係にある。歯は本体によって完全に拘束されている状況では，倒れていくことはない。また，歯が 1 本の下駄よりも，2 本の下駄の方が安定性は高い。これと同じ理屈で，バーが 1 本しかない場合よりも，2 本以上使用して胸骨を持ち上げた方が，バーの回転は生じにくい。

永竿智久

2 バーの補助的固定

!! バーには胸壁から強い抗力が加わるが，バーは基本的には肋骨縁に接触するかたちで支えられているにすぎない。ゆえに胸壁の抗力によって次第にずれていく可能性がある。このリスクは固定を付加することで減らすことができる。本項ではバーの安定性を高めるためのコツを説明する。

前項(V-1「バーのずれを防ぐには」)において説明したごとく，Nuss 手術を施行した後にバーに生じるずれは，前後方向の回転(= flipping)と，左右へのずれの２つのパターンである。これらのずれが生じると胸郭の形態を修正した効果が損なわれるのみでなく，変位したバーが胸郭内外の組織を損傷して思わぬ合併症を生じる。ゆえにバーのずれを防止する目的で，ほとんどの症例において補助的な固定が行われる。この補助的固定をいかにうまく行うかが，合併症を避け，意図した結果を出すためのカギとなる。そこで本項では，バーをいかに固定するかを決定するうえで，おさえておくべき基本的な考え方を紹介する。

前後方向の回転を防止するための固定

バーを胸壁に固定すれば，バーの前後方向の回転を制限することができる。ナイロン糸もしくはワイヤーを用いて，バーを肋骨，肋軟骨，あるいは胸骨の周りに巻き付けることで，この固定は行われる。巻き付ける糸やワイヤーを誘導するにあたっては，デシャン通し(デシャン動脈瘤針)を用いて誘導すると容易である(図 1)。肋骨の内側面に糸もしくはワイヤーを誘導する際には，肺を損傷しないように注意が必要である。

胸腔内に固定用の糸を残したくない場合には，糸を骨の全周に巻き付ける代わりに，骨膜に縫合してもある程度の固定力を得ることは可能である。固定に用いる材料としては，1-0 もしくは 2-0 の太いナイロン糸，または 24 ないし 26 ゲージのサージカルワイヤーが用いられる。吸収糸は固定力が十分ではないので，通常用いられない。ワイヤーを用いてバーを肋骨に固定した状態を示す(図 2)。

バーを胸壁に固定する方法

①バーを胸骨もしくはその近傍の肋軟骨に固定する

②バーを胸郭外側部の肋骨に固定する

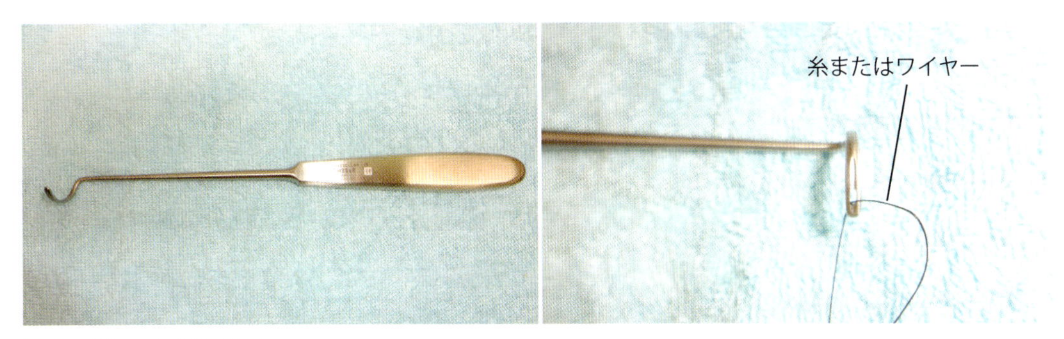

図 1　デシャン動脈瘤針

先端が弯曲しており，かつ小孔を有している。この小孔に糸もしくはワイヤーを通して弯曲部を肋骨後面に誘導し，巻き付けを行う。

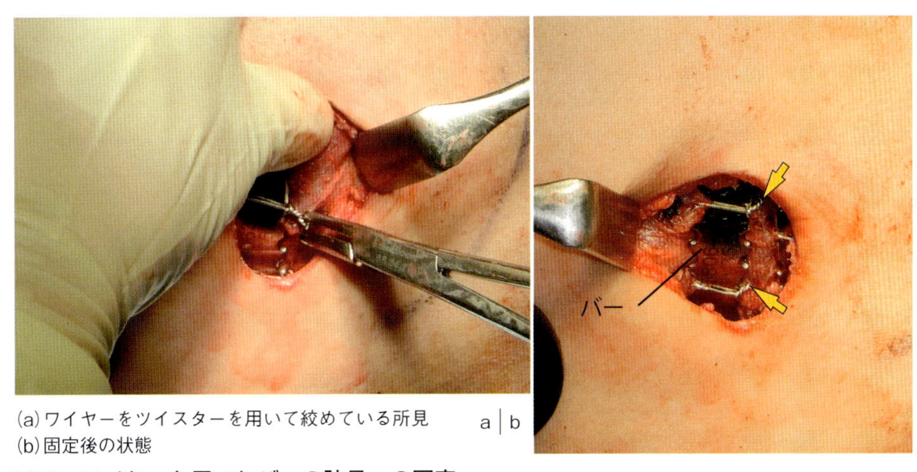

(a) ワイヤーをツイスターを用いて絞めている所見
(b) 固定後の状態

図 2　ワイヤーを用いたバーの肋骨への固定

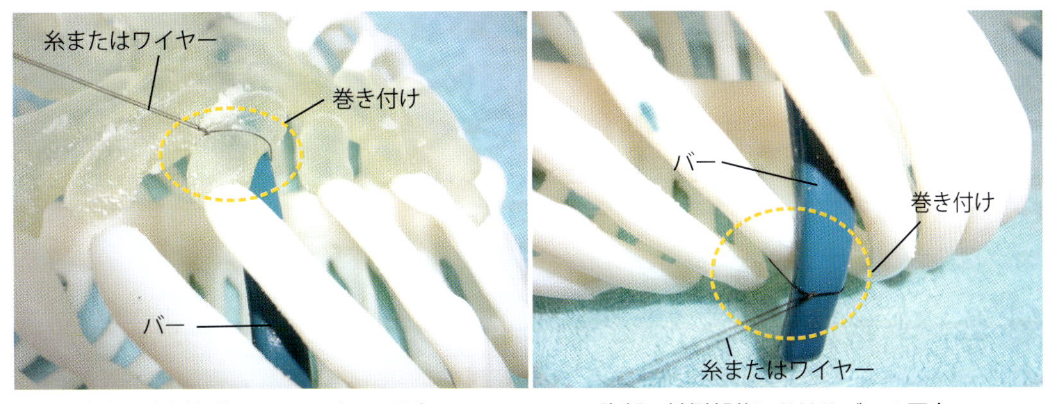

図 3　胸郭の内側部分におけるバーの固定

図 4　胸郭の外側部分におけるバーの固定

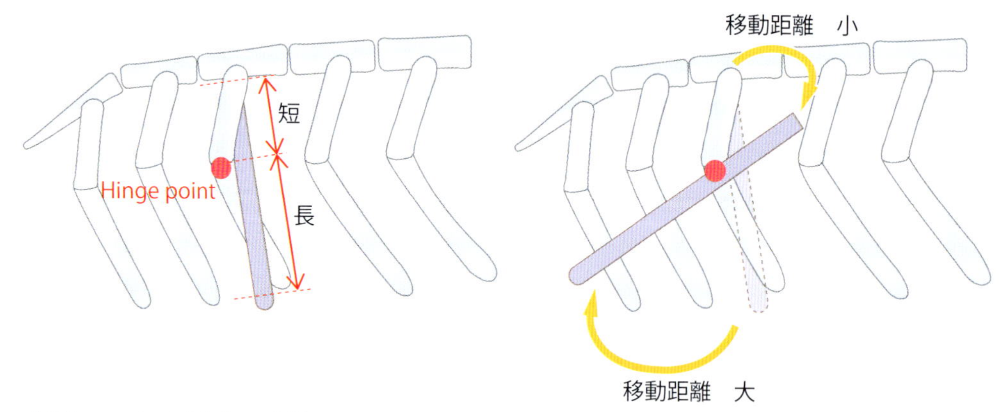

(a) Hinge point から胸骨への距離は，hinge point からバー外側端への距離よりも短い(図左)。ゆえに flipping が生じた場合，バーの外側部分の変位が大きくなる。

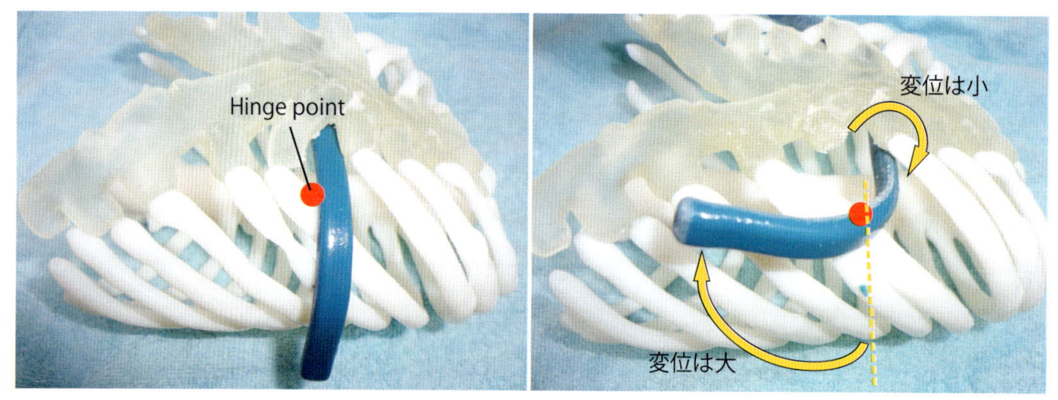

(b) Hinge point を内側に置いた場合に flipping が生じると，バーのうち胸郭から出ている部分が大きく変位し，皮膚の圧迫などの問題を起こす。

図5　Hinge point を胸郭の内側部に置いた場合

の2通りの方法をとることができる(図3，4)。バーを支える支点，すなわち hinge point がどこに設定されるのかに応じて，これら2つの方法を使い分ける必要がある。

バーの flipping とはすなわち，hinge point を軸とした矢状面内における回転である。この回転が生じた場合，バーのどの部分に合併症を生じるのかを考えてみる。

Hinge point が胸郭の内側に設定されている時は，hinge point よりバーの端に至る距離は，hinge point より胸骨に至る距離に比して長い(図5-a)。すなわち外側(＝背側)の回転半径は，hinge point より内側(＝腹側)の回転半径よりも大きい。ゆえに回転に伴う変位量として比較した場合，hinge point より外側の部分の変位量は，内側の部分の変位量よりも大きくなる。このため，バーの外側端が皮膚を圧迫するなど，胸郭の外における合併症が生じやすい(図5-b)。

これを防ぐためには，バーを胸郭の外側部において固定するのが有効である(図4)。すなわち，hinge point を胸郭の内側に設定する場合には，バーの固定を胸郭の外側において行うべきである。

これに対し，hinge point が胸郭の比較的外側に設定されている場合には，hinge

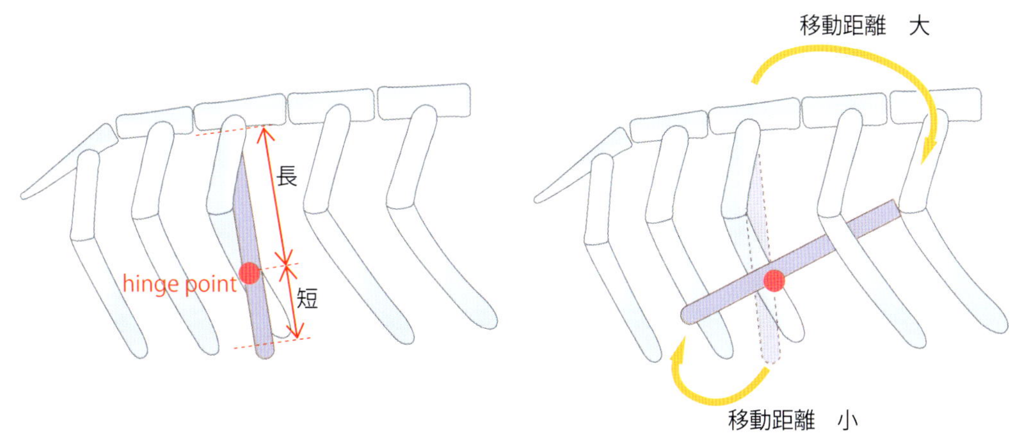

(a) Hinge point から胸骨への距離は，hinge point からバー外側端への距離よりも長い（図左）。ゆえに flipping が生じた場合，バーの外側部分の変位が大きくなる。

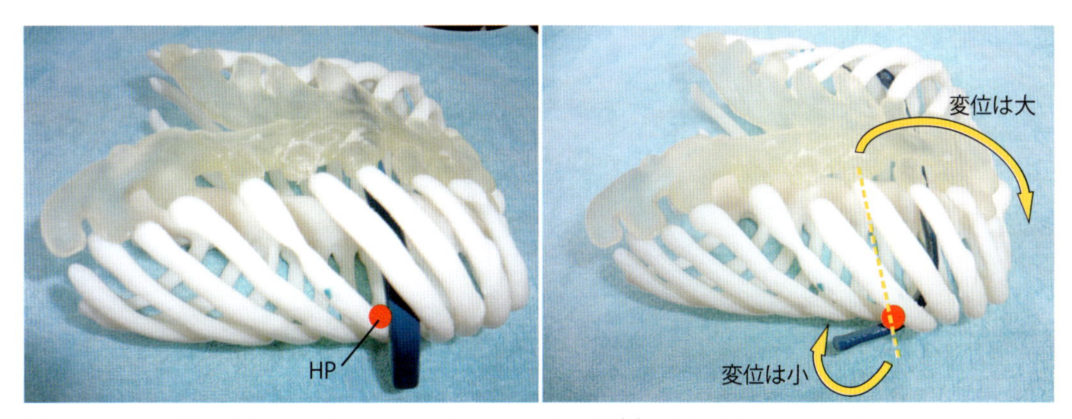

(b) Hinge point を外側に設定した場合に flipping が生じると，バーは胸腔内に大きく倒れこむことになる。

図 6　Hinge point を胸郭の外側部に置いた場合

point より胸骨に至る距離の方が，hinge point よりバーの端に至る距離に比して長い（図 6-a）。すなわち内側（＝腹側）の回転半径が，hinge point より外側（＝背側）の回転半径よりも大きい。ゆえに，hinge point より内側の部分の変位量が，外側の部分の変位量よりも大きくなる。このため，バーの中央部が胸郭の中で臓側に倒れこんでしまい，縦隔や心臓，大血管を圧迫するリスクをはらむ（図 6-b）。実際にバーがこれらの臓器に接触して重篤な合併症を惹起した症例も散見されるので[1)2)]，こうしたバーの回転が起こらないように万全の注意を払うべきである。

この合併症は，バーの固定を胸郭の内側部において行うことで回避することができる。すなわち，hinge point を胸郭の外側に設定する場合には，バーの固定は胸郭の内側において行うべきである。

このように，バーがいかなる力学的状況にあるのかを考えて固定を行うことは，合併症を回避するうえで非常に重要である。要約すると，「hinge point を胸郭の内側に設定する場合にはバーの固定を胸郭の外側で行うべきであり，hinge point を胸郭の外側に設定する場合にはバーの固定は胸郭の内側で行うべきである」と言える。

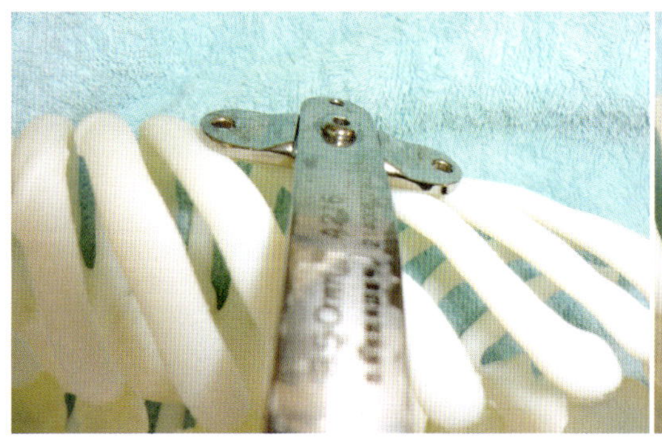
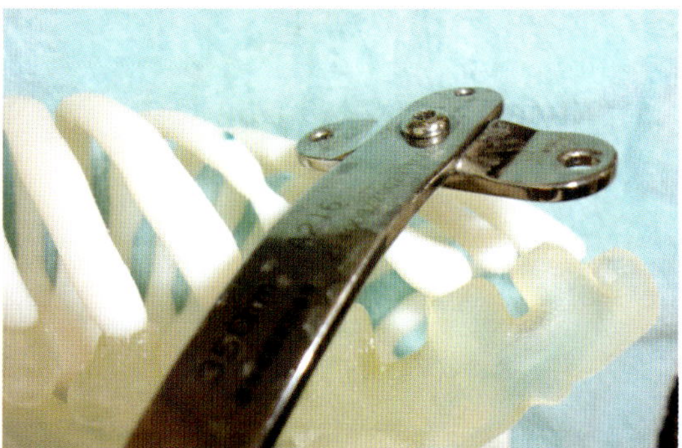

図 7　スタビライザーと flipping との関係
スタビライザーは胸郭に平行なので，矢状面方向における回転である flipping を制御する効果は有さない。

もっとも hinge point を外側に設定することは，好ましいことではない。前項（V-1「バーのずれを防ぐには」）で説明したごとく，hinge point を肋軟骨–肋骨移行部より離れた外側部位に設定するほど，バーが回転しようとするモーメントは大きくなるし，肋間筋を断裂しつつ背中側に平行移動していく可能性も増えるからである。ただし hinge point を外側に置けば，皮膚切開から近いところで操作を行うことができるので，手術そのものはやり易くなる。ゆえに皮膚が硬く，胸郭の側方においた切開では胸郭の内側部に対するアプローチが難しい症例においては，状況に応じて hinge point を外側に設定せざるを得ない場合もあるであろう。こうした場合にはせめて，バーの補助固定はできるだけ胸郭の内側部において行うよう，努力すべきである。

スタビライザーについて

多くの症例においては，バーの術後変位を防止するためスタビライザーの装着が行われる。スタビライザーは矯正バーに対して垂直な方向に装着する器具であり，バーに装着するとダガー（†）型の構造を呈する。スタビライザーを装着することでバーの胸郭に対する接着面積は増加する。このことで左右のずれを防止する効果を得ることができる。

ただし，スタビライザーの装着は flipping に対する抑制効果は有さない。これはスタビライザーが矢状面においては胸壁と平行であり，胸壁から回転の抑止を受けないからである（図 7）。

引用文献

1）Hoel TN, Rein KA, Svennevig JL: A life-threatening complication of the Nuss procedure for pectus excavatum. Ann Thorac Surg 81: 370–372, 2006

2）Nath DS, Wells WJ, Reemtsen BL: Mechanical occlusion of the inferior vena cava; an unusual complication after repair of pectus excavatum using the nuss procedure. Ann Thorac Surg 85: 1796–1798, 2008

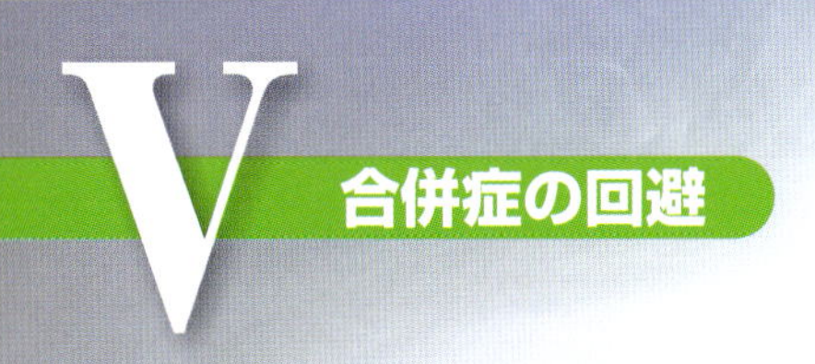

永竿智久

3 疼痛を減弱させるテクニック

!! Nuss 法は，胸壁に力を加えてその形態を修正する手術であるために，一部の患者においては術後に疼痛が発生する場合がある。疼痛が発生する主たる原因は，肋軟骨および肋骨が本来の変形した形態に戻ろうとしてバーを背側に押し下げようとするためである。バーはさらに肋骨を圧迫し，それが疼痛の原因となる。肋軟骨に操作を加えて軟化を図ることで，疼痛を軽減することができる。

Ⅳ-3「成人と小児における，Nuss 手術が胸郭に与える影響の差異」で述べたように，成人においては肋軟骨が硬化しているので，バーの挙上に伴い肋軟骨に大きなストレスが発生する。これが Nuss 手術における術後疼痛の根本的な原因となる。これを逆に考えると，発生するストレスを減弱させることができれば，術後の疼痛も減らすことができるはずである。このためにはどうしたらよいだろうか？

肋軟骨が硬いことがストレスを生み，ひいては痛みにつながるのであれば，ストレスと痛みを減弱するためには，「肋軟骨を軟らかくする」ことを考えればよい。その方法の1つとして，肋軟骨に割（かつ＝スリット）を入れるという手法がある。成人において陥没部分を持ち上げるためには非常に強い力が必要であり，それに比例して痛みも現れる（図 1-a）。ところが肋軟骨に規則的に切れ目を入れておけば，陥没した部分を持ち上げるのに必要な力は減ることになる（図 1-b）。このため，バーを装着した後の痛みも軽減するはずである。

割を入れるためには，胸腔内より肋軟骨にアプローチする方法と，皮膚表面より肋軟骨にアプローチする方法の 2 通りが考えられる。胸腔内よりアプローチする方法は，皮膚切開を加えないでもよいという利点は存在するものの，術後に血胸を生じる可能性がある。さらに視野の制限上，外側部の肋軟骨に切開を加えることが困難であり，胸郭の柔軟性を向上させる効果には限界がある。一方，皮膚表面よりアプローチする方法（図 2）は，皮膚に切開を置かなくてはいけないという不利点は存在するものの，確実に肋軟骨の柔軟性を向上させることができるという利点は大きい。

ゆえにわれわれの施設（香川大学形成外科）においては，著しい肋軟骨の硬化が認められる成人症例に対しては，皮膚表面に小切開を置き，この小切開を介して肋軟骨に対する割入れを行った後に，Nuss 手術を施行している[1]。ここではこのテクニックにつき紹介する。

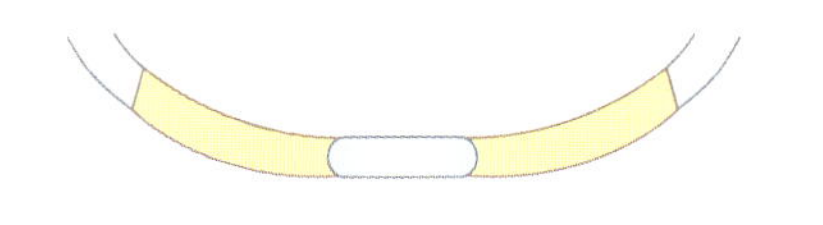

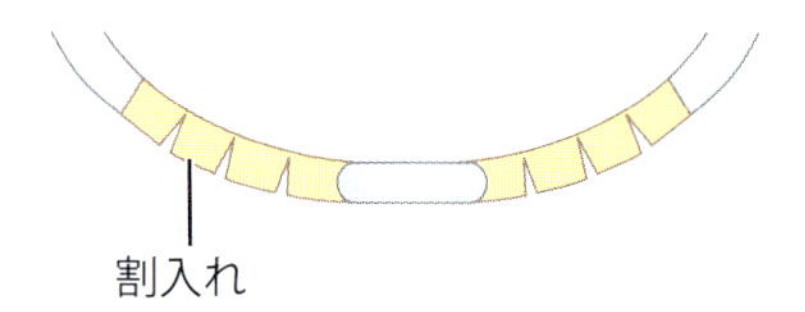

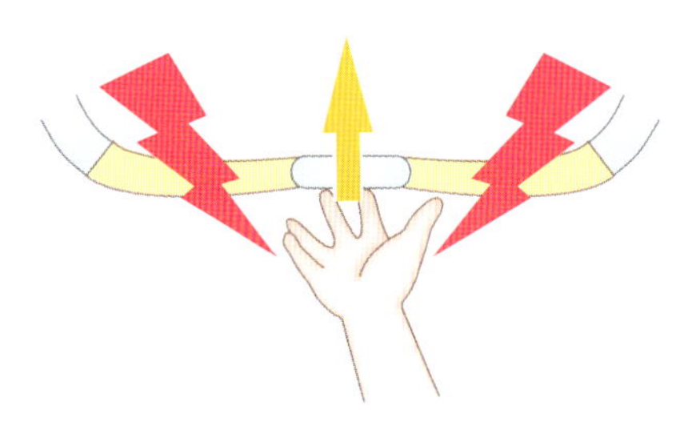

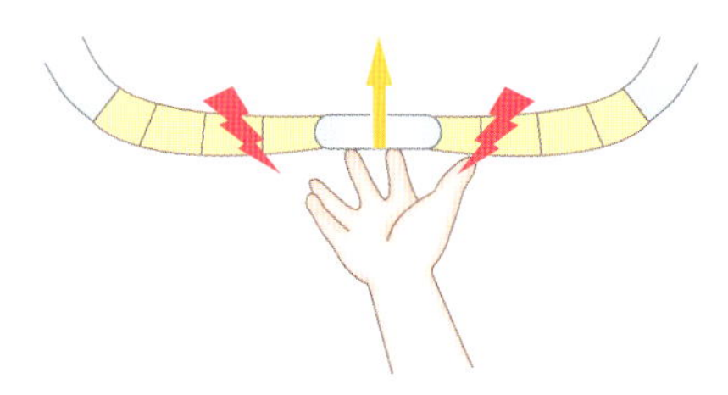

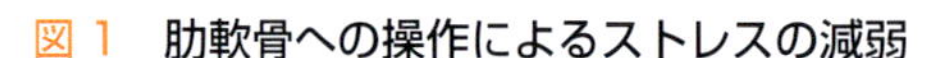

(a)思春期以降は肋軟骨が硬化するので，胸郭陥没部の挙上に伴い多大なストレスが発生する。

(b)硬化した肋軟骨に割を入れることにより，胸郭の柔軟性は向上する。

図 1　肋軟骨への操作によるストレスの減弱

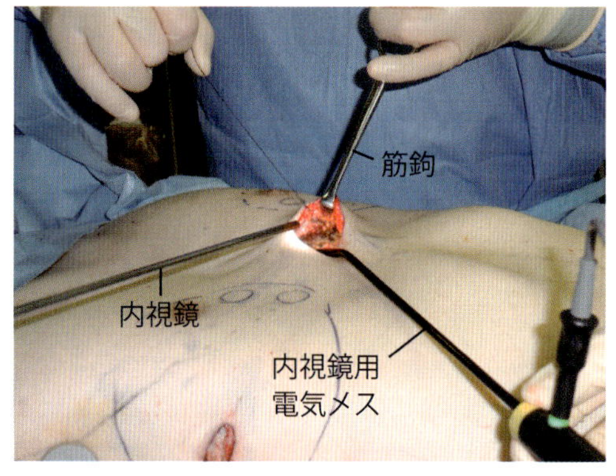

図 2　小切開からの肋軟骨の割入れ
剣状突起付近に加えた小切開から，肋軟骨に割を入れる操作を行っているところ。

まず胸部の正中に長さ約 3～4 cm の小切開を置く(図 2)。拘縮を避けるために切開はS字状にする。この小切開を通じて操作を行う。続いて皮下脂肪と大胸筋筋膜の間を剥離し，さらに大胸筋を肋軟骨より剥離する。剥離した大胸筋に糸を掛け，皮膚側に向かって挙上する(図 3-a)。

この操作を行うことにより，肋軟骨に対する直接的アプローチが可能になる。そこで，内視鏡用電気メスを効率的に活用しながら肋軟骨に対して切開を加える。肋軟骨への切開は，先端が弯曲したフック型の内視鏡用電気メスを使用すれば容易に行うことができる(図 3-b，c)。

こうして肋軟骨に割を入れ，胸郭の柔軟性を向上させれば，陥没部分を挙上するのに必要な力を小さくし，ひいては術後の疼痛を減弱することができる(図 4)。

「Nuss 手術の利点の 1 つは，胸郭の前部に皮膚切開を加えなくても陥没の矯正が可能である点であり，胸部の前面に切開を置くと Nuss 手術の意味がなくなる」という反論もあるであろう。しかし胸郭が硬化した症例に対し，原法通りに Nuss 手術を施行すると，

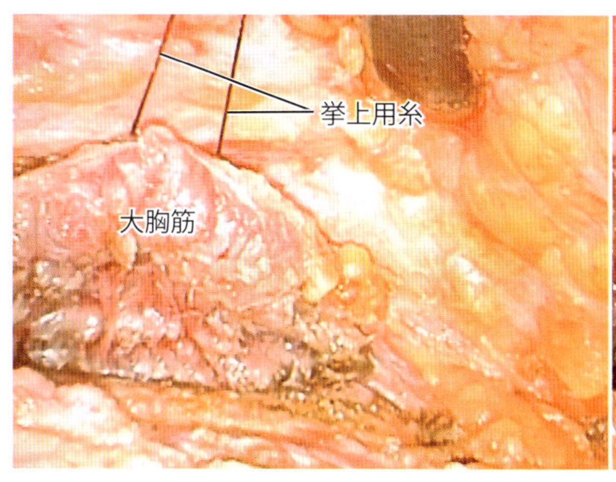

(a)肋軟骨の露出
大胸筋に糸を掛けて皮膚側に吊り上げる。これにより肋軟骨の表面に直接アプローチが可能となる。この写真は内視鏡の視野で撮影されたものである。

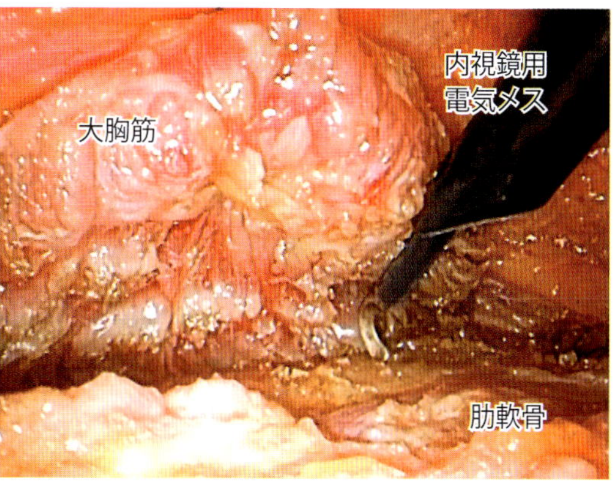

(b)肋軟骨の割入れ
大胸筋を剥離した後に肋軟骨を露出し，これに対して割を加えているところ

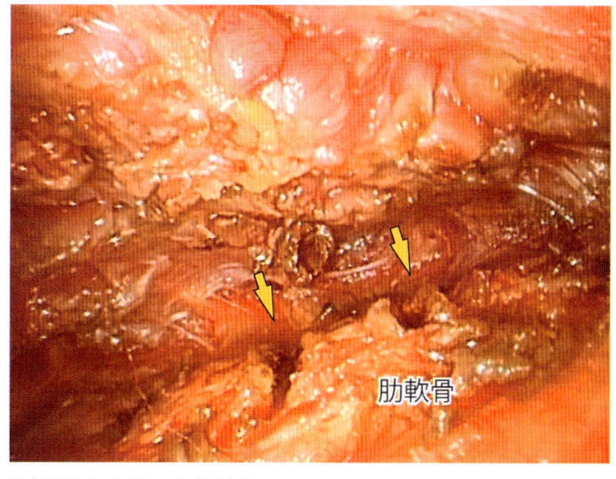

(c)割入れを行った肋軟骨

図 3　手技の実際

施術後何カ月も疼痛にさいなまれる場合もあるし，かつ他項(Ⅳ-3「成人と小児における，Nuss 手術が胸郭に与える影響の差異」)でも示したようにバーのずれが非常に起こりやすくなる。また，剣状突起付近に小切開を加えても，生じる創はそれほど目立つものではない(図 5)。

ゆえに，胸郭の硬化している成人の患者に対しては少なくとも，本法は選択の 1 つと考えられる。

引用文献

1)Nagasao T, Hamamoto Y, Tamai K, et al: Scoring of deformed costal cartilages reduces postoperative pain after Nuss procedure for pectus excavatum. Thorac Cardiovasc Surg PMID: 26166292 (in press)

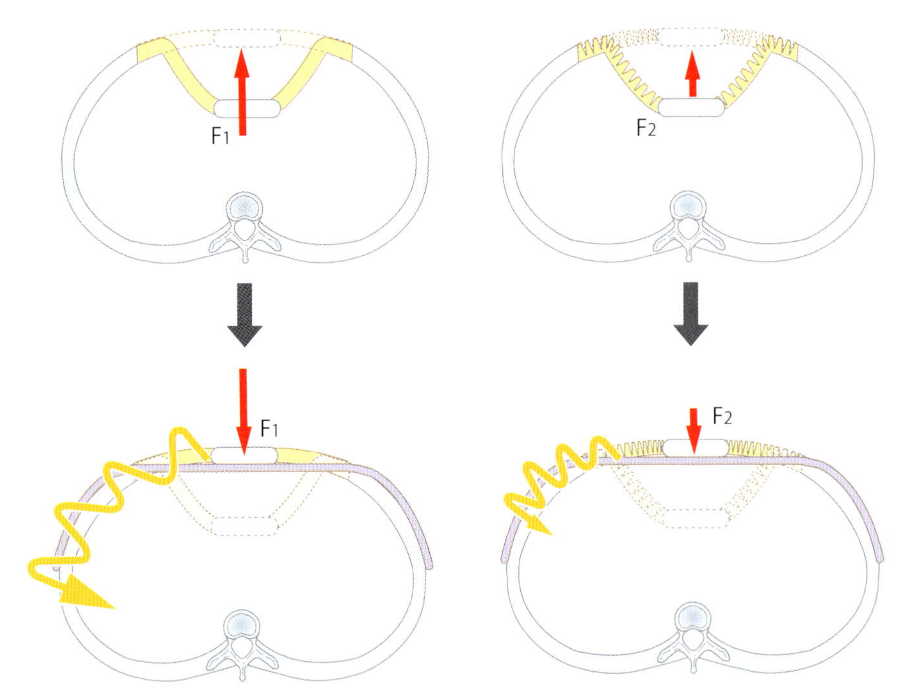

図４　肋軟骨への割入れ操作が疼痛を減弱する理由

割入れを行わない場合に，陥没した胸郭を挙上するのに必要な力を F_1，割入れを行った後に胸郭を挙上するために必要な力を F_2 とすると，F_2 は F_1 より小さい。ゆえにバー装着後に胸郭が受ける反作用も小さくなり，疼痛も軽減する。

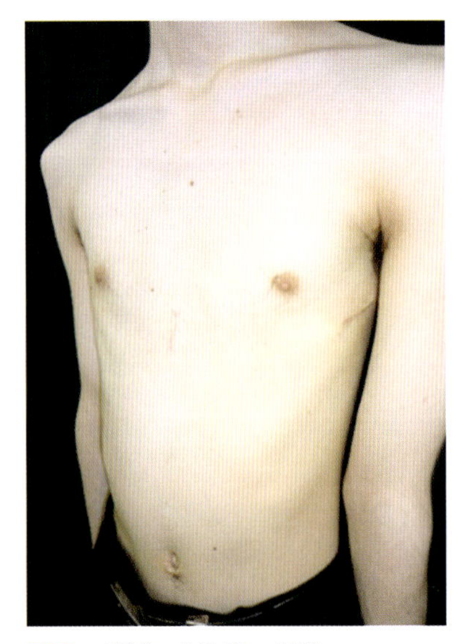

図５　症例：19 歳，男性

剣状突起付近から肋軟骨にアプローチを行った。鳩尾部に創は存在するものの，さほど目立たない。

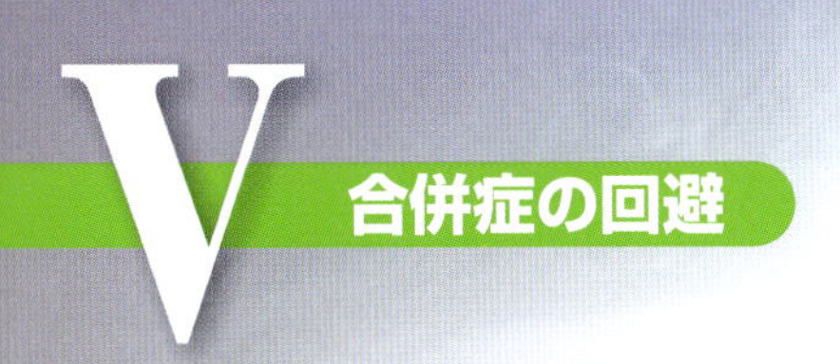

永竿智久

4 創をきれいにする工夫

!! 術野を展開するために創に鉤をかけて牽引すると，創縁は強い力で圧迫される。ゆえに組織が挫滅し，術後に創が肥厚する場合がある。多くの患者は機能のみならず，胸郭の形態の改善を望んで手術を受ける。いくら小さな切開創で手術を行ったとしても，創が肥厚してしまっては患者の治療に対する満足度は半減する。そこで創が肥厚しないように配慮する必要がある。著者らの開発した“leaf incision technique”はこのためのテクニックの１つである。

内視鏡を用いて漏斗胸の手術を行うにあたっては，いくつか小切開が皮膚に加えられ，これらの小切開創を介して操作が行われる。まず胸腔へ至る経路として肋間筋に小孔を開けなくてはいけない。さらにイントロデューサーを挿入し，バーを誘導し，バーを回転させ，固定する作業がこれに続く。こうした操作を行う都度，操作が行いやすいように術野を展開する必要がある。このためには筋鉤が用いられるが，筋鉤を用いて皮膚を展開するうちに，いつの間にか創縁が挫滅する場合がある。Nuss手術においては，胸郭の側方に作成した小さな皮膚切開を通じて胸郭の内側を主体とする部分を操作するのであるから，創縁が痛むのはある意味で当然である。創縁が挫滅した創を縫合すると，肥厚性瘢痕を生じる可能性が高い。

漏斗胸手術の大きな目的の１つは，整容性の改善である。患者は胸郭の外観をより美しくすることを求めて手術を受ける。ゆえに胸郭の輪郭が手術によって改善したとしても，あるいは皮膚切開の長さをいかに短くしたとしても，縫合した創が肥厚していわゆる「ミミズ腫れ」の状態になってしまっては，漏斗胸手術の効果は半減する。そこで創を美しくする工夫が求められる。

本項では，著者が用いている工夫について紹介する。バーを抜去する二次手術の実例を元に説明する（図１）。二次手術では，一次手術によって生じた瘢痕の中央を切開して，挿入されているバーにアプローチを行うわけであるが，その切開を行うに先立って，除去されるべき瘢痕の外側に，あらかじめ真皮中層までの切開を入れておく（図１-a）。

このうえで瘢痕の中央部を切開し，術野を展開する（図１-b）。続いて，展開された術野において，目的とする操作を遂行する。目的とする操作を行うためには通常，創を大きく筋鉤で展開する必要がある（図１-c）。

留置されているバーを露出するためにかなりの力で鉤が引かれるので，創縁が挫滅する（図１-d）。しかし，痛む部分はもともと除

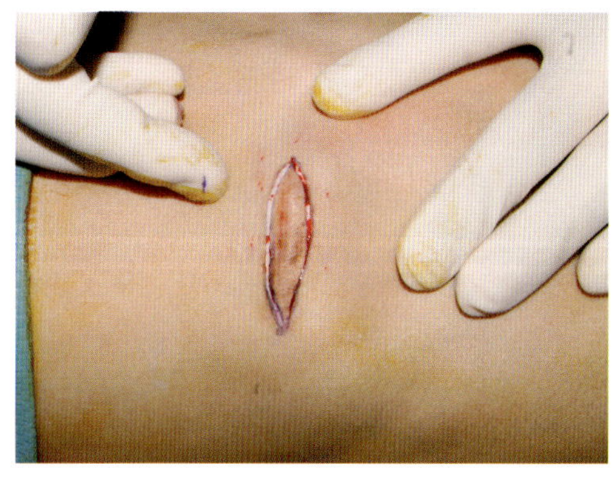

(a)瘢痕の縁に真皮中層までの切開を入れておく。

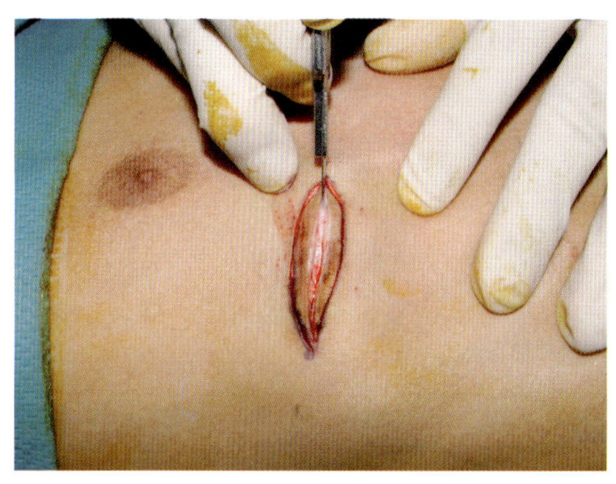

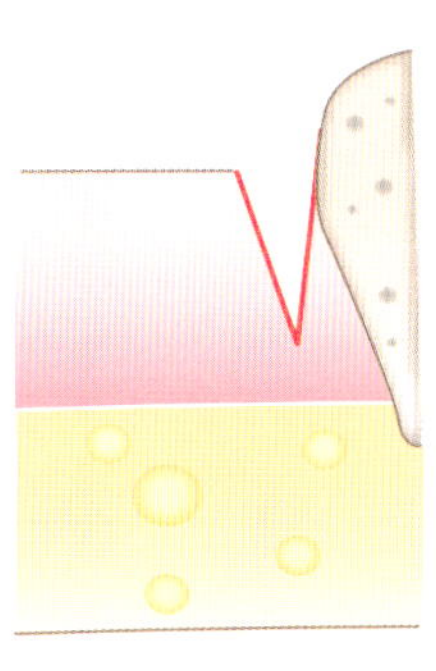

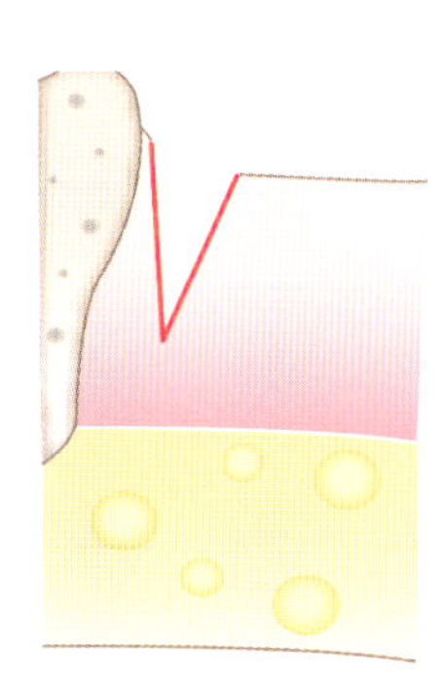

(b)瘢痕の中央部に切開を入れて術野を展開する。

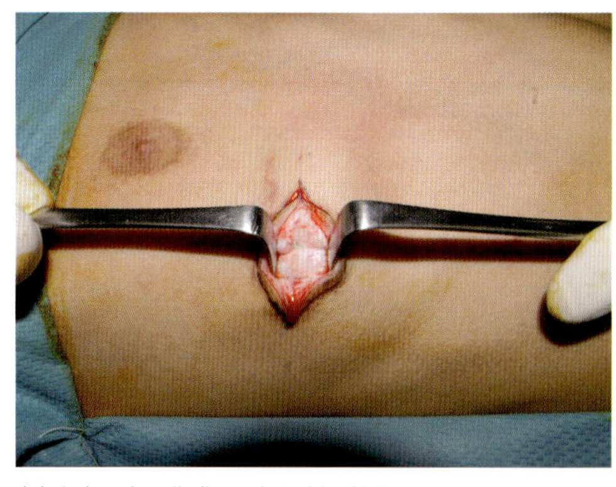

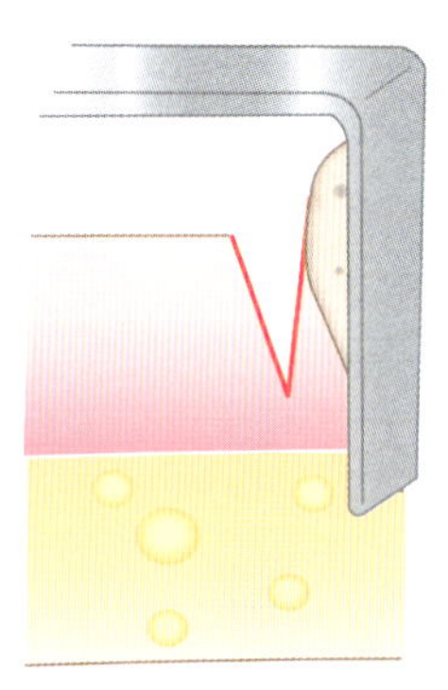

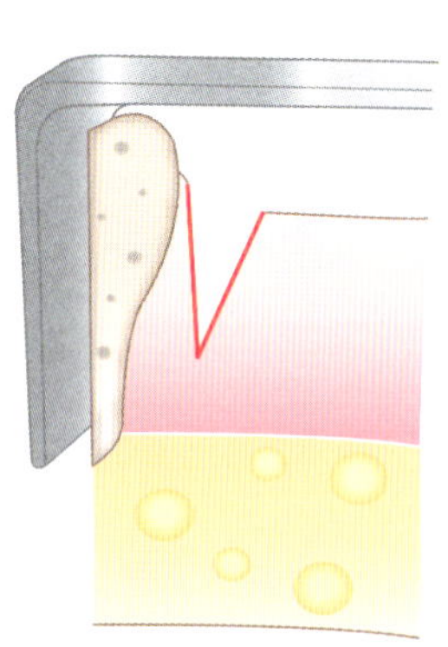

(c)瘢痕の中に作成した切開創に筋鉤をかけて術野を展開しているところ

図1 Leaf incision technique

去を予定している瘢痕であるから問題はない。

バーを抜去する操作が終了したら，瘢痕の部分および挫滅した部分を，剥離剪刀を用いて除去する(図1-e)。

挫滅した組織を除去した後に縫合を行えば(図1-f)，傷んだ部分は除去されているので創は肥厚することなく治癒する。本法においては瘢痕の側方に置いた補助切開と瘢痕の中央に置いた本切開のなす形が木の葉に似ている(図1-b左)。それゆえ著者らはこれを“leaf incision technique”と名付けてい

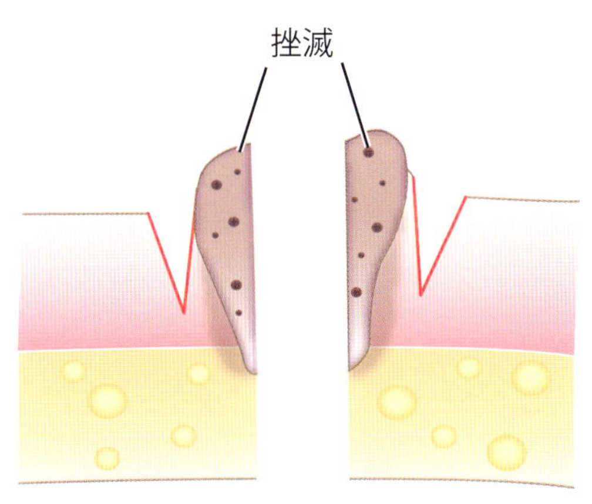

(d) 筋鉤により強く引かれた結果，創の縁が挫滅する。

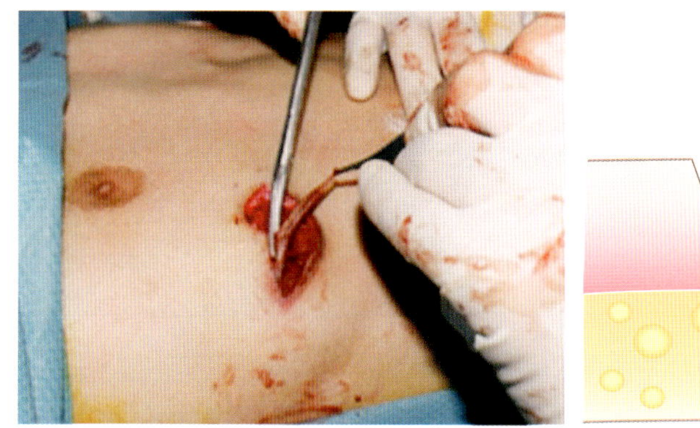
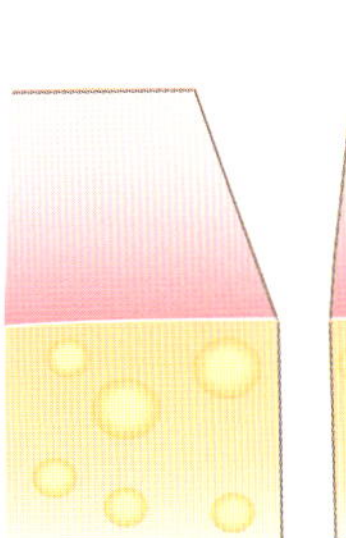
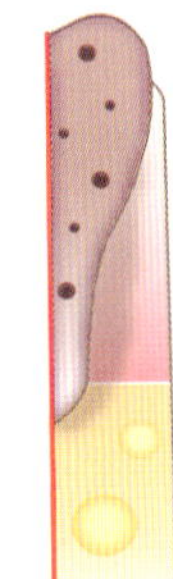
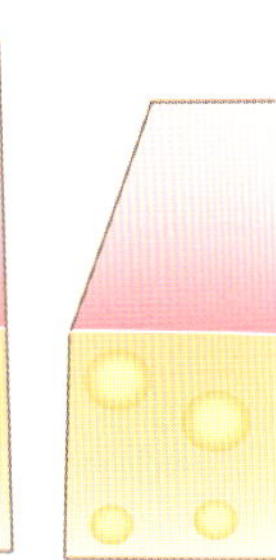

(e) 挫滅した組織を剪刀を用いて除去する。

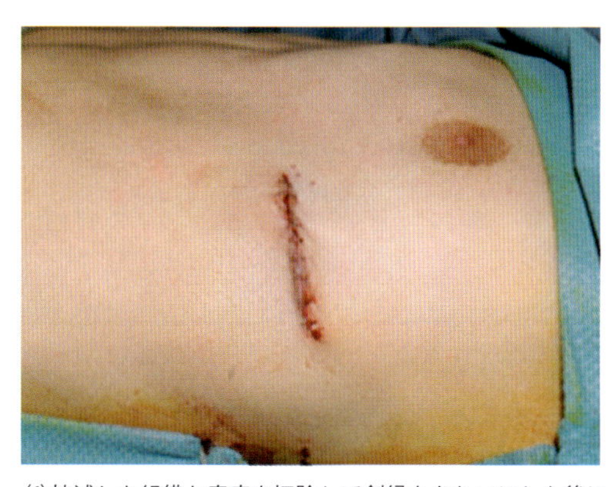
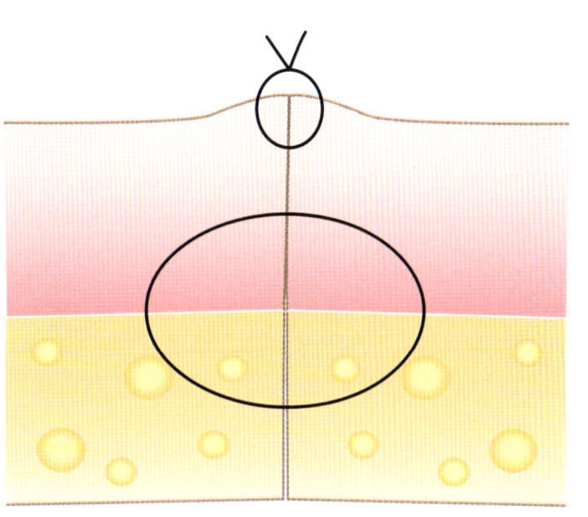

(f) 挫滅した組織と瘢痕を切除して創縁をきれいにした後に，縫合を行う。

図 1

る[1]。

本切開を介して手術操作を完全に終了した後に挫滅した部分を除去すれば，同じ効果を得られるのではないかという疑問があるかもしれない。しかし本法のポイントは，本切開を行うに先立ち，あらかじめ皮膚中層に留まる補助的切開を入れておく，という順序であるという点を，今一度強調しておく。もしも先に本切開を入れてしまうと，創縁は遊離縁になる。この状態で挫滅した組織を除去する

(a) 正中(図の上方)に近い方の切除幅を多くとる。

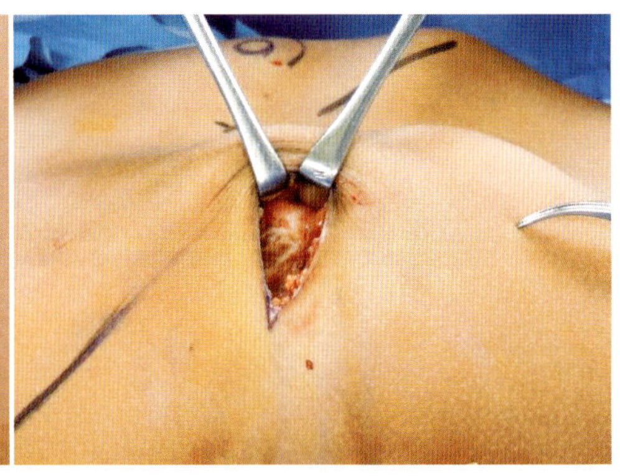

(b) 手術操作においては創縁を正中側に牽引する時間が長い。

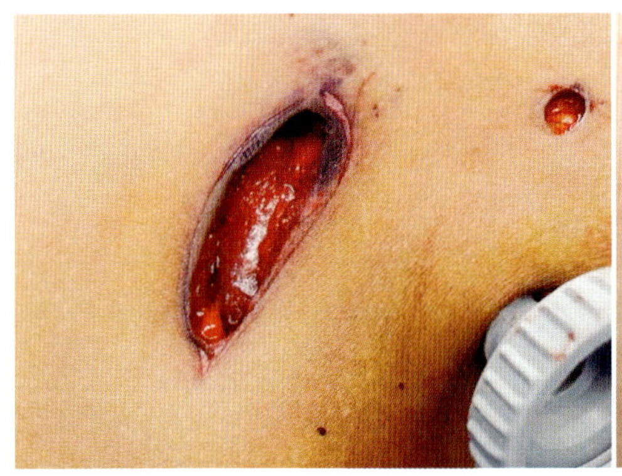

(c) 創の正中側が挫滅しやすい。

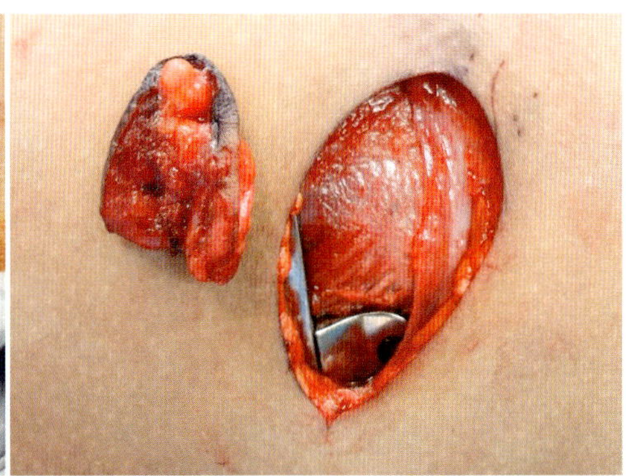

(d) 挫滅組織の除去

図2 Fish incision

操作を行うことは困難を伴う。遊離縁が安定しないのでメスを用いて組織の除去を行おうとすると，直線には切りにくく，ギザギザした切り口になってしまう。しかし本法を用いて表皮ならびに真皮浅層まであらかじめ切開を行っておけば，すでに組織切除の道筋が立てられているので，残った真皮の深層は容易に除去でき，鋭利な創縁を作ることができる。また真皮中層にまで加えられた切開にブロックされるために，創縁を強く筋鈎で引いても挫滅はその切開を越えて周辺に至ることはない。

本法は漏斗胸の二次手術(バー抜去)など，術前の状態においてすでに切除すべき瘢痕が存在し，かつ視野を展開するために鈎で強く創縁を引く必要がある手術に適したテクニックである。本法においては原則的に，瘢痕の中央部に置いた切開線は瘢痕の両端まで至らないようにする。なぜなら，もし中央部の切開線がもとの瘢痕の端に至ってしまうと，鈎を引いているうちに，創の端部に新たな挫滅が生じ得るからである。瘢痕の内部のみに切開を置くと，切開の周辺部に硬い瘢痕が存在することになるので，大きく開創することはできない。

しかしNuss法の二次手術であるバー抜去においては，バーの端さえ露出することができれば，それに続く操作である，スタビライザーやワイヤーの取り外し，バーと肋骨との癒着の引き剥がし，バーの胸腔内からの引き出しなどは，それほど広い視野を展開せずとも行うことが可能である。ゆえに多くの場合，瘢痕の内部に切開を置くだけで操作を行うことは可能である。しかし3本以上のバーを1つの切開創から挿入した症例や，胸郭の比較的中央部でバーと骨の間に癒着が見られる症例においては，広い視野が要求される。こうした場合においても，中央部切開を創縁まで延長しなくても，広範な皮下剥離を行えば操作は可能になる場合が多い。しかしどうしても視野の展開が悪いならば，中央部の切開を瘢痕の端まで延長すれば，視野はかなり展開する。ただしその場合には，創の端を挫滅せぬように細心の注意を払うべきである。また，本法は漏斗胸の二期的手術以外にも腋臭症や脂肪腫の切除に応用することも可能である。

オリジナルのleaf incision techniqueにおいては上下対称な木の葉形に創を切開するが，漏斗胸の一次手術に本法を用いる場合には，補助切開のデザインに修飾を加えて，上側(腹側)を太く，下側(背側)を細くする(図2–a)。

皮膚切開は正面から視認しにくいように可能な限り側方に置かれるが，実際に操作の中心となるのは胸部の正中付近である。したがって手術においては，創の上縁に鉤をかけて強く創を内側に牽引することになる(図2–b)。この時に創の上縁付近は広く挫滅しやすい(図2–c)。これに対して創を背側に向けて牽引する操作は少ないので，創の下縁には挫滅は生じにくい。このために創の上縁付近の組織をより幅広く除去できる図2–aのデザインを採用している。泳いでいる魚を上方から見た形に似ているので，われわれはこれをfish incisionと称している。挫滅した組織を除去したのちに，新鮮化された創縁を縫合する(図2–d)。

引用文献

1）Nagasao T, Miyamoto J, Okabe K, et al: The leaf incision; A new technique of secondary operations requiring simultaneous scar revision. J Plast Reconstr Aesthet Surg 62: 144–145, 2009

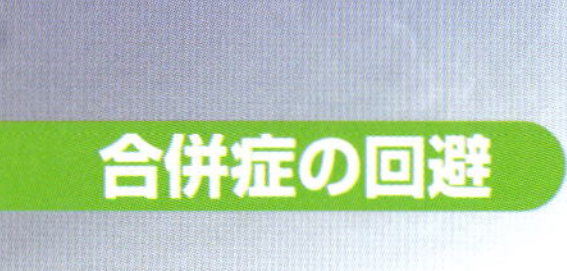

V 合併症の回避

永竿智久

5 皮膚切開のデザイン

!! 漏斗胸手術も外科的手術である以上，皮膚に切開を加えざるを得ない。しかし手術を行う大きな目的の 1 つは，形態の改善であることは忘れてはいけない。仮に胸郭の輪郭をきれいに治すことができたとしても，皮膚に目立つ傷を残してしまうと治療の意味は半減する。手術創をきれいに治すためには，形成外科的なルールを守って切開・縫合を行うことが大切である。

Ravitch 法を行う場合や，胸郭がすでに硬化している成人症例に対して Nuss 手術を行う場合には，前胸部にある程度の皮膚切開を置く必要がある。この切開の置き方には，縦方向に置く方法と，横方向に置く方法がある。縦方向に切開が置かれる場合には，波型に切開線がデザインされる。横方向に切開が置かれる場合には，頭側に凸な V 字型のデザインとなる。

それぞれの切開については理論的な根拠が存在する。縦切開を置くと，胸郭の上部へのアプローチに有利である。一方，横切開は皮膚割線に平行であるので創の肥厚が生じにくく，特に女性においては乳房にカモフラージュされてわかりにくくなる。

これら 2 種類の切開のいずれを用いるべきかについては諸家により意見の相違があるであろうが，著者は少なくとも男性においては縦切開が格段に優れていると考えている。横 V 字切開による瘢痕は，乳房を連想させるがゆえに男性には適していない。また，七福神の「布袋」のような肥満の印象につながる点からも好ましくない(図 1)。皮膚割線に沿わないので肥厚性瘢痕を生じやすいという批判も考えられるが，十分な弯曲をもった波型のデザインを行うことで，肥厚性変化は防ぐことができる(図 2)。

女性においては，乳房下溝を利用した横切開が適している。ただし，両側の乳房下溝の切開を，鳩尾部の横切開で連続させることは禁忌である。これは，鳩尾部の瘢痕が高率に肥厚性変化を生じるからである。鳩尾部は若干，背側に向かって窪んだ「谷」のような構造をとっている。この部分に創を作ると，初期においては創面の形に一致した，窪んだ形の瘢痕が形成される。しかしこの瘢痕の形態は次第に変化してくる。瘢痕とはそもそも，身体に皮膚欠損が生じた際に，その欠損を経由した外界からの細菌や異物の侵入を防ぐための人体の防御反応である。ゆえに瘢痕は，健常部分の皮膚の間隙における最短経路をとるように成長しようとする性質がある。

瘢痕がその初期において谷型をとる場合を考えてみる(図 3)。瘢痕は成長することによって欠損部を埋めようとする。最も短い時間で欠損を被覆するためには，最短距離をと

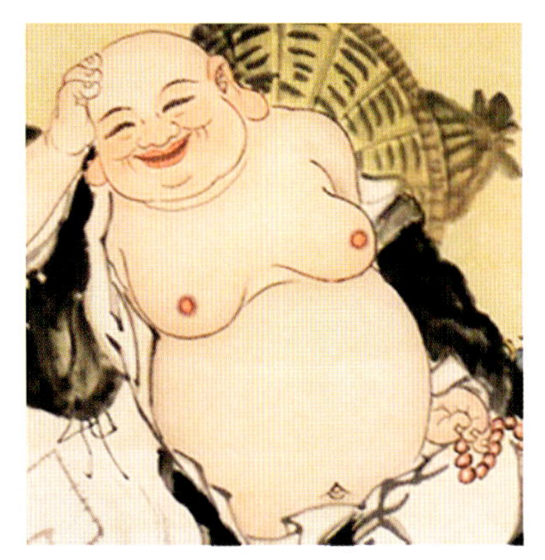

図 1　七福神の「布袋」
横切開による瘢痕は肥満を連想させる。

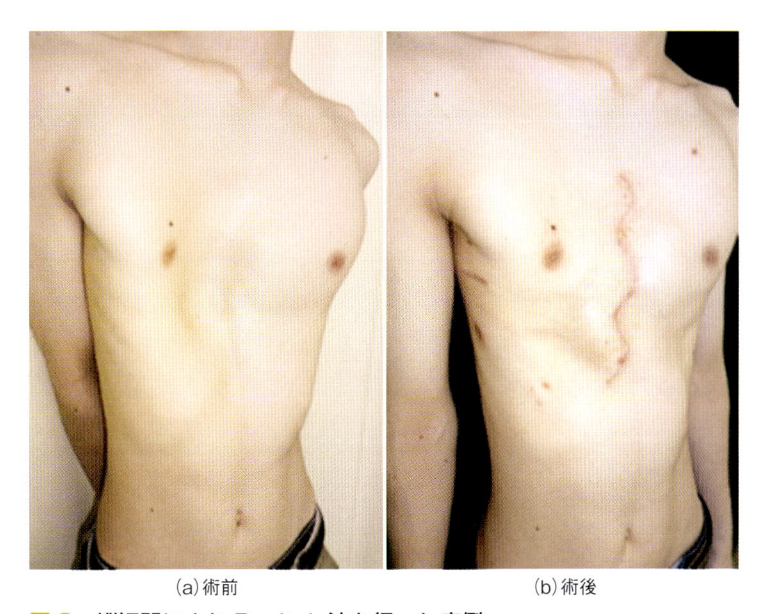

(a)術前　(b)術後

図 2　縦切開により Ravitch 法を行った症例

るのが最も効率が良い。ここで最短距離は，健常皮膚の端 A ともう一方の端 B とを結ぶ線分である。この方向に向かって瘢痕は成長していこうとする(図 3-b)。この結果，鳩尾部に作られた瘢痕は，「谷」を埋めるように育っていくことになり肥厚しやすい(図 3-c)。ある施設で行われた手術後の瘢痕を示す(図 4)。

こうした合併症を防ぐためには，「山-谷-山」をわたる創が作られるのを防ぐ必要がある。すなわち乳房下溝には切開を加えても，鳩尾部には切開を加えない配慮が必要である。実際，正中部を切開せずとも，乳房の下溝から外側縁まで切開を延長すれば，胸郭のかなりの部分に対して直接操作を行うことができる。従来に比して Ravitch 法が施行される頻度は減っているので，大切開を置かなくてはいけない症例はそれほどないであろう。しかし症例によっては，胸郭の広範囲に直接的アプローチを余儀なくされる場合もあ

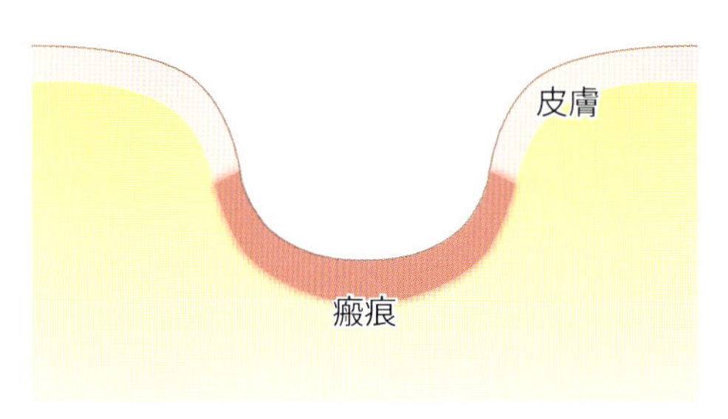

(a) 初期の瘢痕

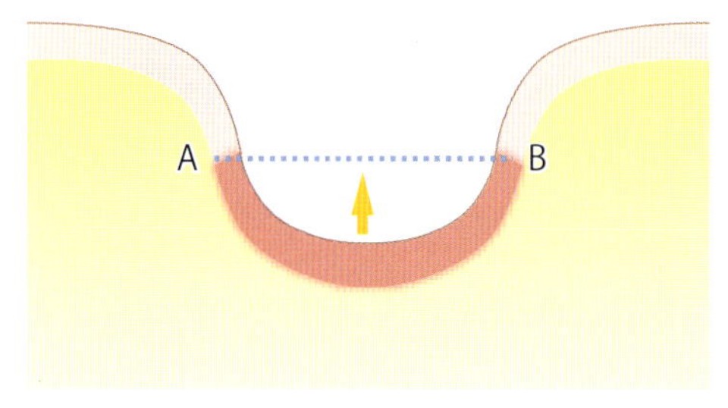

(b) 欠損を被覆すべき最短距離

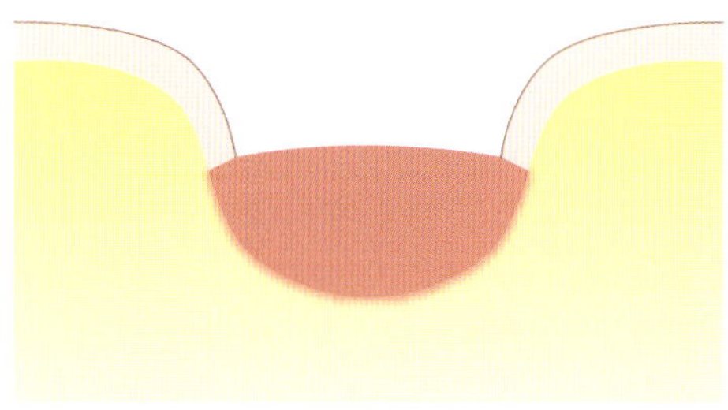

(c) 最終的な瘢痕

図３　「谷」の部分が脂厚しやすい理由

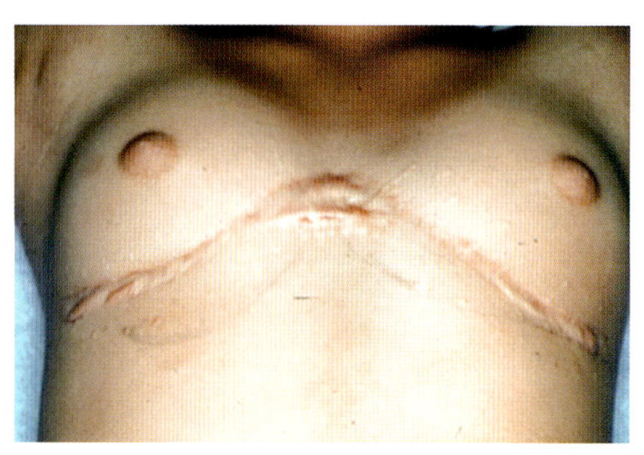

図４　鳩尾部の肥厚性瘢痕
鳩尾部に横切開を置くと肥厚しやすい。

り，必然的に大切開も必要になる。こうした場合に，ここで紹介した法則「鳩尾部を横切る切開線は，術後に鳩尾部において肥厚を呈しやすい」を思い出してほしい。なお，この法則については臨床的調査によっても実証されている[1)]。

引用文献

1) Okay T, Yasaroglu M, Yildirim M, et al: A new approach to pectus deformity in females. Interact Cardiovasc Thorac Surg 3: 95-98, 2004

野口昌彦

6 乳房下溝線の乱れを防ぐには

!! Nuss 法手術により骨格形態は良好に改善されていても，皮下組織の拘縮による胸壁表面に目立つ変形を来すた症例を経験する。同部での変形は成長とともに悪化することが多く，特に女性では乳房の発育に伴う乳房形態自体の変形として現れることがある。このような変形の多くは単なる拘縮部の単純切除では改善しにくいため，治療においては，乳房再建の手技など形成外科的知識をもとに治療戦略を練る必要がある。

漏斗胸の治療においては骨格(胸郭)形成に目がいきがちである。しかし Nuss 法により胸郭形態を治したにもかかわらず，胸壁には変形を残したといったケースも散見される(図 1，2)。皮膚，皮下組織などの軟部組織の拘縮による変形がこれに当たる。変形は軽度の皮膚陥凹である場合も多いが，女性の場合には二次性徴に伴う乳房の発育とともに乳房下溝線が乱れるなどの症状として現れる。この原因としては，術中体位(上肢を挙上して治療が行われるため，上肢を下げた位置とのずれが生じる)や，剥離操作による大胸筋などの筋肉との癒着，またバー周囲に形成されるカプセル(被膜)の拘縮によるものなどが考えられる。一般的な乳房の発育は 8 歳前後より始まるが，このような時期に Nuss 法による手術を受けている場合には，その後の発育においてこれらの問題がないか観察する必要がある。高度な変形が生じる頻度は高くはないが，程度によっては外科的治療が必要となる。この場合の変形は，拘縮部の単純な切除では修正し得ない。乳房に関する形成外科的知識をもとに治療戦略を練ることが必要である。

乳房下溝線の乱れに対する治療

■乳房下溝線に乱れが生じる理由

乳房下溝線(Inframammary fold:IMF)は一般的に第 5～6 肋骨の高さに位置する。このラインを形成する組織と構造は，靱帯によるものとする説と，浅筋膜によるものとする説とが報告されている[1)2)]。現在では後者である浅筋膜説が有力であり，密となった浅筋膜が乳房下溝線を形成すると考えられている。さて，思春期前に行われる Nuss 法では，バーの挿入肋間として第 4 または第 5 肋間が選択されることが多い。同部は大胸筋の尾側縁に当たるが，比較的ブラインド操作となる同部での剥離操作において，この大胸筋尾側縁の挫滅は乳房下溝線を形成する浅筋膜との癒着を生じさせ，乳房下溝線の乱れに繋がると考える。乳房下溝線の乱れを予防す

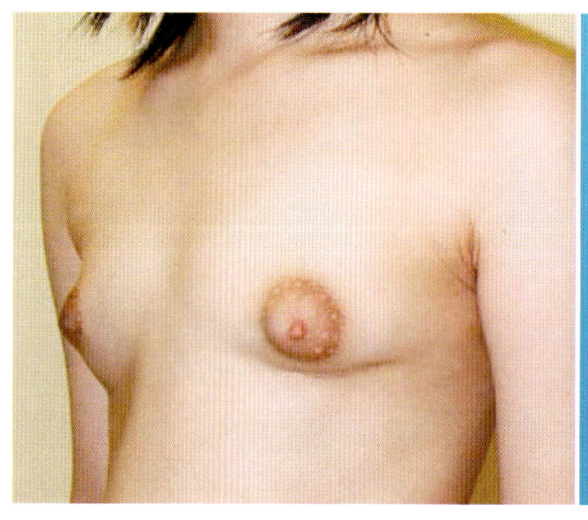
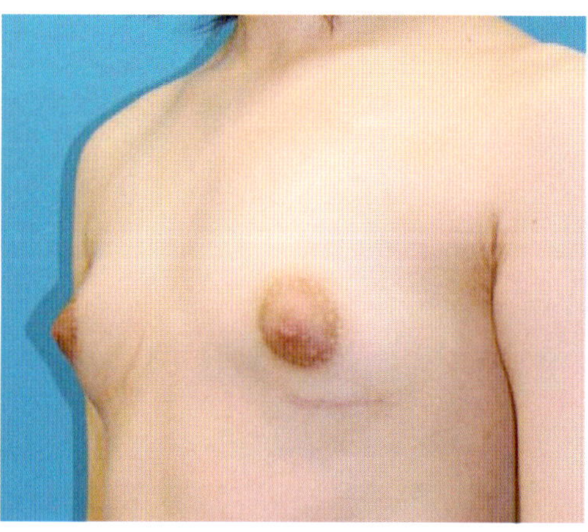

図１　症例１：18歳，女児
左乳房下溝ラインの拘縮変形に対し形成術を施行した。

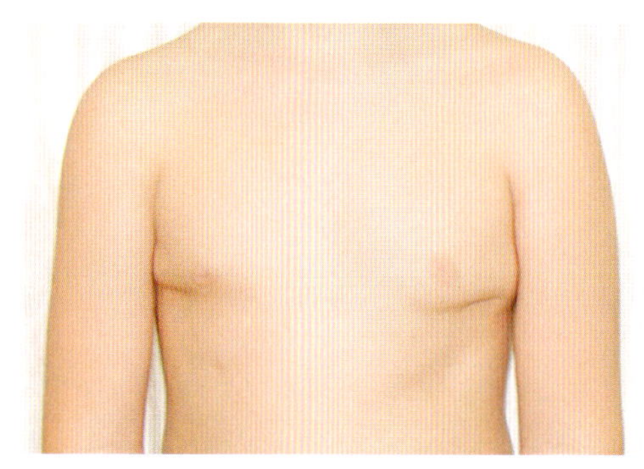

図２　症例２：12歳，男児
変形は男児にも生じることがある。

るという点においては，バー挿入のための剥離層は正確に深筋膜上で行うことが重要である[3]。

■治療の実際

実際に拘縮による変形が生じてしまった場合，その修正に当たっては乳房下垂の程度とlower pole の volume 不足の有無を考慮し治療法を選択する[3]。乳房の volume が小さく乳房下垂が軽度であれば，瘢痕ライン上の切開よりアプローチし，瘢痕組織を切除した後，層々縫合することで改善が得られる(図1)。一方，乳房の volume が大きく乳房下垂を認める場合は，拘縮の解除とともに新たな乳房下溝線位置を作成する必要がある。拘縮解除は，拘縮を認めた乳房下溝線からアプローチする。この皮切線のデザインに際しては，後の乳房下溝線との距離が異ならないよう注意する必要がある。大胸筋上の面状瘢痕を切除した後，乳腺下に剥離を行う。次に予定した乳房下溝線位置まで乳房の下縁が下りてくるかを術中坐位にして確認する。問題がなければ，皮膚切開線から予定した乳房下溝線位置までの皮膚を脱上皮し同部に剥離した乳房を被せて固定する(図3)。脱上皮した皮膚と乳房裏面とが面上に重なることから固定性が良く，自然な形態再建に有用な方法である。

引用文献

1）Bayati S, Seckel BR: Inflamammary crease ligament. Plast Reconstr Surg 95: 501－508, 1995
2）Lockwood TE: Superficial fascial system (SFS) of the trunk and extremities: a new concept. Plast Reconstr Surg 87: 1009－1018, 1991
3）安永能周，松尾清，野口昌彦：Nuss 法術後のバー周囲瘢痕拘縮とその対処法．PEPARS 74：30－40, 2013

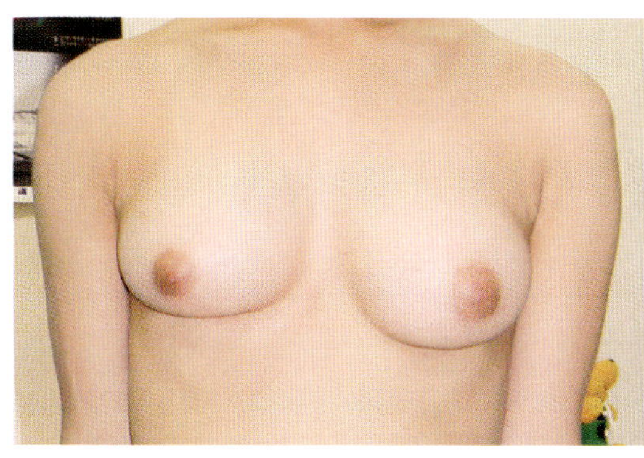

(a)右乳房下溝線の乱れを認めた(13歳時)。

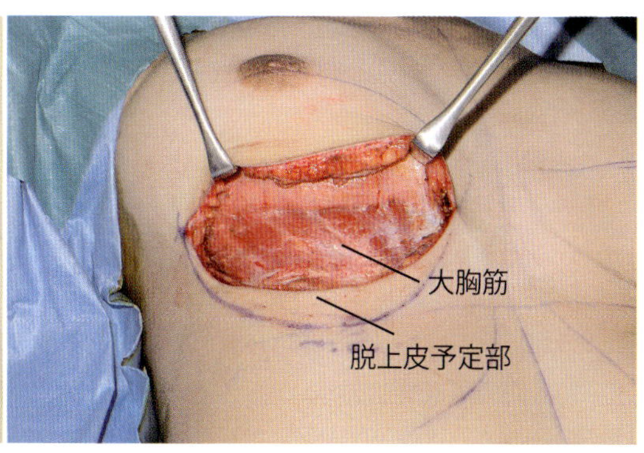

(b)大胸筋上の瘢痕を切除し，乳腺下に剥離を施行した。

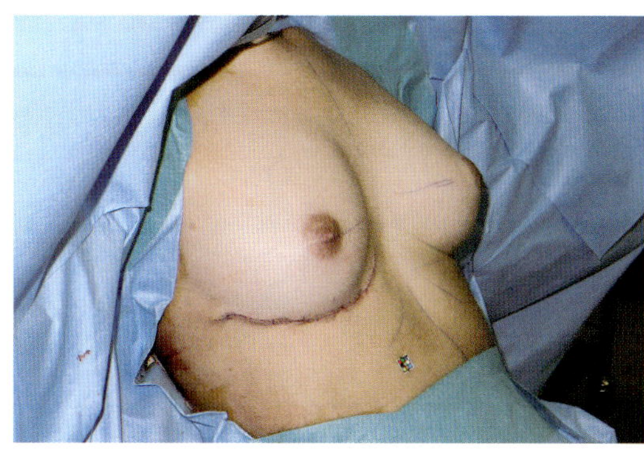

(c)術中坐位にて乳房位置の確認を行った。

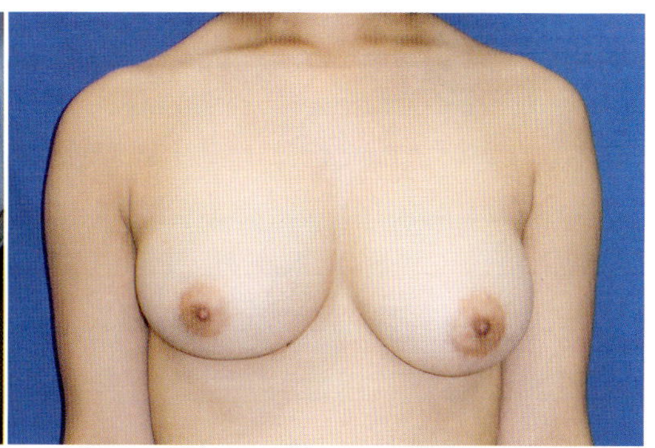

(d)修正後2年(15歳時)

図3 症例3：13歳，女児

永竿智久

7 Nuss 手術が脊椎の形態に及ぼす影響

!! 漏斗胸は胸郭の前部の変形である。Nuss 手術を行うことにより胸郭の前部の変形を修正すると，その影響は胸郭の後部である脊椎にまで及び得る。このため脊椎の側弯を有する症例においては，手術を行うことにより側弯が悪化する場合がある。特に非対称性の漏斗胸症例においては注意が必要である。胸郭の形態と，術後に脊椎が弯曲する方向の関係については「非対称性漏斗胸に対して Nuss 手術を施行すると，陥没の強い側から軽い側に向かって脊椎は弯曲する」という法則が存在する。CT 画像に基づいて胸郭形態ならびに脊椎の関係を術前に評価したうえで，この法則に基づいて術後形態を予測することで，側弯が増悪するリスクを減らすことができる。

胸骨ならびに肋軟骨と，脊椎とは胸郭を介して文字通り表裏一体の関係にある。ゆえに前者を変形の主体とする疾患である漏斗胸においては，高率に脊椎の側弯を合併する[1)~3)]。治療において問題になるのは，漏斗胸に対して治療を行うと，脊椎に影響が及ぶ場合があることである。例えば，図 1 に示した症例は右側の陥没の強い非対称性の漏斗胸症例であるが，バーの挿入に伴い，術前はまっすぐであった脊椎が若干左側に弯曲した。

図 2 は左側の陥没を伴う非対称症例である。術前の状態で脊椎は若干，右側に弯曲していたが，バーの挿入に伴い脊椎の弯曲は増悪し，右側への弯曲が増悪した。

このように，Nuss 手術を行うと脊椎の形態が術後に変化することがある。術前の状態において脊椎の状態が正常であるならば，仮に Nuss 手術の施行により脊椎が多少弯曲したとしても大きな問題はないであろう。しかし，脊椎が初めから弯曲している場合はどうだろうか？　漏斗胸には脊椎の側弯が合併している場合が多い。もともと相当程度の脊椎側弯を伴っている漏斗胸の症例に対して手術を行い，弯曲が増悪してしまえば大きな問題となる。ゆえに，脊椎の変形を伴っている漏斗胸症例に対して Nuss 手術を行う場合には，変形が増悪するか否かを十分に検討し，必要ならば側弯の手術を先に行うべきである。

では，手術に伴う脊椎の形態変化を予測することは可能であろうか？　著者らは，脊椎側弯を有する非対称性漏斗胸の症例に対する Nuss 手術が，脊椎に及ぼす影響に関する研究を行い，一定の法則を発見した。

非対称性漏斗胸と脊椎の側弯を併有する患者は，陥没している側が右側なのか左側なのか，また脊椎の弯曲は右に凸なのか左に凸なのかにより，4 通りにタイプ分類ができる

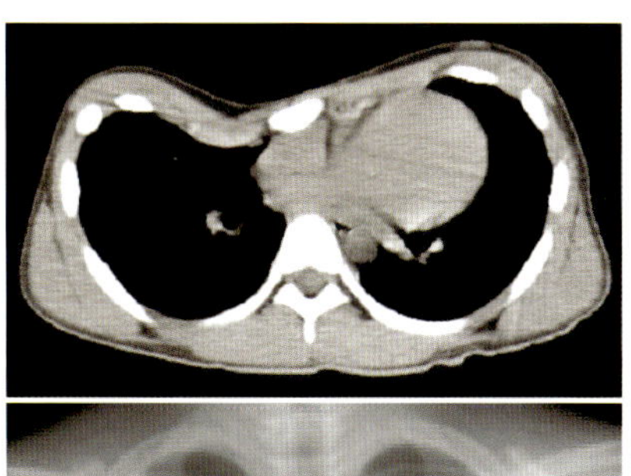

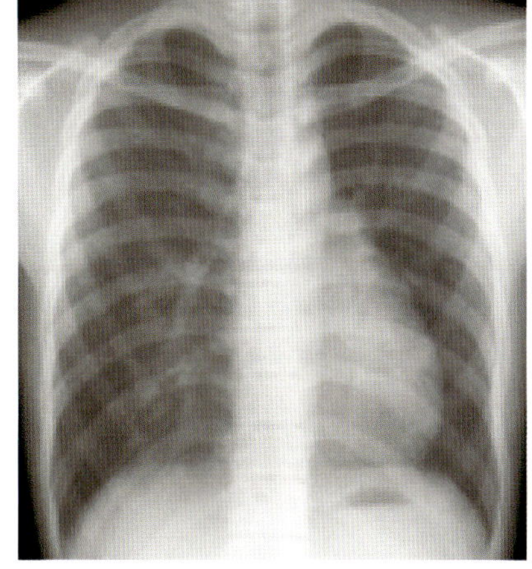

(a)術前：右前胸部が陥没していた。

(b)術後：バーの挿入に伴い脊椎は左側に弯曲を呈した。

図 1　Nuss 手術の施行後に脊椎が弯曲した例①

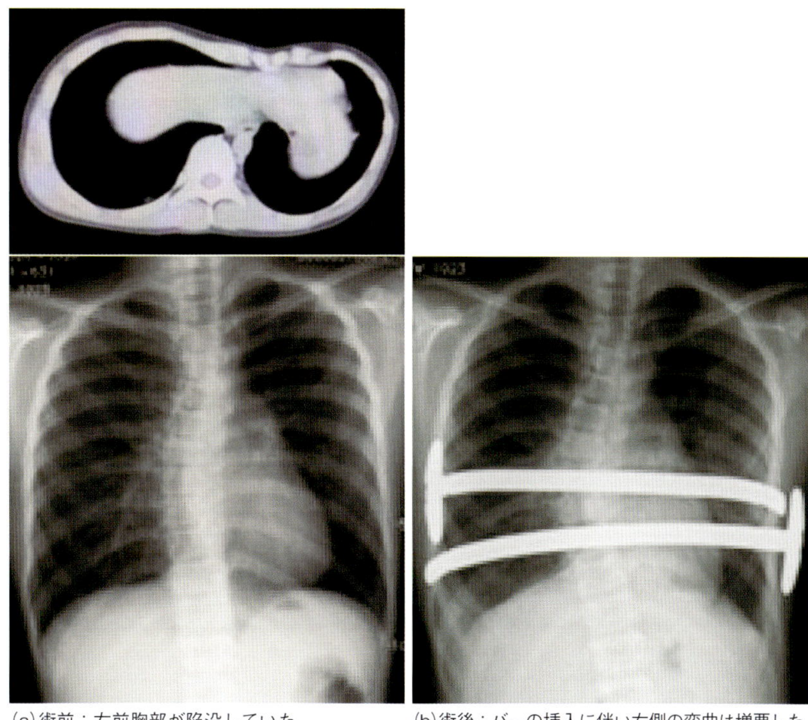

(a)術前：左前胸部が陥没していた。

(b)術後：バーの挿入に伴い右側の弯曲は増悪した。

図 2　Nuss 手術の施行後に脊椎が弯曲した症例②

表1　脊椎弯曲の方向性に基づく，非対称漏斗胸のタイプ分類

	前胸部	脊椎の側彎
タイプ1	右陥没	右に凸
タイプ2	右陥没	左に凸
タイプ3	左陥没	右に凸
タイプ4	左陥没	左に凸

表2　著者らが追跡した25症例における，手術に伴う側弯の状態変化

	改善	不変	増悪
タイプ1(n = 8)	8	0	0
タイプ2(n = 4)	0	1	3
タイプ3(n = 5)	0	1	4
タイプ4(n = 8)	5	2	1

(表1)。

タイプ1およびタイプ4は，前胸部が陥没している側に向かって脊椎が弯曲している。これらのタイプに対してNuss手術を行うと，弯曲の程度は小さくなり脊椎はまっすぐに近づく。すなわち側弯は改善する(図3-a)。

これに対してタイプ2およびタイプ3においては，前胸部が陥没している側とは反対側に向かって脊椎が弯曲している。これらのタイプに対してNuss手術を行うと，弯曲の程度は大きくなる。すなわち側弯は増悪する(図3-b)。

すなわち理論的には，「前胸部の陥没が強い側に向かって脊椎が凸の弯曲をなしている場合には，Nuss手術を行うことによって側弯は改善するが，その逆の場合には増悪する」という法則が成立する。

著者らは臨床経験のなかでこの法則に気が付き，この法則を検証するために合計25人の患者を対象として臨床結果の検証を行った。前述したタイプ1〜4に分類し，おのおのの患者につき脊椎の側弯が手術に伴い改善するか増悪するかを評価した(表2)。

Pearson's chi-square testを用いた統計解析によれば，タイプ1およびタイプ2間，そしてタイプ3およびタイプ4間において明らかな有意差が認められ，「前胸部の陥没が強い側に向かって脊椎が凸の弯曲をなしている場合には，Nuss手術を行うことによって側弯は改善するが，その逆の場合には増悪する」という法則の正しさが統計学的な有意差をもって証明された。また，三次元力学解析に基づき，理論的にもこの法則が成立することを別途，証明している。この検証および証明については論文に詳述している[4)]。さらに詳しくは文献4を参照されたい。

前述の法則がなぜ成立するのかについて，図4を用いて説明する。陥没した胸骨がバーにより挙上される時に，図4のFに示すようにバーから胸骨に向かって力が作用する。非対称性の症例においてはこの力は，真上に向かうのではなくてやや斜め方向に向かう。たとえば図4は胸郭の左側の陥没が強い症例であるが(胸郭の断面は上から見た所見である)，Fは少し右から左に向かう方向に作用する。

このように非対称性症例においてはバーから胸骨に向かって，やや傾いた方向に力が作用するが，非対称性の強い症例ほどこの傾きは強い。Fはバーから胸郭に向かって作用する力であるが，この力が作用すると，それに相対する抗力がバーから胸郭に向かって作用する。左右の胸郭に作用する抗力をそれぞれR1およびR2とすると，F = R1 + R2の関係にある。

R1およびR2はFとは真逆の方向に作用する。つまり前胸部の陥没の強い側から，陥

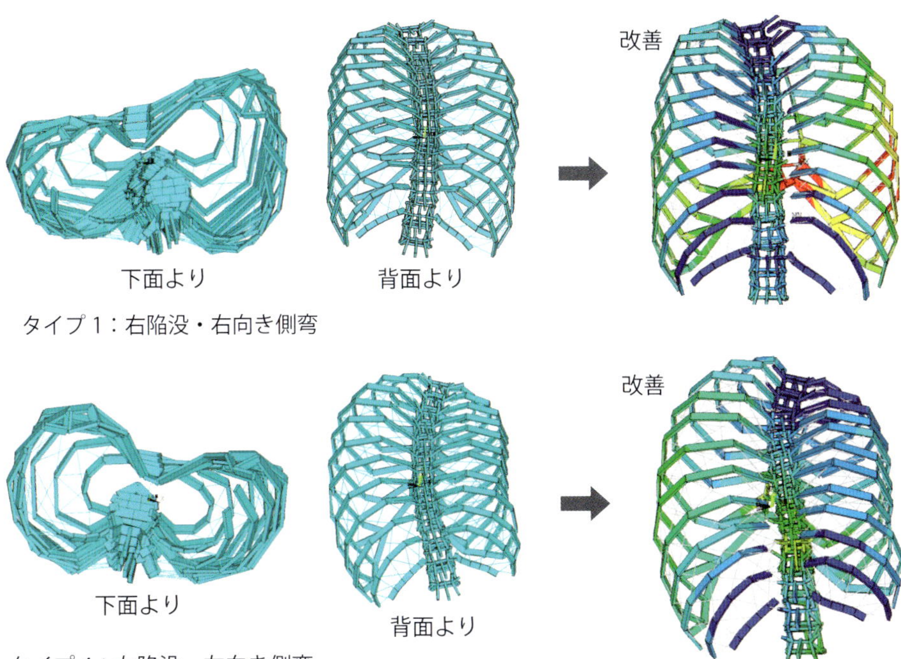

(a)表 1 のタイプ 1 とタイプ 4 に対して Nuss 手術を行うと，脊椎の弯曲は修正される傾向にある。

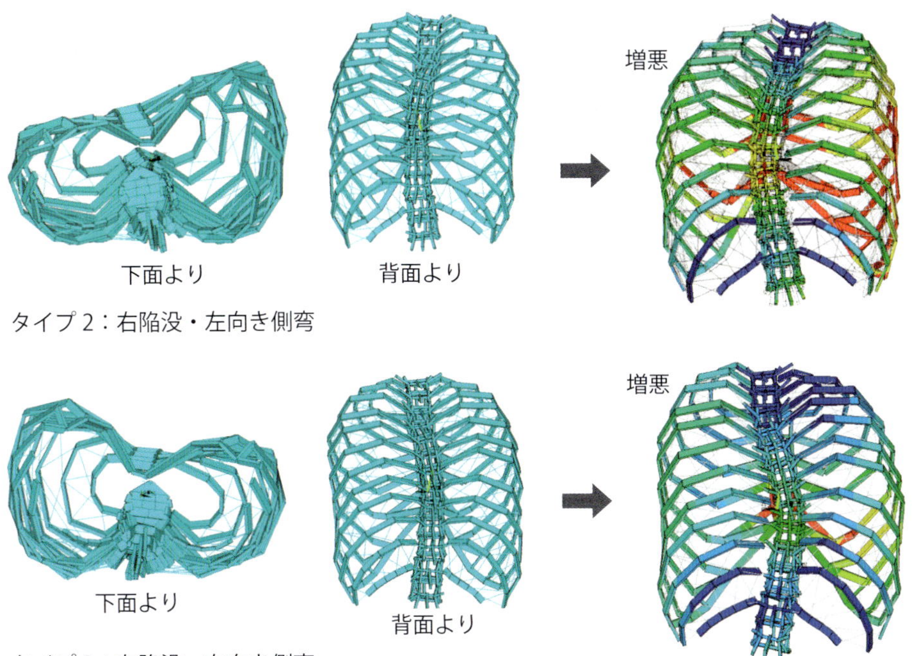

(b)表 1 のタイプ 2 とタイプ 3 に対して Nuss 手術を行うと，脊椎の弯曲は増悪する傾向にある。

図 3　非対称症例の手術後に、脊椎側弯が改善するか増悪するかについての法則性

胸壁の陥没している側に向かって脊椎が弯曲している場合には、手術に伴い脊椎の弯曲は改善し、その逆の場合には増悪する。(Nagasao T, et al: Dynamic effect of the Nuss procedure on the spine in asymmetric pectus excavatum. J Thoracic Cardiovascular Surg 140: 1294-1299, 2010 より引用)

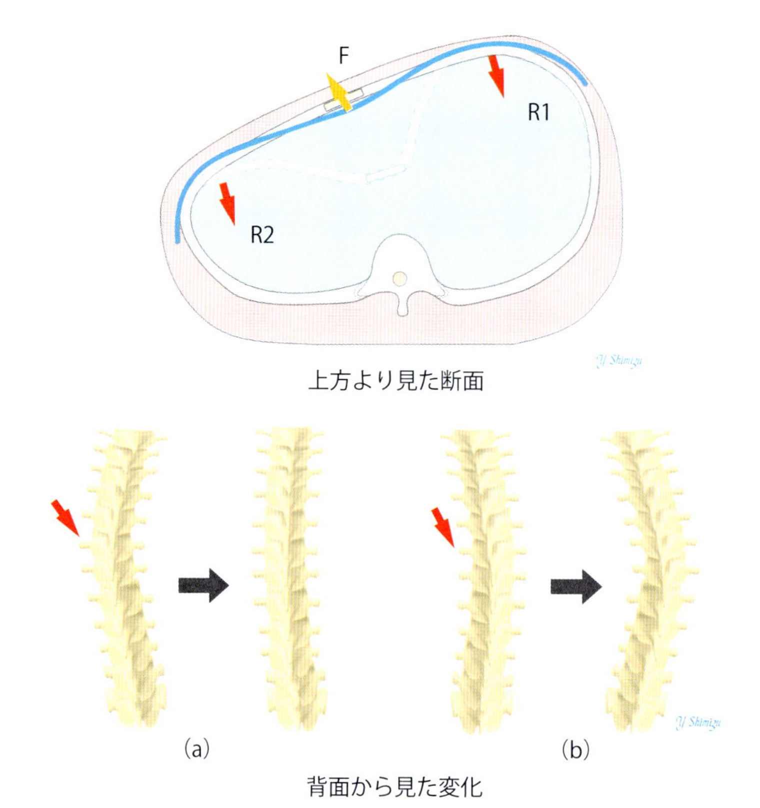

図４　法則の成立する理由
(Nagasao T, et al: Dynamic effect of the Nuss procedure on the spine in asymmetric pectus excavatum. J Thoracic Cardiovasc Surg 140: 1294–1299, 2010 より引用)

没の弱い側に向かって作用する。この抗力は最終的にはいずれかの部位により吸収される必要があるが，胸郭はつまるところ脊椎によって支えられている。ゆえに非対称性漏斗胸の胸郭に対して矯正バーを装着した場合，脊椎は前胸部の陥没の強い側から，陥没の弱い側に向かう力を受ける。もし脊椎が陥没側に向かって凸に弯曲しているのならば，その弯曲と反対方向に脊椎は力を受け，側弯は改善する(図４-a)。これに対し，もし脊椎の弯曲が，陥没が軽度な方向に向かって凸であるのならば，その凸を増強させる方向に脊椎は力を受けるので，側弯は増悪する(図４-b)。

本項で述べた法則を念頭において慎重に計画を立てた治療を行うことで，脊椎の側弯を有する漏斗胸患者に対しても，合併症が起こる率を下げることができる。

引用文献

1) Hong JY, Suh SW, Park HJ, et al: Correlations of adolescent idiopathic scoliosis and pectus excavatum. J Pediatr Orthop 31: 870–874, 2011
2) Wang Y, Chen G, Xie L, et al: Mechanical factors play an important role in pectus excavatum with thoracic scoliosis. J Cardiothorac Surg 7: 118, 2012
3) Gurnett CA, Alaee F, Bowcock A, et al: Genetic linkage localizes an adolescent idiopathic scoliosis and pectus excavatum gene to chromosome 18q. Spine (Phila Pa 1976). 34: E94–E100, 2009
4) Nagasao T, Noguchi M, Miyamoto J, et al: Dynamic effect of the Nuss procedure on the spine in asymmetric pectus excavatum. J Thoracic Cardiovasc Surg 140: 1294–1299, 2010

永竿智久

8 皮下気腫

!! Nuss 手術を行う際にはバーを装着するスペースを作るために皮下剥離が行われる。剥離によって生じた空間は胸腔内と連絡しているので，症例によっては皮下気腫が術後発生することがある。皮下気腫が気管周辺に波及すると呼吸困難の原因となる。また蜂窩織炎の原因ともなりかねないので注意が必要である。

Nuss 手術においては，バーを留置するために胸壁と皮下脂肪組織が剥離されてスペースが作られる。このスペースと胸腔内とはバーを介して連絡しているので，空気が皮下にまで移動して皮下気腫となる場合がある。特に小児においては胸壁と皮下脂肪組織の間隙が疎であり，気体が貯留しやすいので注意が必要である。

Nuss 手術の手術後に生じた皮下気腫症例の X 線所見を示す（図）。小学校低学年の小児であり，対称性の漏斗胸に対してバーを 1 本挿入した。手術直後は問題がなかったが，抜管後に皮膚の腫脹が前胸部より始まり，しだいに頸部に拡大してきた。指で圧迫すると気泡が潰れるような音（いわゆる握雪感）がするので皮下気腫を疑い，X 線撮影したところ，皮下に蜂巣様の透過影が認められた。すぐに皮下気腫と判断し，緊張性気胸を回避するために胸腔ドレーンを挿入した。

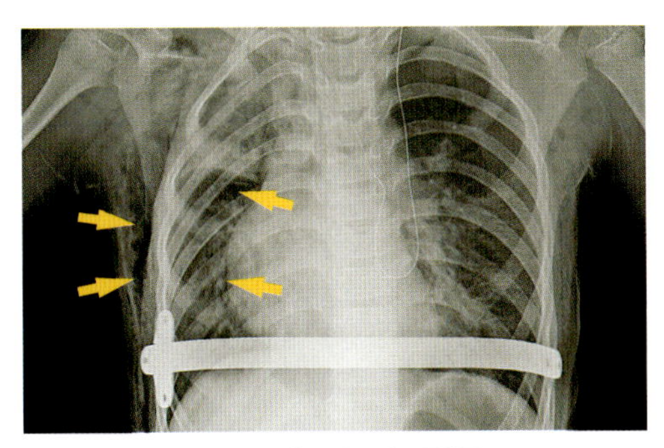

図　手術後に生じた皮下気腫の所見
矢印の部分に皮下気腫が存在している。

胸腔は皮下スペースとは連続しているものの体外とは隔絶されている。ゆえに皮下に空気が侵入するとしたら，気道を介しての経路以外にはあり得ない。もしも肺にまったく問題がないのならば，胸腔の陰圧により肺が拡張するという仕組みから考えて，皮下に空気が貯留するという現象は生じないはずである。前述の患者においてはおそらく術中には確認できなかった小さなブラが存在し，それが破裂したがゆえに皮下気腫が生じたのだと考えられる。

皮下気腫が生じ，頸部へ伸展すると呼吸困難が生じる可能性があるので，十分な注意が必要である。手術終了後，自発呼吸の状態で少なくとも 30 分間は観察し，もしも皮下気腫が疑われる場合には躊躇なく胸腔ドレーンを挿入するべきである。

Ⅵ
特殊な状況における治療

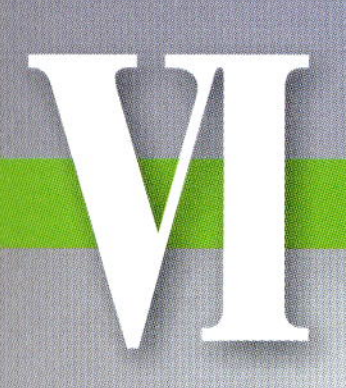

野口昌彦

1 Ravitch 法術後の再陥凹変形に対する Nuss 手術

!! 治療後の陥凹変形の再発に対し再度 Nuss 法による治療が計画されることも多い。特に Ravitch 法術後のケースにおいては，初回治療時の剥離範囲が前胸壁部の癒着の原因となって胸腔内における視野の展開が困難となったり，再生肋軟骨の状態によっては適切な位置にバーを維持できないなどの問題を生じる。これらを踏まえた治療計画が必要となる。

Ravitch 法に限らず，再手術に際して考慮する必要があるのが臓側胸膜と前胸壁との癒着の有無である(図 1-a)。前述したように壁側胸膜外で操作がなされている場合は問題ないが，開胸となっていたケースの多くでは右側前胸壁の癒着の剥離が必要となる。

剥離操作に際しては，(超音波)凝固切開装置が有用である。内視鏡下に鈍的な補助鉗子で肺組織を抑えつつ，癒着部を同装置にて剥離する(図 1-b，c)。

胸骨裏面の剥離においては，癒着はそれほど問題となることは少ないが，瘢痕組織であることから通常の剥離操作に比べるとやや出血が多い。なお対側は胸壁とのスペースに心臓が入り込んでおり，癒着を生じにくい状況である。肋軟骨切除後の外側断端の落ち込みが存在すれば，視野の展開および剥離のうえで問題となる(図 2-a)。こうした場合には，内視鏡の挿入位置を工夫したり漏斗胸吸引装置を使用したりして対処する。

切除された肋軟骨の範囲にもよるが，術後に再生した肋軟骨により，適切な肋間位置に刺入点を作成することが困難な場合もある(図 2-b)。

また瘢痕化した肋間筋は裂けやすい。イントロデューサーによる用手的挙上時やバー回旋時に損傷を生じやすいことから，同手技にあたっては注意する必要がある。特に非対称例ではバーの刺入肋間が左右で異なる場合があり，この際はバーの回旋時に肋間に無理な力がかかりやすい(図 2-c)。

そのため非対称例などであっても極力バーは左右同じ肋間で水平近くに挿入するようにし，変形の残存する部分にはバーを挿入する本数を増やすなどの手段をとって対処すべきである。陥凹の程度，手術時年齢によっては，肋軟骨切除により支持力が弱くなった胸郭で予定通りの胸骨位置に維持することが難しい場合もある。この場合，沈み込んだバーが心臓を直接圧迫し，血圧の低下を生じることもある。あらかじめ上胸部にバーを通過させ，挙上力が再陥凹部に集中しないよう考慮するのが安全と考える。初回手術後の瘢痕組織の剥離操作など，通常よりも前縦隔への侵襲は

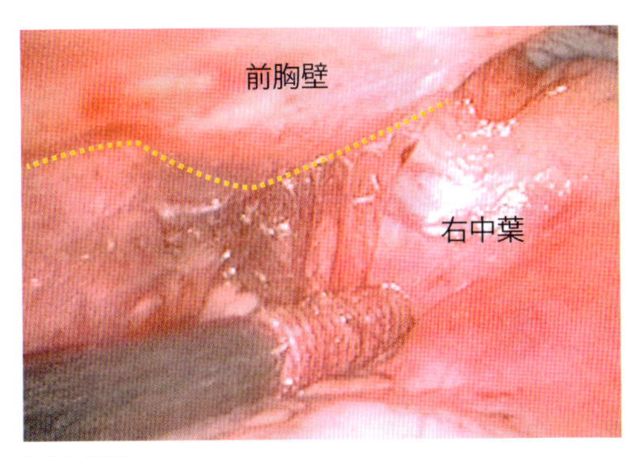

(a) 右胸腔
比較的広範囲に及ぶ前胸壁と臓側胸膜との線維性癒着（点線）を認めた。

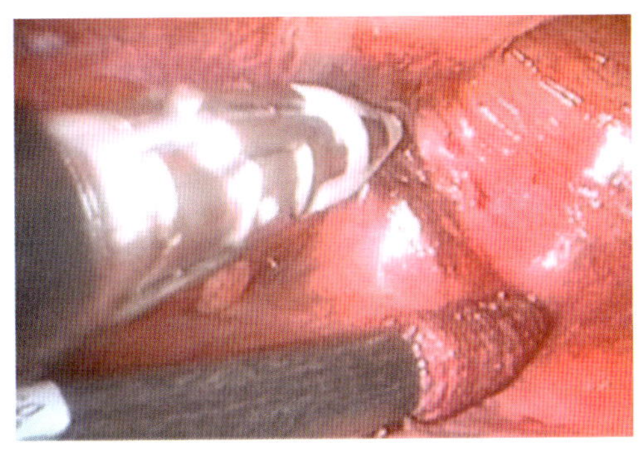

(b) 凝固切開装置による癒着部の剥離操作

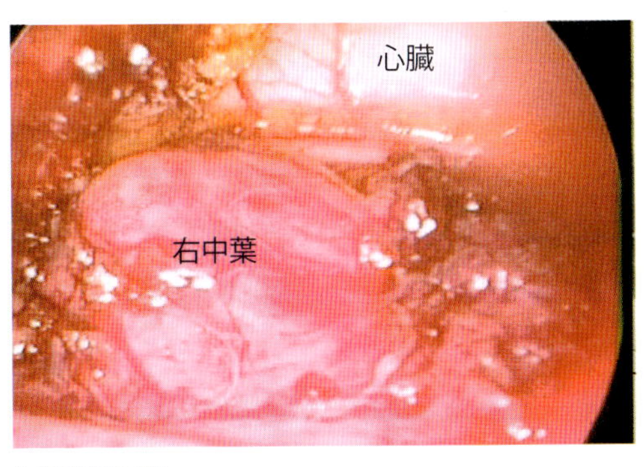

(c) 剥離終了時

図 1　前胸壁癒着部の処理

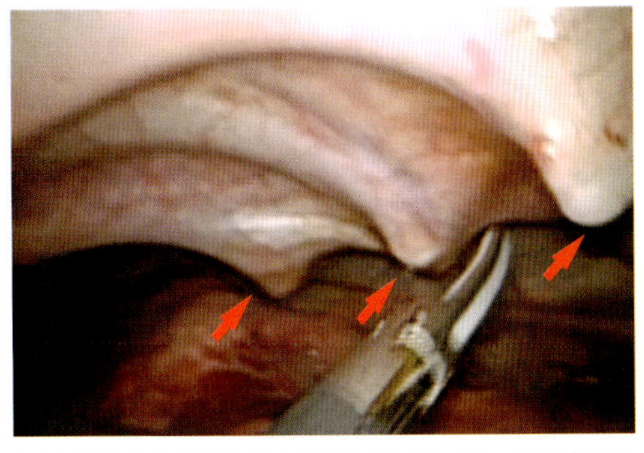

(a) 変形肋軟骨切除断端の落ち込み（➡）は，胸骨裏面の剥離操作に影響する。

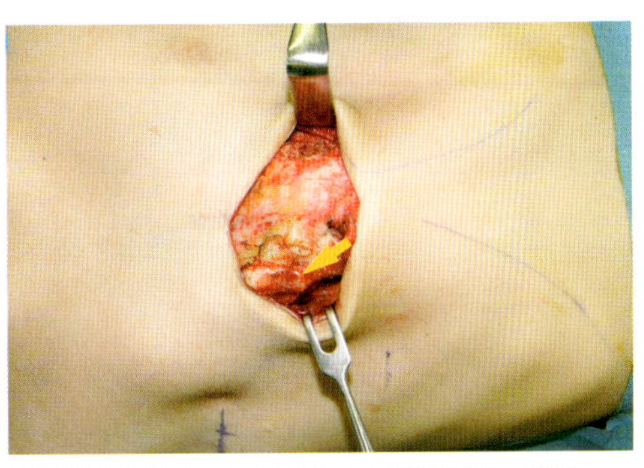

(b) 切除肋軟骨が面上に再生しており肋間がない状態

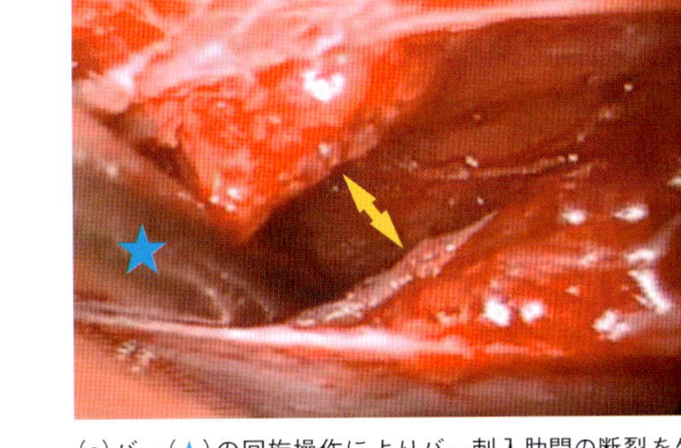

(c) バー（★）の回旋操作によりバー刺入肋間の断裂を生じた（⟷）。

図 2　Ravitch 法術後再発例での問題

大きく，術後の縦隔炎のリスクは高いことを念頭におき，術後管理を行う必要がある。

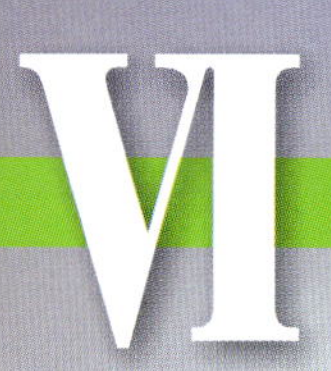

野口昌彦

2 先天性心疾患患児における心内修復術と漏斗胸治療

先天性心疾患を有する患児においては，単に整容的な改善目的で漏斗胸治療が選択されるだけでなく，陥凹変形による心臓圧迫の改善を目的とした治療意義もある。後者の場合は心内修復術後に漏斗胸の同時再建が計画されることが多い。一方，正常心を獲得した後に，整容的目的から Nuss 法を希望するケースも増えている。安全で確実な治療を計画するに際して注意すべき点を述べる。

先天性心疾患を有する患児における漏斗胸変形の合併や，先天性心疾患に対する心内修復術後に生じた胸郭変形に対し治療を行う機会も多い。こうした状況としては２つの場合が考えられる。１つは漏斗胸変形による心臓圧迫が循環動態に影響している場合であり，もう１つはいわゆる正常心が獲得された段階での変形に対する整容的改善を目的とする場合である。本項においては，特に正常心が獲得された段階における漏斗胸治療に際し留意すべき点をまとめる。

術前評価および準備

例外はあるが，基本的には根治術によりチアノーゼが改善されていることが前提である。心内修復術が施行されている場合は，最終手術から最低６カ月をあけて治療を行う。人工血管など人工物が使用されている場合は抗凝固療法の有無を確認し，内服薬の休薬の時期および術前のヘパリン化につき循環器科と相談する。長野県立こども病院においてはアスピリン，チクロピジン，クロピドグレル内服に関しては２週間前より休薬とし，ワーファリン内服に関しては手術３日前に休薬させ，同日より入院としている。ヘパリンの持続静注(10u/kg/hr)によるヘパリン化の後，手術を行っている。

先天性心疾患患者においては，①右心房・右心室の拡大，②側副血行路の発達，③大動脈拡大および前方偏位，④冠動脈の走行異常などを有していることがあり，術前 CT での確認は必須である。必要な場合は造影 CT による確認も行う(図 1)。

手術に際して

留意すべき点は前縦隔の癒着である。心内修復術時に，心外膜を直接縫合してあるか否かの確認は重要である。さらに漏斗胸では陥凹変形に伴う心臓位置の変位から，右心房が前面に張り出していることが多く，心外膜閉

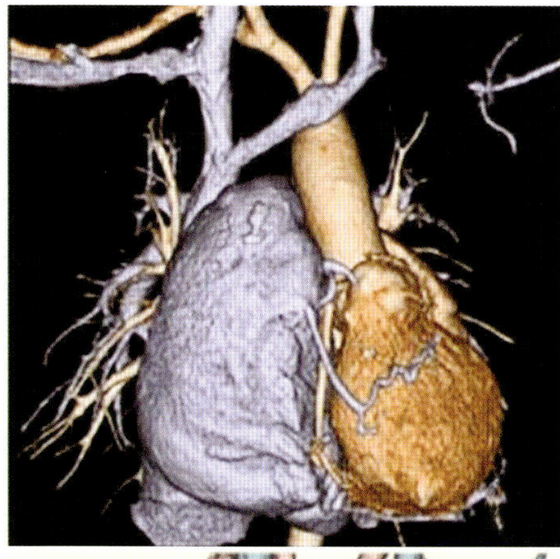

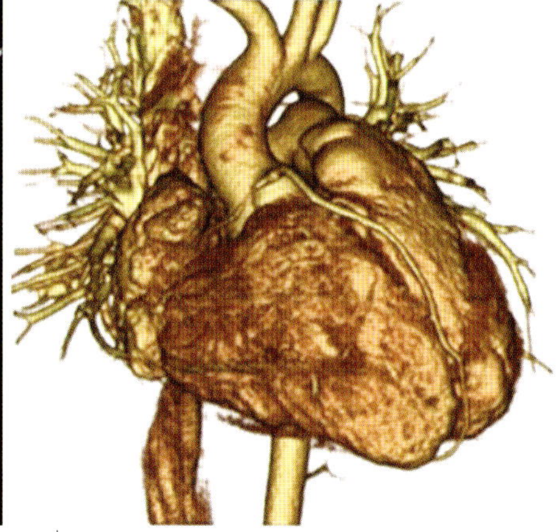

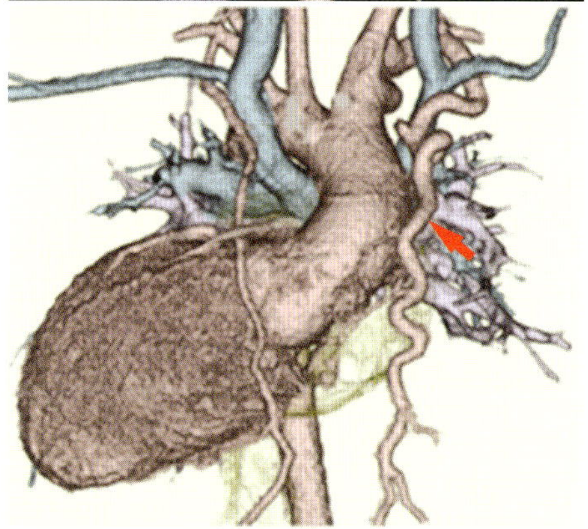

a | b
c

(a) 両大血管右心室起始症（フォンタン術後：心房–肺動脈結合）
右房拡大を認める。
(b) 心室中隔欠損症，右心室二腔症（心内修復術後）
左冠動脈走行異常を認める。
(c) 無脾症候群，右心室性単心室
巨大側副血行路（左内胸動脈↓）が認められる。

図 1　先天性心疾患患者の造影 CT による観察

鎖の有無にかかわらず，同部の剥離に際して思わぬ出血を見ることがある。そのため安全面からは胸骨裏面の剥離に関して，心臓外科医による正中創からの明視下での剥離が望ましい。同部の剥離の際には通常の開胸と同様に胸骨尾側端より侵入するが，陥凹変形により視野が悪い症例が多く，そのため胸骨体の一部を正中で離断し剥離を行う必要がある（図 2–a）。

また肺と胸壁の癒着に関しては，通常の内視鏡下の剥離も可能ではあるものの，同部から明視下での剥離を行うことが，結局は手術時間の短縮に繋がる。側胸部からの皮下剥離やバー刺入点の作成については通常通りの手技を行う。一方，心内修復術後の胸骨の状態（離断された左右胸骨の癒合状態）および剥離に際し追加した胸骨離断の範囲によっては，胸骨の挙上に伴う胸骨接合部のずれが生じないようにプレートなどによる固定が必要となる。

長野県立こども病院においては，まずワイヤリングにより可及的に胸骨の位置を戻した後に，通常の Nuss 法に準じて側胸部からのアプローチでバーの刺入点を作成し，正中創における確認を行いつつ，安全にバーを挿入している。金属プレートでの胸骨正中固定を追加し胸骨を安定させた後，バーの flipping を施行している（図 2–b）。

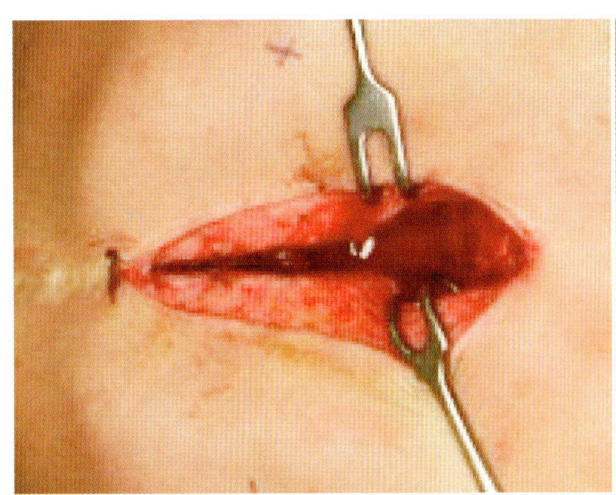

(a)胸骨裏面の剥離が終了したところ
胸骨体の尾側を正中で離断した。

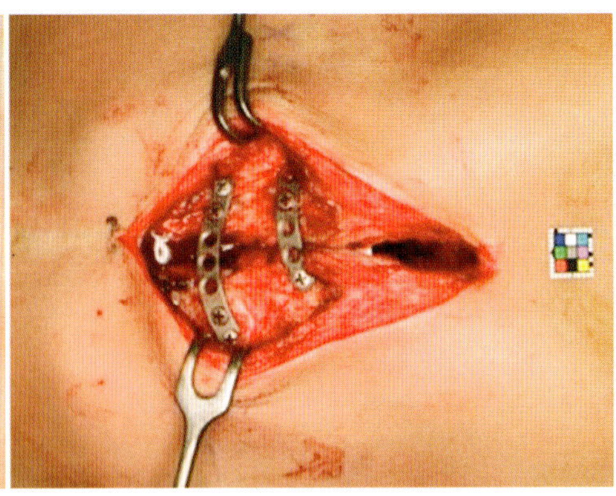

(b)バーの flipping 後
挙上に伴い左右胸骨間が拡がる方向に力が働いた。プレートによる固定のため胸骨接合面のずれはない。

図2　心内修復術後患者での漏斗胸治療

術後管理

術後は疼痛対策が重要となる。抗凝固療法が行われている場合は血腫形成の可能性があることから硬膜外麻酔は敬遠される。そのため代替手段につき事前に麻酔科医と検討する必要がある。鎮痛薬(フェンタニルなど)の持続静注をベースとすることが多い。疼痛が高度である術後数日間を挿管下にICUにて管理する手段も有用である。しかしフォンタン術後の場合は挿管管理による循環動態への影響が強く，CVPの観察下での管理を要するとともに，なるべく早期に抜管し自発呼吸下に管理を行う必要がある。また感染性心内膜炎に対する予防的抗生剤投与を行う。特に心内修復術時に人工血管などの人工物が使用されている場合は注意を要する。予防的抗生剤投与に関しては感染性心内膜炎に関するガイドラインに準拠し治療を進める。ワーファリン投与症例では術前よりヘパリン化が行われるが，術後の止血状態に問題なければヘパリン投与と併行して服薬を再開する。プロトロンビン時間国際標準比(PT-INR)2.0〜2.5を目安とし，同値が安定した段階でヘパリン投与を中止する。しかし術後の影響から術前の投薬量では目標値に達しない場合が多く，増量を余儀なくされる場合が多い。

■その他

利尿剤内服や摂取水分量に制限がある場合は，事前に術後管理におけるイン - アウトバランスにつき循環器科と相談する必要がある。

Ⅵ 特殊な状況における治療

野口昌彦

3 肋軟骨採取後の胸郭変形の治療
—バーの固定性不良症例への対応—

!! Nuss 法の普及に伴い，漏斗胸だけでなくさまざまな原因により生じた胸郭変形に対する治療の機会も増えている。変形が限局するようなケースでは，逆にバーの固定性に問題を生じることもある。ここではトラブルケースにおけるバー固定性の向上についての工夫を述べる。

図 1 は 5 歳時に移植を目的に肋軟骨採取を行った後に生じた胸郭の陥凹変形症例である。移植目的に 5 歳時に右第 5，6 肋軟骨を採取した。成長に伴い採取部の陥凹変形と胸骨の捻じれ変形を生じた。17 歳時に同部の陥凹修正と胸骨の捻じれの改善を目的に Nuss 法による治療を施行した。

まず頭側(右第 5 左第 4 肋間)にバーを挿入することで胸骨の捻じれを改善するとともに陥凹部が挙上されることでの視野確保を期待したが，陥凹周囲の組織は瘢痕様再生肋軟骨であり可塑性が低く，この段階でも視野の確保は困難であった。そのため陥凹している肋軟骨を軟骨膜下に剥離し，明視下となった第 5 および 6 肋軟骨を直接持ち上げかろうじて視野を得た。この状態で右第 7 肋間から左第 6 肋間へとバーを挿入することで陥凹部の挙上を行った。同部の挙上に要する力は予想以上に大きく，術後経過に伴う肋間の解離が予想されたため，右第 7，8 肋骨周囲を 2-0 非吸収糸(エチボンド®，ジョンソン・エンド・ジョンソン社，米国)にて補強した。

術後 1 カ月経過した時期に感冒に罹患し，激しく咳き込んだ際に痛みを生じたとのことで来院した。視診上は再建した胸郭形態は維持されていたが，X 線上で尾側のバーの変位を認めたため緊急手術となった。

術中所見としては，左側バーの先端が肋間に落ち込んでおり，確認が困難であった。経過後早期であったことから周囲組織との癒着は軽度であり右胸腔からの内視鏡による確認は可能であった。回転したバーのエッジが中葉表面と接しており，呼吸運動による摩擦から一部に挫滅様の変化を生じていた。

呼吸を停止させた状態でバー周囲に肺が巻き込まれていないことを確認後，バーの位置を復位させた。再発を考慮し，バーの固定に際してはケーブルワイヤー(アコードケーブル® 2.0mm，スミス・アンド・ネフュー社，英国)を用い，右側第 7 肋骨膜下に固定を行った。

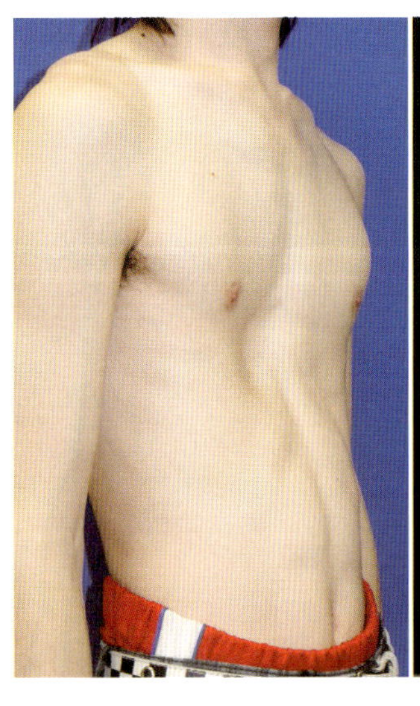
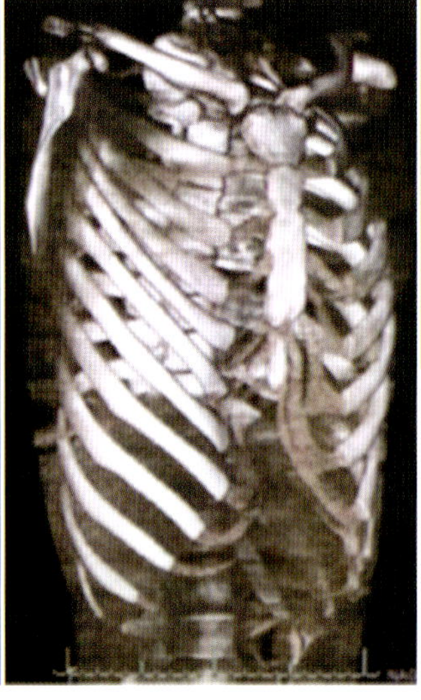
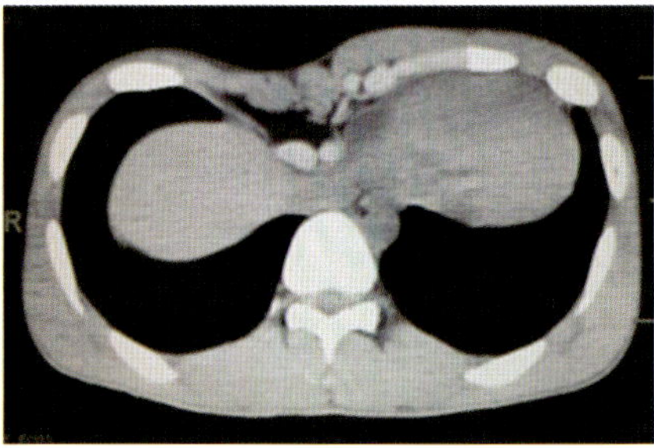

(a)術前所見
陥凹は局所的であるが，肋軟骨断端は肝臓に食い込むように落ち込んでいる。

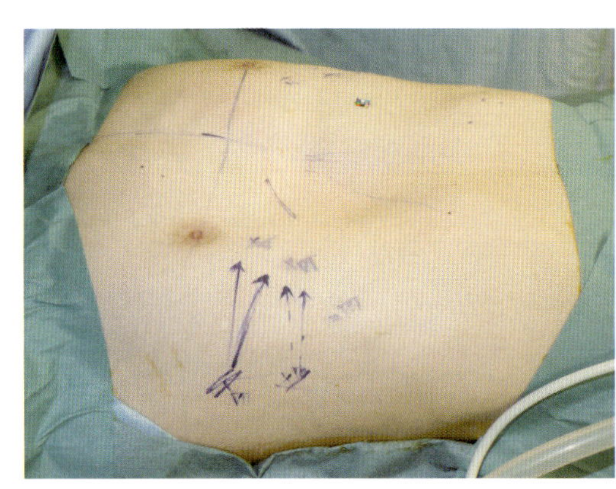
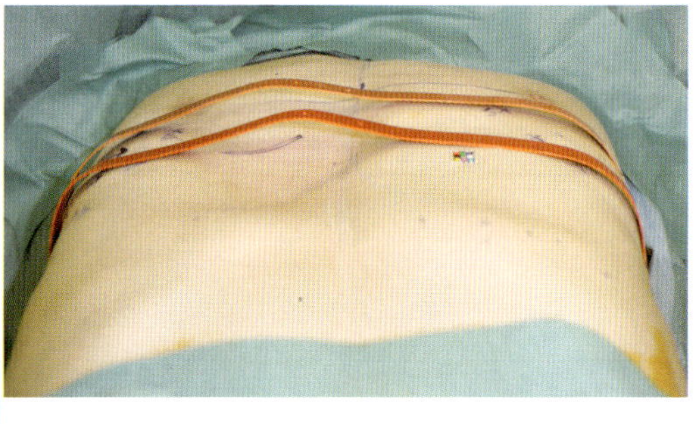

(b)手術デザイン
2 本のバーによる形成を予定した。

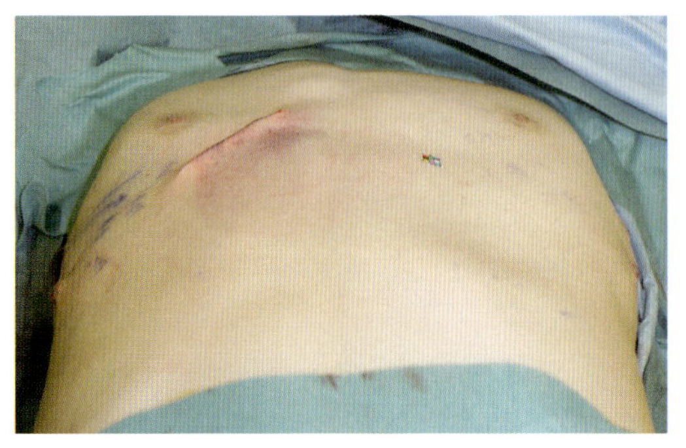

(c)術直後
陥凹部は挙上され，扁平胸郭も改善した。

図 1　症例：17 歳，男性

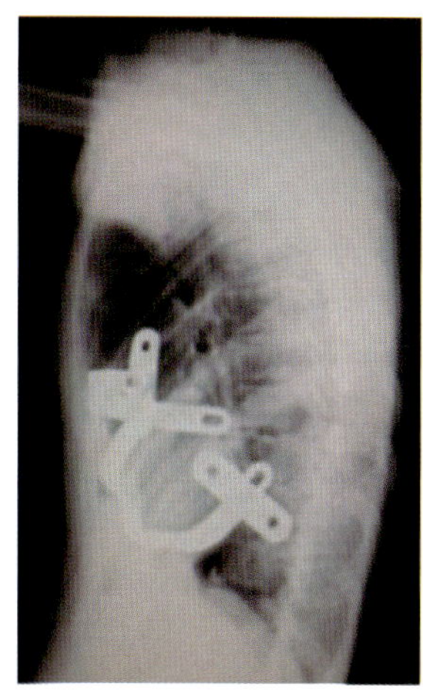

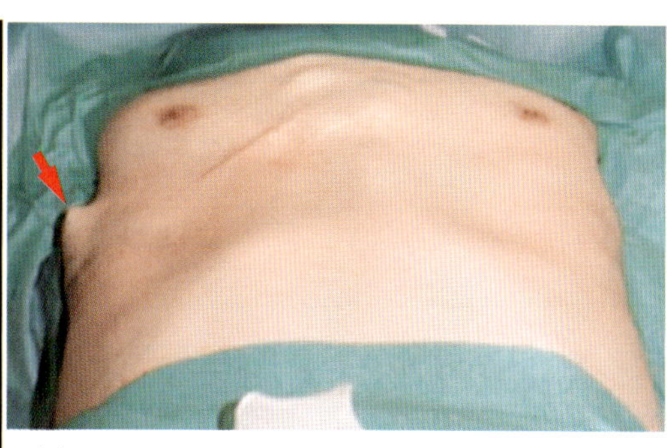

(d)術後 1 カ月：尾側プレートの flipping を認める。
右側胸壁には変位により突出したバー先端が確認される(矢印)が，視診上陥凹部の落ち込みは軽度である。

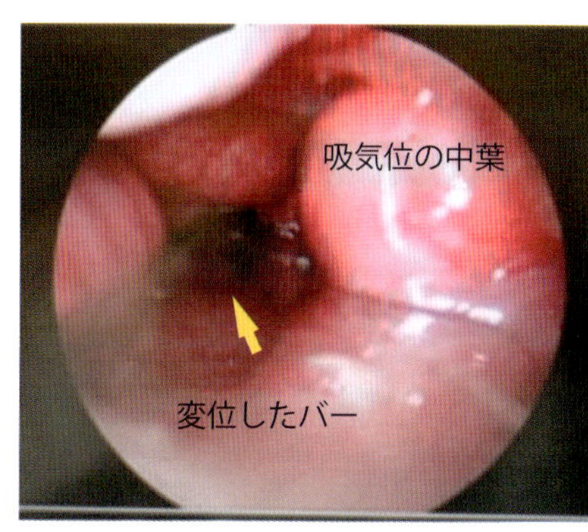

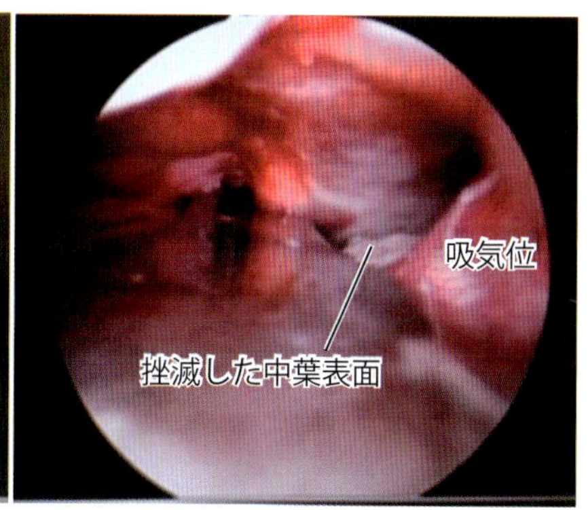

(e)胸腔内所見：呼吸に伴う接触から肺表面には挫滅による潰瘍形成を認めたが，周囲組織との癒着は認められなかった。

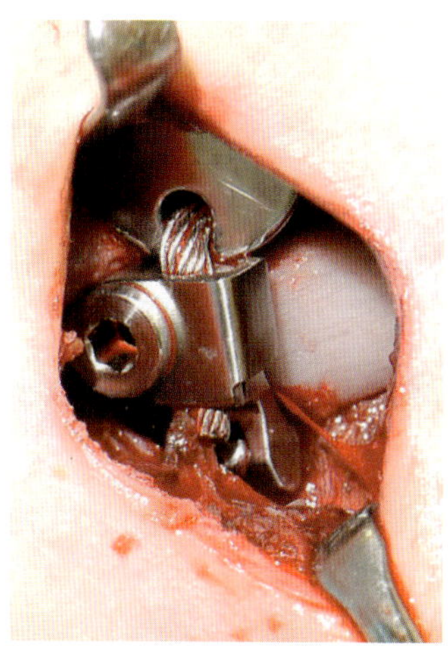

(f)ケーブルワイヤーシステムによる肋骨への固定
ワイヤーが肋骨に食い込まないよう肋骨腹側面にはスペーサーを当てた。

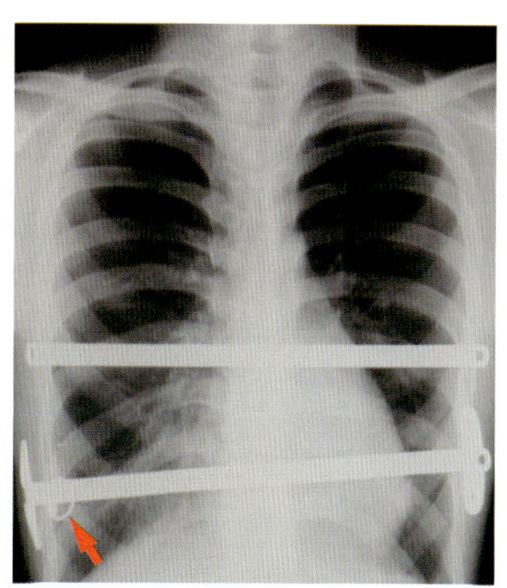

(g)再固定後 1 年：バーの変位はなく安定している。固定用のケーブルワイヤー(矢印)が確認される。

図 1

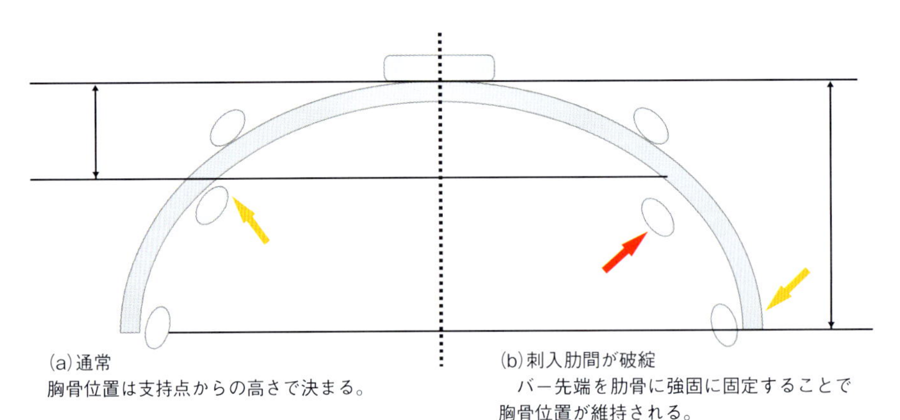

図2　バー固定に関する考え方
黄矢印：支持点，両矢印：支持点から再建胸骨までの距離，赤矢印：刺入肋間での支持点の破綻

この症例は瘢痕再生した肋軟骨の変形が高度でかつ可塑性が著しく低く，部分的な restricted thoracic dystrophy に近い状態であった[1)]。また変形部位が下部胸壁であり，そのため右側バーの刺入点を外側にとる必要があった。外側刺入時のバー変位予防には刺入点より内側でのバーの補助固定が有用となるが(V-1「バーのずれを防ぐには」参照)，この症例では瘢痕のため同部での固定ができない状態であった。そのため初回手術では支持点の破綻によるバーの変位を予防すべく，ステップベンディングおよび刺入肋間が開大しないよう刺入点上下の肋骨周囲縫合を追加し支持点の補強を行い，さらに両側スタビライザーの使用を行ったが安定性は不良であった。

バーの変位に関しては，このような特殊例に限らず悩まされるケースがある。図2はこのような状況下での固定力の確保の方法である。通常再建された胸骨位置はバーの支持点(hinge point)が支えることになるが(図2-a)，バー先端が強固に固定された場合，同部でも挙上された胸骨位置は維持される。われわれはこの目的に前述したケーブルワイヤー(アコードケーブル®)を用いており，これをバー先端の孔に通し肋骨周囲に固定している(図2-b)。

引用文献

1) Robicsek F, Fokin A: How not to do it; Restrictive thoracic dystropy after pectus excavatum repair. Interact Cardiovasc Thorac Surg 3: 566-568, 2004

野口昌彦

4 Marfan 症候群および類似疾患に対する Nuss 手術

!! 漏斗胸を担当する医師として診断がなされていない段階での Marfan 症候群およびその類似疾患の初診医となる可能性は高い。特異的な経過をたどる同疾患群においては，その予後をより安全なものとするためには何よりも早期診断が重要となる。また同疾患群の特徴を良く理解した治療計画が必要となる。

結合組織の脆弱性から漏斗胸を呈する代表的な疾患として Marfan 症候群(Marfan syndrome：以下，MFS)と Loeys-Dietz 症候群(Loeys-Dietz syndrome：以下，LDS)が挙げられる。両者ともに常染色体優性遺伝形式を示す。MFS の身体的特徴としては“表現多様性”が挙げられ，これは原因遺伝子である細胞外基質の構成蛋白の 1 つであるフィブリリン 1 をコードする FBN1 遺伝子の変異部位が一定でないことが理由と考えられる[1)]。一方，LDS は 2005 年に命名された比較的新しい疾患名で，原因遺伝子は TGF-β 1 型および 2 型受容体をコードする TGFβR1/TGFβR2 遺伝子の変異である[2)]。以前は TGFβR2 遺伝子の変異により同様の病態を示す疾患は MFS2 型として分類していたが[3)]，この新たな命名により現在では LDS に含む。LDS の発症率は MFS の 1/6 程度とされるが，確定した数値ではない。MFS との鑑別が困難な症例も多く，身体的特徴としては水晶体脱臼を認めず，高身長を伴わないことが多く，MFS に比し動脈系の異常が早期より生じることが挙げられる。

漏斗胸変形の特徴

これら結合組織の脆弱性を基礎疾患に有する漏斗胸変形の特徴としては，低年齢時から陥凹変形が広範囲で，変形が上胸部にまで及ぶこと，高度側弯を伴う場合は早期から非対称が高度であることなどが挙げられる。また触診上，同年齢の患児に比べ胸郭組織の強度に劣る印象がある。鎖骨の圧迫による胸鎖関節での過剰な可動性は，同疾患の胸郭における結合織の脆弱性を確認するのに良い指標となる(図 1，2)。

治療における問題点

MFS において治療の点で最優先となるのは大動脈瘤の解離や破裂の治療である。しかしこれらが問題となる年齢は通常の漏斗胸治療の至適治療年齢よりも遅く，またその誘因となる大動脈起始部の拡張も早い場合で思春期前半から観察されるに過ぎない。そのため

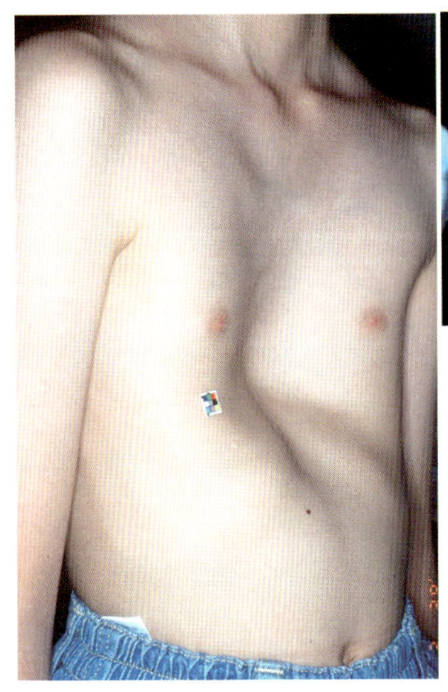
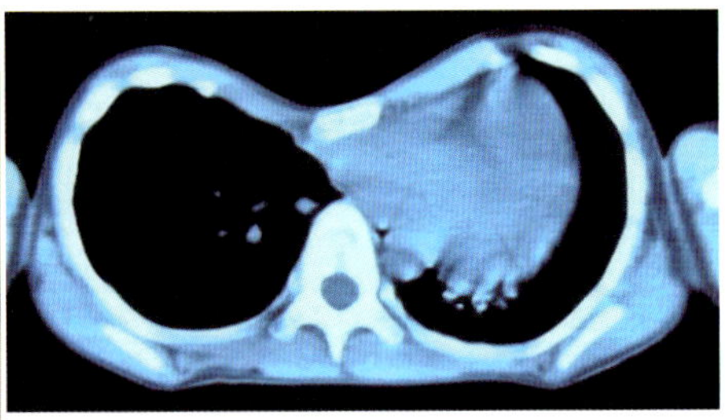

陥凹変形は広範囲であり，年齢に比し上胸部の陥凹も高度である。CT でも心臓位置の左方変位が明確である。

図 1　症例 1：5 歳，男児

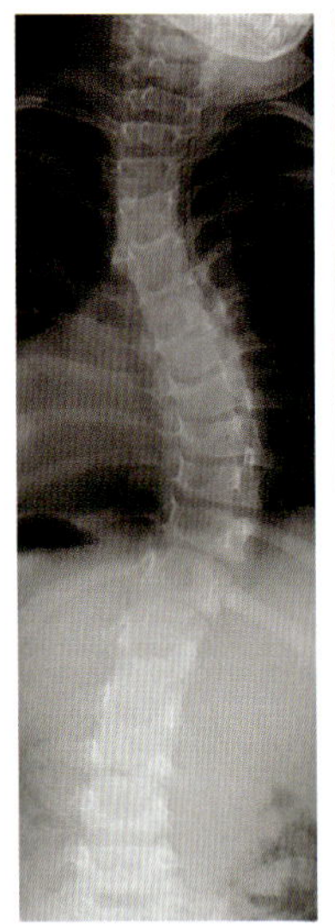
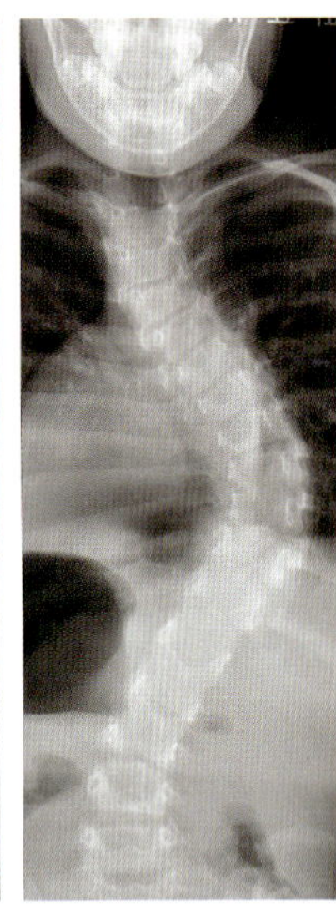
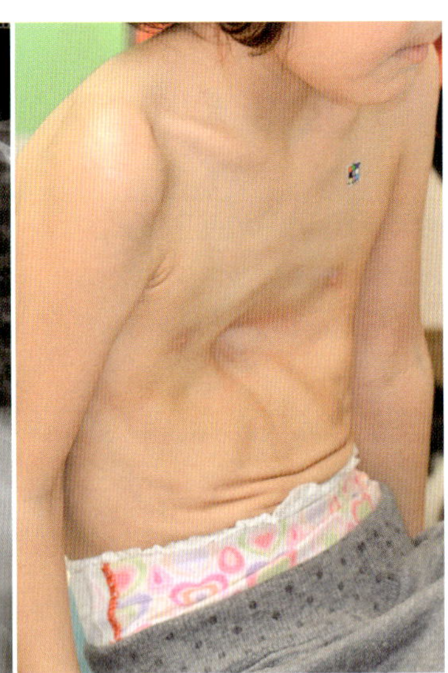

(a) 2 歳 6 カ月時　(b) 3 歳 2 カ月時

図 2　症例 2：3 歳，女児

新生児型（早期発症型）MFS に見られた高度側弯変形。前胸壁の非対称も高度である。

MFS の診断がなされている場合でも，漏斗胸治療を早期より依頼されることは多い。

では，これら結合組織が脆弱な疾患における漏斗胸治療では，どのような点に留意し治療計画を進める必要があるのだろうか。このような結合組織が脆弱な症例では関節も含め硬組織自体の可塑性が高く，そのため術後に思わぬ変形を惹起する可能性が高くなる。特に Nuss 法ではバーによる矯正力が長期にわたり胸郭組織に影響を与えるため，時にこの矯正力に負け，思わぬ変形を生じることがある（図 3）。また矯正に用いたバーが胸骨に埋入してしまい，バーの抜去に際し胸骨摘出を要したという報告も見られる。

一方，同疾患に対し Ravitch 法による再建も考えられるが，変形の特徴として上胸部

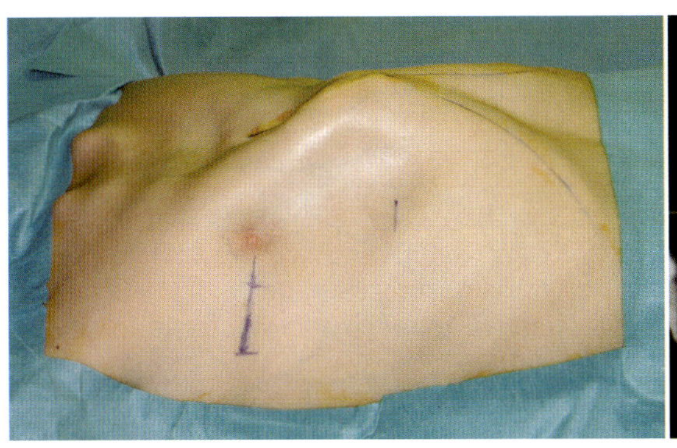
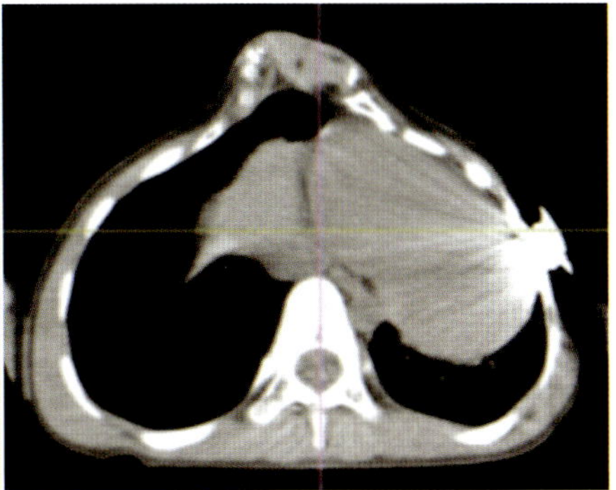

図 3　症例 3：9 歳，男児
6 歳時に Nuss 法による形成術を施行した。術後 6 カ月ころより胸郭の異常突出を生じた。

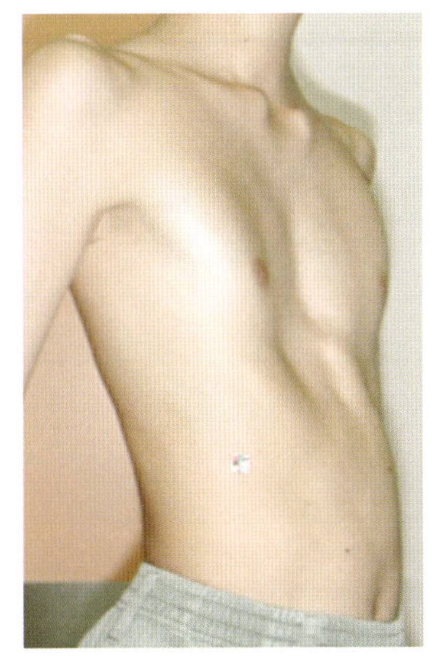

図 4　症例 1：Ravitch 法による形成術後 7 年の所見(15 歳時)
8 歳時に Ravitch 法による形成術を施行したが成長に伴い再陥凹を生じた。

が扁平化する同疾患では，上胸部を基準として形成する Ravitch 法での改善効果は乏しい(図 4)。

以上より，結合組織が脆弱なこれらの疾患における漏斗胸治療においては，成長に伴い組織の可塑性がある程度低下した時期での治療が確実と考える。しかし，わが国での Nuss 法治療の 1 つのピークとなる 6〜8 歳時期では，MFS の身体的特徴である高身長を認めない場合が多く，そのため MFS の診断がなされていない場合もある。また LDS や早期発症型 MFS では心肺圧迫症状が高度で早期より生じることから，同部の圧迫解除を目的とした治療を幼小児期に要求される場合もある。基礎疾患による病態を把握できない状況での治療の可能性，Nuss 法の至適時期に満たない段階での治療の可能性がこれら結合組織の脆弱性を有する漏斗胸治療における問題となる。

治療における対策

漏斗胸担当医として診断がなされていない MFS 患児の初診医となる可能性は高い。そのため漏斗胸診察においては，常にこれら結合組織の脆弱性を有する疾患の可能性を考慮し診察を進めることが大切である。家族歴における身体的特徴および大動脈瘤などの循環器疾患の有無は，同疾患を示唆する重要な手がかりとなる。一般的に MFS の診断は Ghent の診断基準に沿って行われるが[4]，同基準は測定項目が多く，また日本人の体格を必ずしも反映していないなどの問題もある。先に挙げた MFS における漏斗胸の特徴などから MFS を疑ったものの確証に至れない場

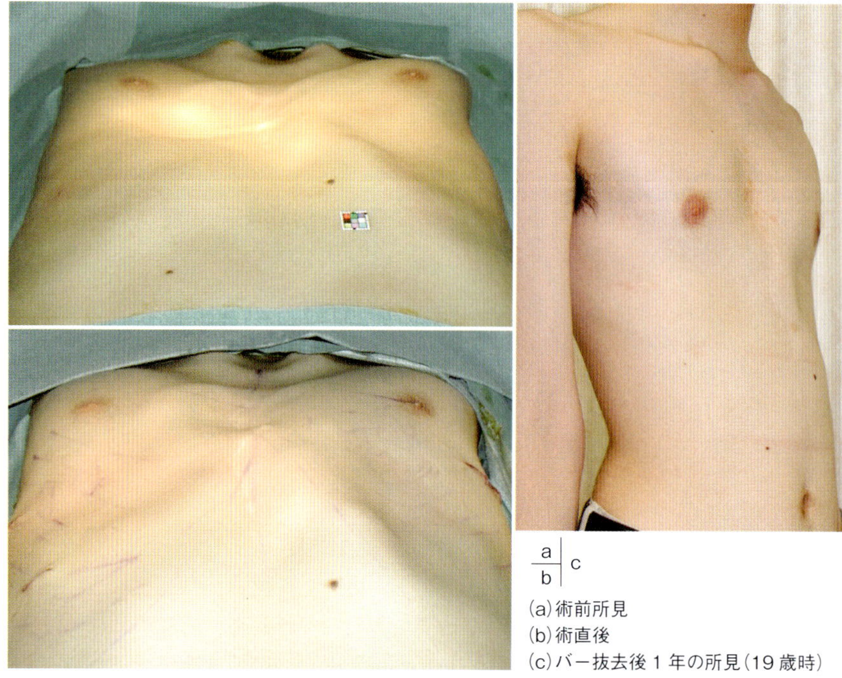

(a)術前所見
(b)術直後
(c)バー抜去後 1 年の所見(19 歳時)

図 5　症例 1：Nuss 法による形成術を施行(15 歳時)

合は，遺伝科への紹介が最良である。MFS の治療を適切に進めるには複数科の協力が不可欠であり，チーム医療を実践するための中心的役割として遺伝科の介入は不可欠と考える。しかし遺伝科受診が難しいケースも多く，その場合は 2010 年に報告された改訂 Ghent の基準(表)に準じて診断を行い[5]，その結果を踏まえて関連科との連携を図る。

実際の治療においては，これら結合組織の脆弱性を有する疾患治療を専門とする多くの施設で Nuss 法による早期治療は推奨されていない。前述した変形を惹起する可能性があるため，再発や組織の脆弱性による改善度の低さなどが問題とされている。これらの施設では循環器疾患や側弯に対する治療が一段落した段階での治療を薦めている。われわれの経験でも，これら結合組織の脆弱性を有する疾患においても成長に伴い硬組織の強度は増していた。そのため MFS や類似疾患が確定された場合，もしくは疑われる場合は，可能な限り待機的な治療を考慮するのが安全と考える(図 5)。

表　改訂 Ghent の基準(2010)

1. バルサルバ拡大
2. 水晶体脱臼
3. 遺伝要素(MFS の家族歴，FBN1 遺伝子変異)

2 項目以上陽性→ MFS，心血管または遺伝性のみ→ systemic score 7 点以上なら MFS，該当項目なし→ MFS 否定

一方，前述したように早期治療を要求された場合は，バーの支持点に作用する力を減じ，術後変形や胸骨へのバーの迷入を予防するのが安全である。われわれは胸部正中切開よりアプローチし，最も変形を生じている肋軟骨膜の剥離や同肋軟骨の scoring および胸腔鏡下での胸骨裏面皮質骨のみの骨切りなどを併用している。胸郭の左右方向での collapse(図 3)を防ぎ，また挿入したバーの支持点の安定性を妨げないよう，第 5 肋軟骨への操作は行っていない。バー中央部は

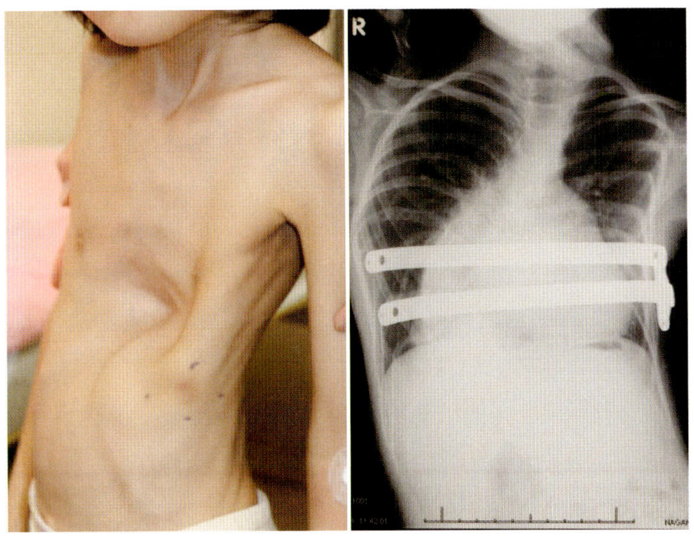

(a)術前所見　(d)バー2本による矯正を施行した。

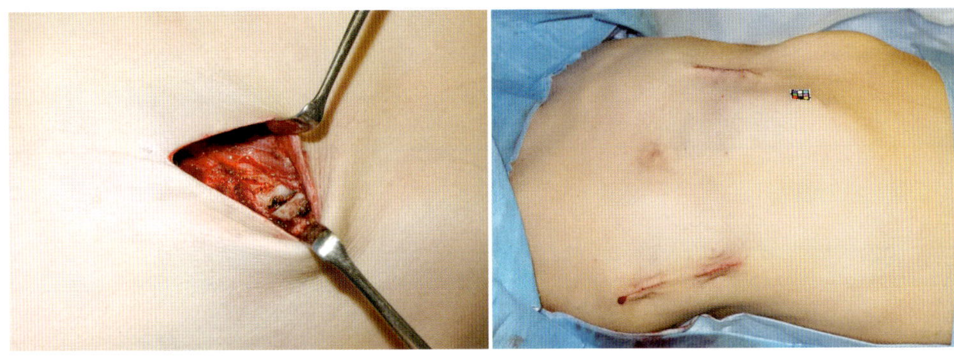

(b)正中部からの肋軟骨処理　(c)術直後

図 6　症例 2：高度側彎変形矯正のため 3 歳時に治療

やや平坦とし，複数本のバーを使用することで 1 点に力が作用しないよう留意している（図 6）。

引用文献

1）Dean JC: Marfan syndrome; Clinical diagnosis and management. Eur J Hum Genet 15: 724–733, 2007

2）Collod G, Boileau C: Marfan syndrome in the third millennium. Eur J Hum Genet 10: 673–681, 2002

3）Mizuguchi T, Collod Beroud G, Akiyama T, et al: Heterozygous TGFBR2 mutations in Marfan syndrome. Nat Genet 36: 855–860, 2004

4）De Paepe A, Devereux RB, Dietz HC, et al: Revised diagnostic criteria for the Marfan syndrome. Am J Med Genet 62: 417–426, 1996

5）Loeys BL, Dietz HC, Braveman AC, et al: The revised Ghent nosology for the Marfan syndrome. J Med Genet 47: 476–485, 2010

永竿智久

5 漏斗胸の保存的治療

!! 手術以外の漏斗胸の治療法としては器具を用いた吸引治療が報告されている。吸引療法を行うことによりある程度は軟部組織が肥厚するので，若干は胸郭の陥没程度は改善する。しかし，胸郭の形態を長期的に改善するという証明はなされておらず，単独で漏斗胸を根治する手法としては疑義が残る。胸郭を腹側に向かって突き出す漏斗胸体操は，陥没の悪化と再発防止のために推奨される。

漏斗胸の手術に関する技術は近年急速に進歩を見ており，手技の安全性に関してもリスクはかなり小さくなってきている。しかし，胸部は生命活動の根幹である心肺を含んでいるので，患者としてはできることなら手術を受けずに漏斗胸を治したいと考えるのが自然である。そこで本項においては，手術以外の漏斗胸の治療に関して論じる。

吸引療法

胸部に洗面器状の器具を取り付けたうえで空気を吸引し，陰圧をかける治療法である（図 1）。吸引圧を加えることにより漏斗胸を治療しようとする試みそのものは 20 世紀の初頭より見られる[1]。近年になり最初にこの治療法を試みたのは，ドイツの技師であり自身も漏斗胸の患者であった Eckart Klobe とされている[2]。彼を第 3 著者として書かれた 2005 年の論文によれば，シリコン製の吸引器を胸部に取り付けたうえ，大気圧の 15％となる程度まで 1 日に 2 回，各 30 分程度の吸引を行うように患者に指示し，60 人の患者〔男性 56 人，女性 4 人，平均年齢 14.8 歳（6～34 歳）〕に対して平均 10 カ月の治療を行っており，使用開始後 1 カ月で 85％の症例に 1cm 以上の挙上効果が見られたと報告している。また副作用として，すべての患者に対して皮下出血が認められたとしている。この論文においては，吸引療法は漏

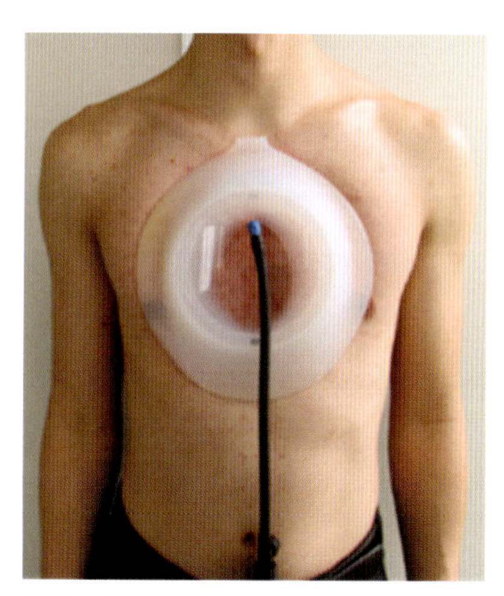
図 1　吸引療法

斗胸の治療法としての可能性は秘めているけれども，長期的な効果に関して有効か否かを決定するには時期尚早であるという結論に落ち着いている。また，14 例の患者について Nuss 法を施行する際に胸郭を挙上する補助として吸引療法を使用したところ，胸骨後面のスペースを開大するうえで有効であったとも述べている。

ほぼ同時期に，同様の臨床研究が Haecker ら[3]により行われており，平均年齢 17.8 歳(6～52 歳)の患者 34 人(男性 31 人，女性 3 人)に対して吸引療法を行った結果につき 2006 年に報告を行っている。この試みにおいては前述の方法とほぼ同じ方法(大気圧の 15％となる程度まで 1 日に 2 回，各 30 分程度の吸引)を行うように患者に指示し，平均 10.4 カ月ケアを行わせてその結果につき評価を行っている。短期的な効果としては，①器具の使用に伴ってすぐに，胸壁の陥没部分が挙上されること，②小児患者における挙上効果の方が成人よりも早く出現するが，陰圧を解除した後に後戻りする時間も早いこと，③皮下出血，背部および上肢の一過性の痛み，肋骨骨折などが合併症として見られたことを報告している。長期的な効果としては，吸引療法終了後 3 カ月で，79％の患者において 1.5cm 以上の挙上効果が得られたことを報告している。これらの結果に基づき Haecker は，持続吸引療法は一部の患者に対しては有効であると述べている。

Haecker[4]は 2011 年にも吸引療法による効果判定の論文を発表している。治療患者数は 133 人(男性 110 人，女性 23 人)に増えているが，吸引療法の方法は変わっていない。この報告においては，79％の患者において吸引療法開始後 1 カ月で 1cm 以上の挙上効果が得られたこと，13.5％の患者においては 18 カ月にわたる吸引療法の結果，正常な状態にまで回復したことが報告されている。しかし，その修正が長期にわたり続くか否かに関するエビデンスのある評価はなされていない。しかるに Haecker らは「吸引療法は一部の患者においては手術の代替になり得る治療である(“The vacuum bell proved to be an alternative therapeutic option in selected patients suffering from pectus excavatum”)」と結論づけている。

著者ら(野口および永竿)の意見によると，ケアの終了後数カ月程度の観察期間で最終的な評価を行うのは適切とは思えないし，装着の時間も患者により一定していない。さらに 1.5cm の挙上は骨格の変化が仮にまったくなかったとしても，習慣的な皮下血腫による軟部組織の肥厚によっても十分に起こり得る程度である。ゆえに，Haecker らによるこの臨床研究は，吸引療法が手術に代替し得る治療であることの証明にはなっていないと考えている。

そして著者らは，吸引療法は

① Nuss 手術を行うにあたり，胸壁を挙上することにより剥離を行いやすくする
② Nuss 手術におけるバー抜去の後戻り変形を防止する
③陥没の程度が 1cm 程度の軽微な漏斗胸症例において，軟部組織を肥厚させることによって見かけ上の改善を図る

ための補助手段であり，単独では根本的な治療法とはなり得ないと考える。

漏斗胸体操

漏斗胸の患者は多くの場合に，脊柱の前屈したいわゆる「猫背」の姿勢をとっていること

が多い。これは，胸部に存在する変形を隠そうとする潜在心理の現れ，および脊柱起立筋の筋力の低下が原因と考えられる。背屈の姿勢が習慣化すると胸郭の陥没はさらに増悪する。これを防止するために，患者に対して体操を指導する。深呼吸をしながら背屈し，それと同時に肩関節の回旋ならびに上肢の伸展を行う（図 2）。この動作を行うことで，肋軟骨に対して外側向きの力が作用する。Ⅰ-4「漏斗胸の成因」の図 2 で述べたように，肋軟骨部に対して外側向きの力が作用すると，胸郭の陥没部分は腹側に向けて挙上される。体操単独では漏斗胸の治癒までは期待できないとしても，少なくとも増悪を防ぐうえで一定の効果は期待できる。どの程度の時間と頻度で行えばよいのかについての客観的な基準はないが，著者らは最低で 1 日 2 回以上，1 回につき 20 回程度の運動を勧めている。この体操を指導することは，体操そのものの効果以外に，良い姿勢を保とうという意識を常にもつように教育する効果も含む。

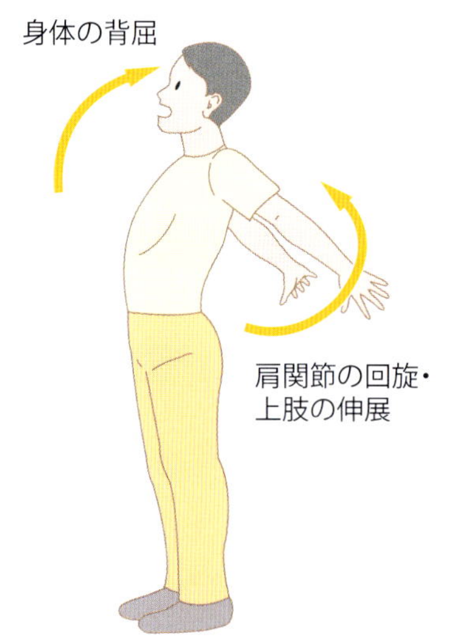

図 2　漏斗胸体操

引用文献

1) Lange F: Thoraxdeformitäten. Handbuch der Kinderheilkunde, vol. V, Churgie und Orthopädie im Kindesalter. p157, edited by Pfaudler M, et al, FCW Vogel, Leipzig, 1910
2) Schier F, Bahr M, Klobe E: The vacuum chest wall lifter: An innovative, nonsurgical addition to the management of pectus excavatum. J Pediatr Surg 40: 496-500, 2005
3) Haecker FM, Mayr J: The vacuum bell for treatment of pectus excavatum: An alternative to surgical correction? Eur J Cardiothorac Surg 29: 557-561, 2006
4) Haecker FM: The vacuum bell for conservative treatment of pectus excavatum: The Basle experience. Pediatr Surg Int 27: 623-627, 2011

Ⅶ
漏斗胸手術の将来

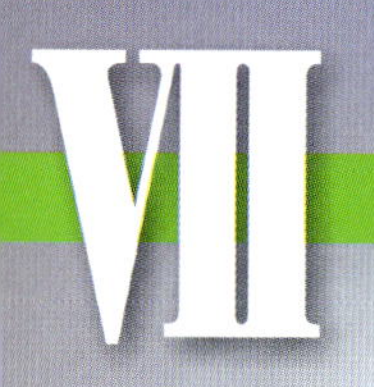

永竿智久

1 再生医学を応用した漏斗胸の治療

!! 近年の再生医学技術の進歩により，身体からわずかな組織を採取し，増殖させた後にそれを移植することが可能になっている。この技術は，漏斗胸の治療にも応用することができる。本項においては著者らがすでに実用している，耳介より採取した軟骨細胞を増殖させた後に移植する方法について紹介する。

Nuss 法，Ravitch 法の双方についていえることであるが，手術を行えば胸郭の陥没した部分を挙上することはできても，胸郭に若干の凹凸が残る場合がある。Nuss 法は陥没した部分の下に矯正バーを挿入して，その部分を腹側に押し上げることをその本質とする。バーの挿入によって持ち上がる程度は，胸郭のすべての領域で同じわけではない。突出しすぎる部分もあれば，十分に挙上されない部分も存在する。このため一部の症例においては，Nuss 法を施行した後に，胸の表面に若干の凸凹が出現することがある。一方，Ravitch 法においては，変形している肋軟骨を周辺から離断してその形を修正する。このために離断した部分に段差が生じる。

多くの患者はこうした段差がたとえ多少残っても，手術直後においては，とにかく陥没がなくなったということで満足する。しかし胸の形に見慣れてくると，より完全な凹凸の少ない形態を求めるものである。

たとえば図[1)]に示す患者は過去に，ある病院において手術を受けたが，術後数年を経るうちに陥没が再発した症例である(図-a)。骨の組み換え，もしくはバー挿入による修正術(すなわち Nuss 法による再手術)について説明したが，より侵襲の少ない方法を希望したので，培養軟骨の移植による輪郭形成を行った。

まず患者の耳介軟骨を外来にて採取した(図-b)。局所麻酔下に，約 1cm^2 の軟骨片を患者の耳介より採取し，細切する。そして penicillin G，streptomycin sulfate，amphotericin B を添加された phosphate-buffered saline にて洗浄する。さらに細片を 0.3%コラゲナーゼにより処理する。そして 37℃において 4 時間撹拌し，100 μm の小孔を有す cell-strainer により濾過する。この濾過により，軟骨細胞が単離される(図-c)。

得られた軟骨細胞を 3 継代培養する。3 継代目には多層構造をとるに至る(図-d)。軟骨細胞数は 3 継代の培養により約 1,000 倍に増加する。この状態に至る培養期間は約 4 週間である。培養された軟骨細胞はゲル化され，注射が可能な状態となる。

このゲル状の軟骨を陥没部に注入する(図-

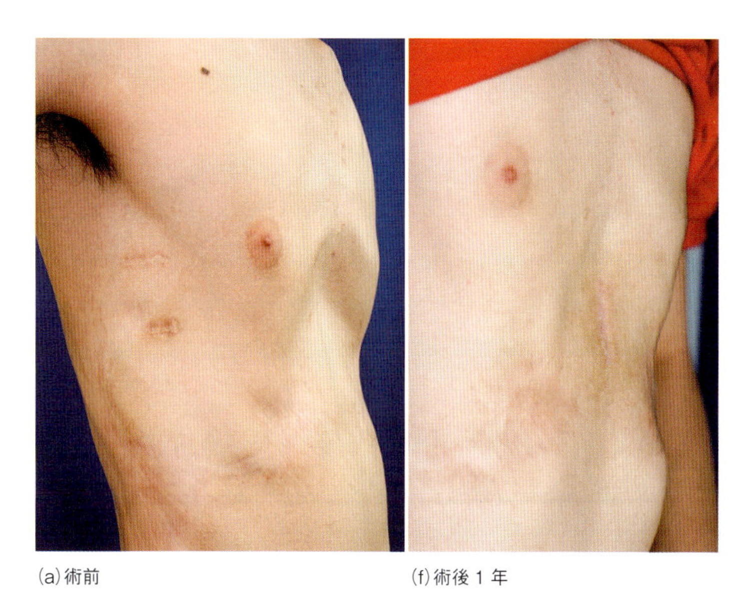

(a)術前　　(f)術後 1 年

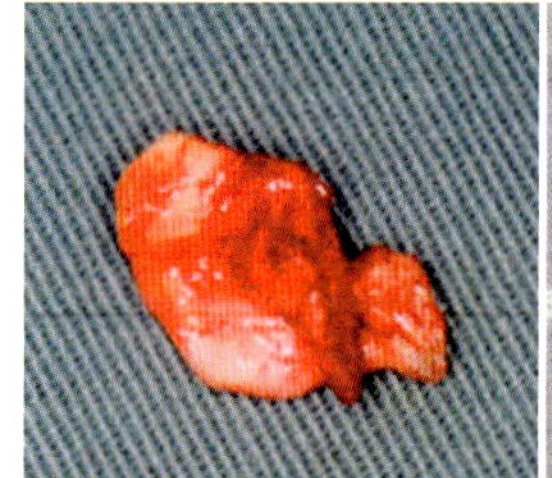

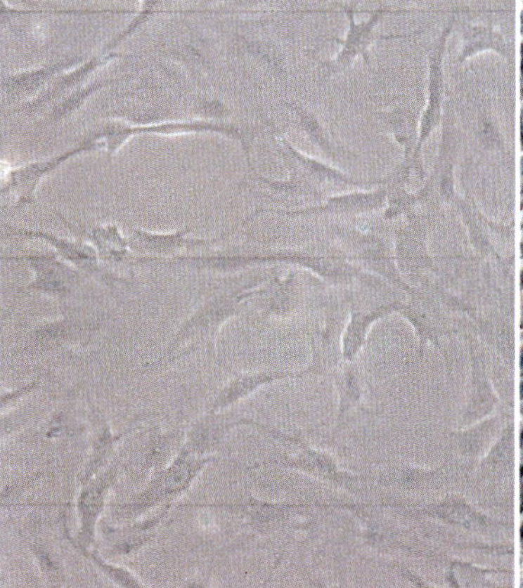

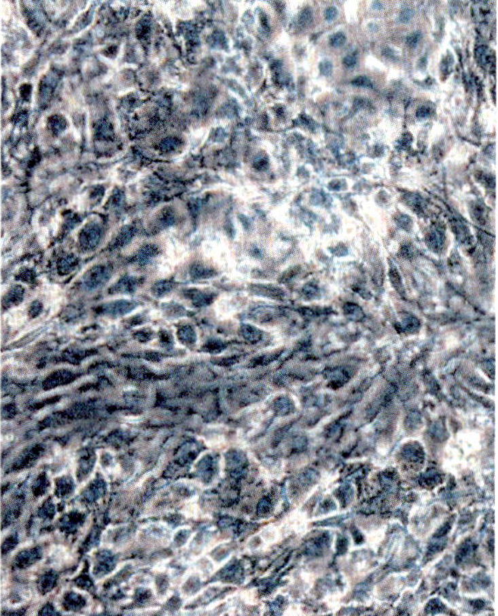

b | c | d
(b)採取した耳介軟骨
(c)単離された軟骨細胞
(d)3継代培養後

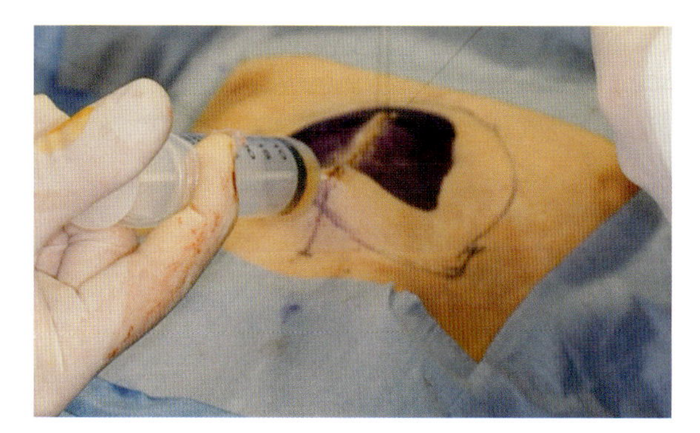

(e)ゲル状の軟骨を陥没部に注入しているところ

図　症例：18 歳，男性，手術により十分な改善の得られなかった症例

(Tamai M, et al: Correction of secondary deformity after Nuss procedure for pectus excavatum by means of cultured autologous cartilage cell injection. Int J Surg Case Rep 15: 70-73, 2015 より引用)

e)。皮下を剥離して移植用のスペースを作成したのちに，変形部分が適切な輪郭を呈するまで注入する。術後は移植された培養軟骨を正しい位置に保つために，皮下ポケット全体をフィクストンスポンジで軽度圧迫して安静保持する。1カ月程度経てば移植軟骨は弾性硬となり，安定する(図-f)。

少ない侵襲で陥没を修正できることが，培養軟骨による漏斗胸治療の最大の利点である。治療に時間がかかること，および胸郭の形態を変えるわけではないので心肺機能には改善のないことが欠点ではあるが，すでに手術が行われている患者の微細な凹凸を治す方法としては，考慮に入れ得る治療法である。現在わが国においては，香川大学形成外科と矢永再生医学研究所(北九州市)の共同により同治療を行っている。なお，軟骨細胞の培養ならびに移植の詳細については文献を参照されたい[2)~4)]。

引用文献

1) Tamai M, Nagasao T, Yanaga H, et al: Correction of secondary deformity after Nuss procedure for pectus excavatum by means of cultured autologous cartilage cell injection. Int J Surg Case Rep 15: 70–73, 2015
2) Yanaga H, Imai K, Yanaga K: Generative surgery of cultured autologous auricular chondrocytes for nasal augmentation. Aesthetic Plast Surg 33: 795–802, 2009
3) Yanaga H, Imai K, Tanaka Y, et al: Two-stage transplantation of cell-engineered autologous auricular chondrocytes to regenerate chondrofat composite tissue; Clinical application in regenerative surgery. Plast Reconstr Surg 132: 1467–1477, 2013
4) Yanaga H, Imai K, Fujimoto T, et al: Generating ears from cultured autologous auricular chondrocytes by using two-stage implantation in treatment of microtia. Plast Reconstr Surg 124: 817–825, 2009

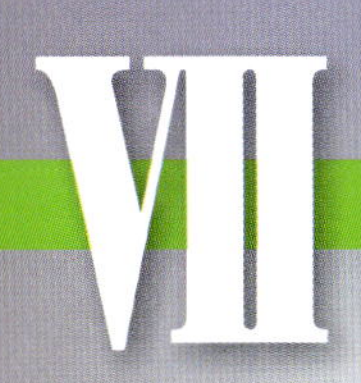

永竿智久

2 力学シミュレーションを応用した手術プランニング

!! Nuss 手術においてはどの肋間にバーを装着するのか，何本のバーを装着するのかによって結果がまったく異なる。また胸郭の形および硬さには大きな個人差があるので，まったく同じ方法を用いたとしても，同じ形になるとは限らない。個々の患者の胸郭の個性を考慮に入れたうえで，それぞれの患者に最も適した手術プランニングを行う必要がある。プランニングを行ううえでの，力学を応用した最先端技術につき紹介する。

Nuss 法を用いた漏斗胸治療を行うにあたって難しい点は，「まったく同じ手術を行っても，患者によって結果が異なる」という点である。例えば図 1 に示した 2 つの症例は，どちらも第 5 肋間に 1 本のバーを挿入した症例である。手術した年齢もそう変わりはなくそれぞれ 8 歳（左）および 7 歳（右）で手術を行っている。それにもかかわらず術後の形態は異なっている。左の症例においては比較的満足な胸郭の形態が得られているが，右の症例においては季肋部が突出している。

このような相違が生じる原因は胸郭の形と柔軟性が，患者により異なるからである。Nuss 法においては，胸郭の陥没した部分を，バーを挿入することによって腹側に押し上げることにより，その形を修正する。胸郭の軟らかさが異なれば，結果も異なってくる。素直に考えると，このことはごく当然である。例えば，硬い素材からできている物体と，軟らかい素材からできている物体に，同じ外力を加える場合を想定する（図 2）。最初は同じ形態をしているとしても，硬い素材からできている物体は少ししかひずまないのに対し，軟らかい素材からできている物体は大きくひずむであろう。これと同様に，肋軟骨や胸骨の硬さ，そして肋胸関節のコンプライアンスは個々人において大きく異なるために，まったく同じ手術を行っても術後の結果は大きく異なり得るのである。

すなわち，Nuss 法を行っても患者に応じて結果は異なる。ゆえに画一的な手術をすべての患者に対して行っては良い結果を出すことはできない。ある患者に対しては，少し高位の肋間にバーを装着したり，挿入するバーの形を若干変えたりするといった，「オーダーメイドの治療計画」を立てることが，今後の漏斗胸治療の目指すべき方向ではないであろうか。このためにはまず，「手術を行うと，胸郭はどのような形になるのか」をある程度は予測しなくてはいけない。

胸郭は「形」と「硬さ」の点で個人差を呈する。形も硬さもそれぞれ異なる，個々の個性を考慮に入れたうえで，術後の形態を予測するにはどのようにすればよいであろうか？

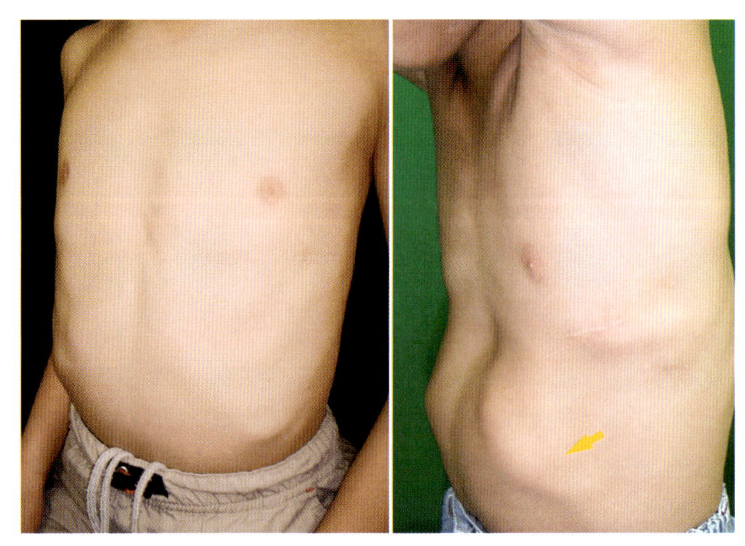

図 1　同じ手術を行っても結果が異なる例
右の症例においては季肋部(矢印)が突出している。

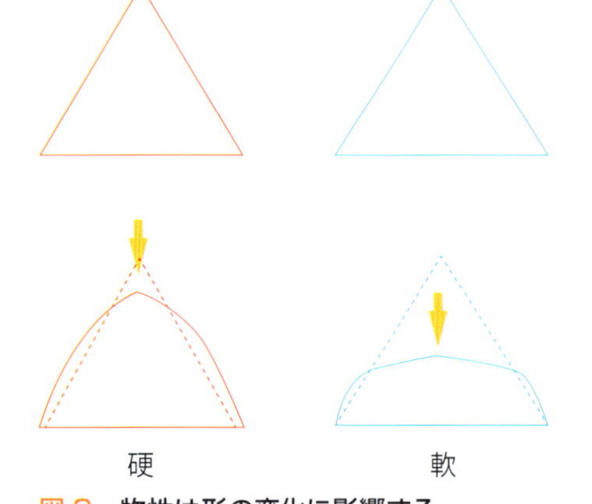

図 2　物性は形の変化に影響する
同じ外力を加えたとしても，対象の硬さに応じて変形の仕方は異なる。

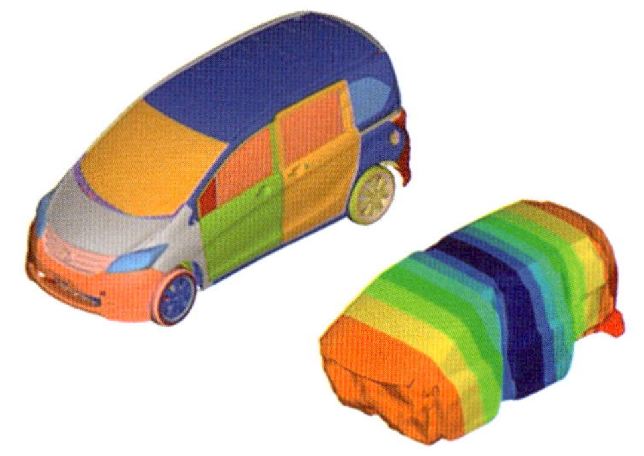

図 3　衝撃が加わった際の車両変形の予測
(岐阜大学工学部の HP より引用)

工学的な計算技術を用いれば，この予測が可能となる。工業の領域においては，「ある物体に力を加えると，その物体はどのように変形するのか」に関する予測は広く行われている。特に交通事故や地震などの際に大きな力が加わり得る車や建築物については，人の命に直結するだけにこうした予測が緻密に行われている(図 3)。

予測は力学的な計算を通じて行われる。その原理のエッセンスを述べると，「解析の対象を簡単な単位にまで分割し，その単位について力学的計算を行ったあと，結果をコンピューター演算で集積する」手法をとる[1]。例えば 1 本の棒に対して力が作用すると，その棒がどの程度弯曲するのか，その支点にはどの程度の力が加わるのかは，比較的簡単な力学計算を行うことで容易に予測できる(図 4)。

胸郭の形態は複雑であるが，つきつめると各種の骨と肋軟骨，そして筋肉および靭帯の複合体である。そしてそれぞれの構成要素は，比較的単純な力学モデルによって模擬す

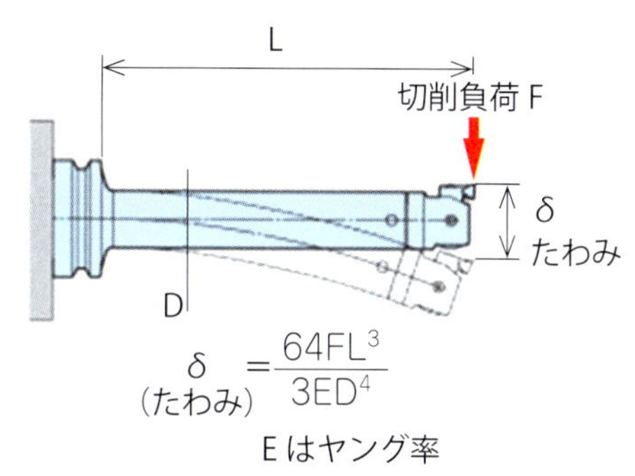

$$\delta\ (\text{たわみ}) = \frac{64FL^3}{3ED^4}$$

E はヤング率

図 4　棒に対して負荷が加わる際の計算
（大和精機の HP より引用）

ることができる。たとえば肋間筋は伸展と収縮をする点が特性であるから「ばね」によって表現し得るし，肋骨はある幅と長さ，硬さを有する「梁」によって表現し得る（図 5-a）。こうして比較的単純な構成要素に分割したうえでそれぞれをモデル化し，それらを組み合わせれば複雑な形態を有する胸郭も，「ばね」によって結合された「梁」の集合体へと変換することができる（図 5-b）。

こうして作成された三次元力学モデルの胸骨に対してバーの装着を模した外力負荷を加え，おのおのの構成要素がどのように変形するのかについて力学計算を行う。さらに各要素が連動・変位する量を集積することで，手術を行えば胸郭の形態がどのように変化するのかを予測することができる（図 5-c）[2)3)]。

こうした予測は手術のプランニングを行ううえで非常に有用である。例えば図 6 のような成人症例に対して手術を行う場合，1 本のバーを用いればよいのか，2 本のバーを使用すべきなのかについて術前にある程度の予測を行わなくてはいけない。

シミュレーション計算を用いて，バーを 1 本装着した場合には胸郭の形態はどのようになるのか，および 2 本使用した場合にはどのようになるのかを予測する。それぞれ図 7 のような形態が予測される場合，バーを 2 本装着した場合の方が形態は良好である。ゆえにこの場合には，2 本のバーを使用すべきである。このように，力学的シミュレーションは手術方針を決定するうえで有用である。

著者らのグループ（香川大学形成外科）においては，2006 年度よりこうした漏斗胸の手術シミュレーションの研究に取り組んできた。近年（2015）においてはより精緻なシミュレーションを行うことが可能になっている。まずおのおのの患者の胸郭 CT データを画像処理ソフトを用いて処理し，もとの胸郭の立体情報を正確に反映する三次元モデルに変換する。この変換を行うにあたっては，形態のみならず胸郭の各部分の硬度の差異についても反映しなくてはならない。そこで CT データを密度に基づいて，骨・肋軟骨・胸骨の各部分に分割する（図 8）。こうして，各部分の形態のみならず，硬度の差異も正確に反映する三次元 CAD（Computer-Aided Designing）モデルが作成される。作成されたモデルをさらに微細な要素に分割する。

続いて CT 値の相違に応じて，胸郭を硬度別に領域分割する。これらの操作を行うことによって，元の胸郭の形態と力学的性質（硬度および密度）を正確に再現した，小要素からなる三次元モデルが作成される（図 9，10）。

こうして作成された有限要素モデルに対して，バーの挿入を模した負荷を加える。バーが装着された場合，胸骨の後面は左右胸郭の最前点を結ぶ直線上まで持ち上げられる。ゆえに図 11 における点 Q が，点 P と点 R を結ぶ線分上に移動するように外力負荷を加える。するとバーを装着した場合，胸郭の形態がどのように変化するのかを正確に予測することができる（図 12）。

漏斗胸の手術を行うにあたり周到な準備を

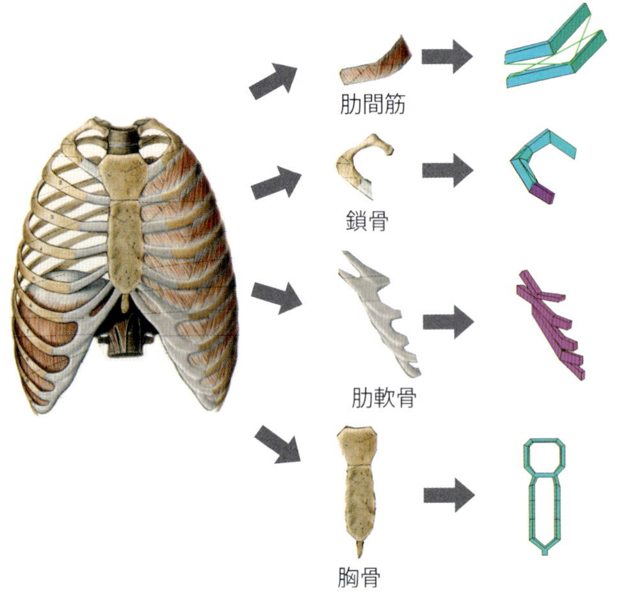

(a)胸郭を各要素に分割したうえで，それぞれを力学モデルで表現する。

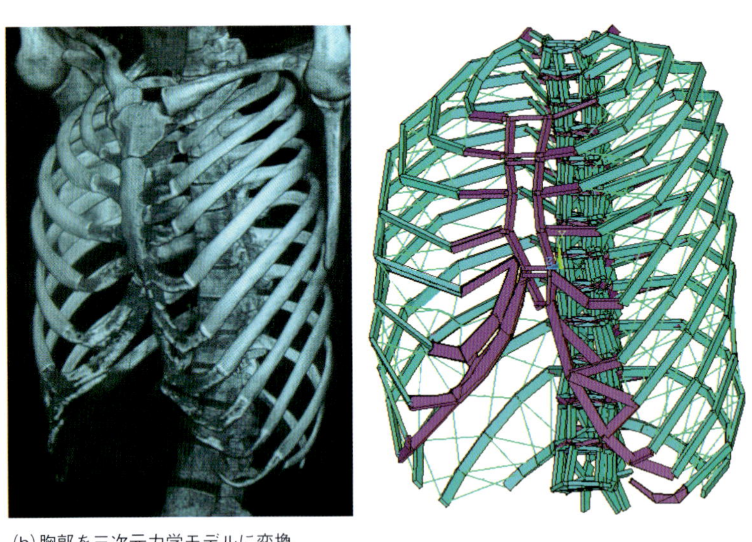

(b)胸郭を三次元力学モデルに変換

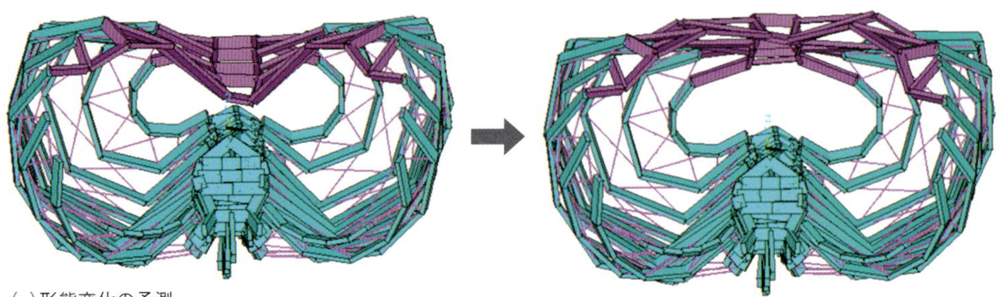

(c)形態変化の予測

図5　胸部の三次元力学モデル化

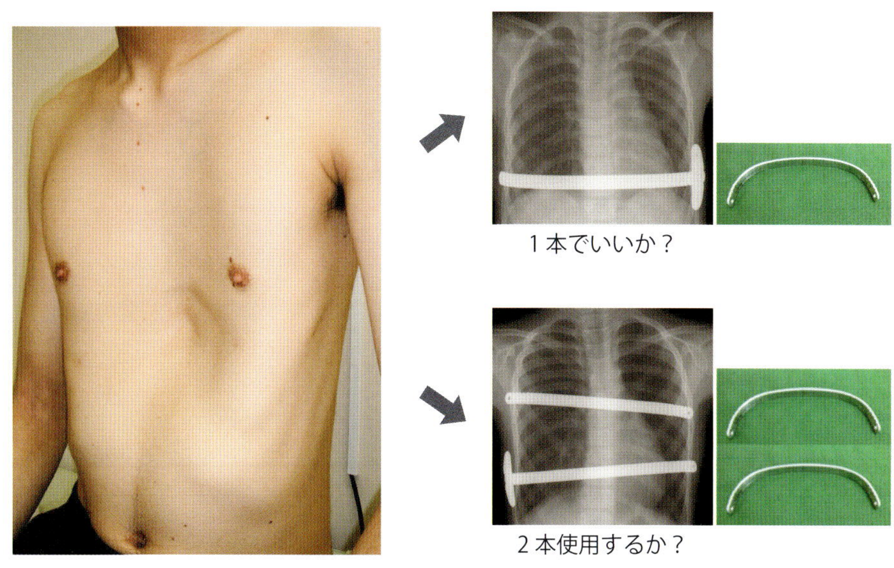

図6　バーの装着本数が問題になる場合

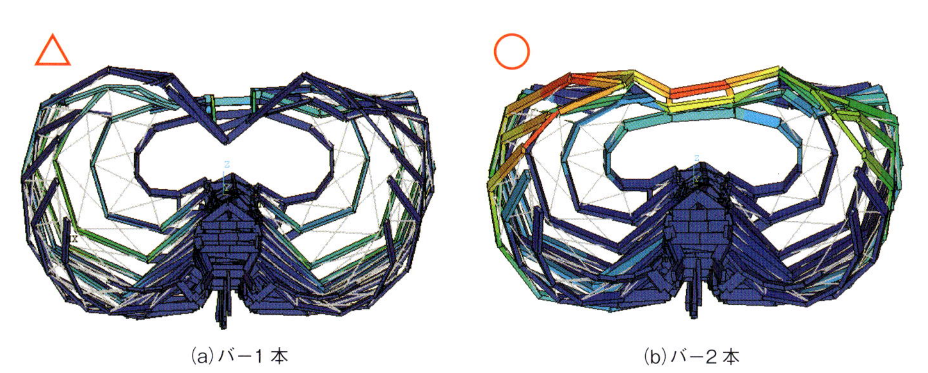

図7　バーを1本使用した場合と2本使用した場合の胸郭形態

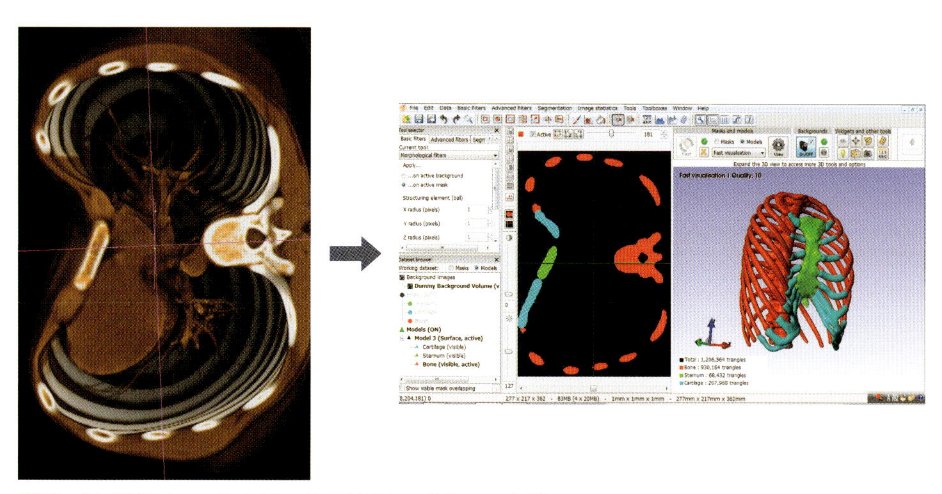

図8　画像処理ソフトを用いた三次元モデルへの変換

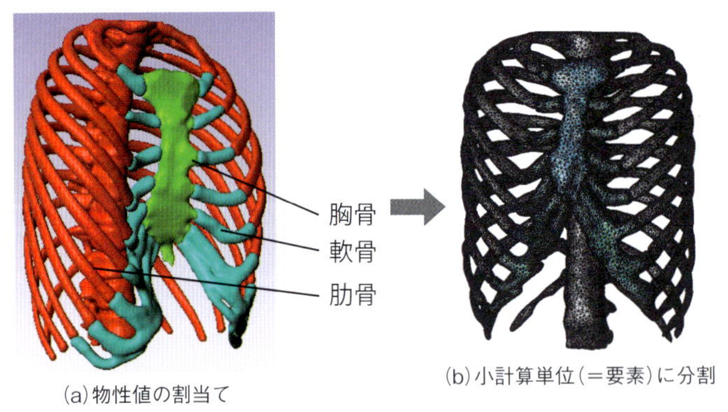

図 9　胸郭の硬度をモデルに反映する
各部分に適切な硬度を割り当てた後に，小要素に分割を行う。

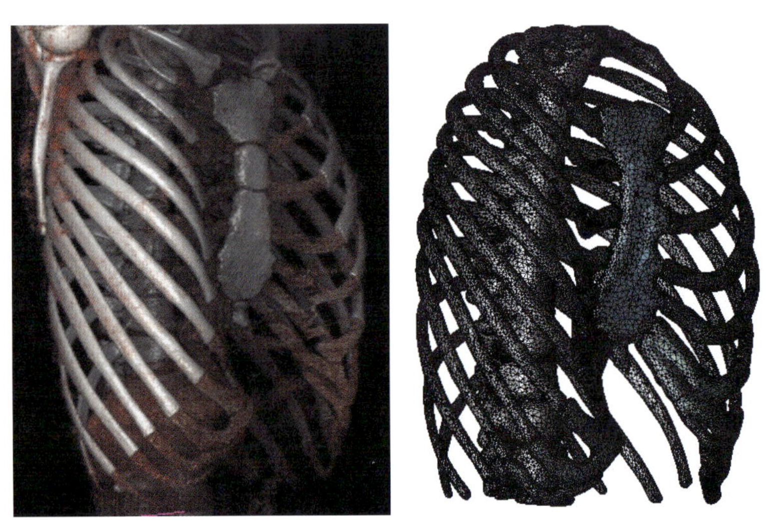

図 10　有限要素モデルの作成
CT データを基準として各患者の胸郭につき有限要素モデルを作成する。

し，良い結果を得ることを目的としてわれわれは研究を展開した。その意図ならびに「できるだけ正確に個々の患者の胸郭をモデル化して手術の力学シミュレーションを行う」という考えそのものは変わってはいないが，図 5-b，c で示したような初期における梁要素の組み合わせモデルに比して，図 10，12 に示したような最近のモデルの方が肋骨および肋軟骨の形態がより精度が高い。このために，より複雑な手術シミュレーションも現在では行えるようになっている。

漏斗胸の治療においては Ravitch 法をその源流とし，胸骨反転法，Nuss 法と米国を主導として手術方式が開発されてきた。遺憾ながら，わが国から世界に向けて発信した情報はほぼ皆無に近い。この状況を鑑み著者らは，本項で紹介したごとき力学技術を導入した手術設計の概念を，わが国オリジナルの概念として国際的に発信している[4~9]。

なお本研究については，香川大学形成外科の HP より「医学-工学研究グループ」にリンクすれば，より詳しい内容を見ることができ

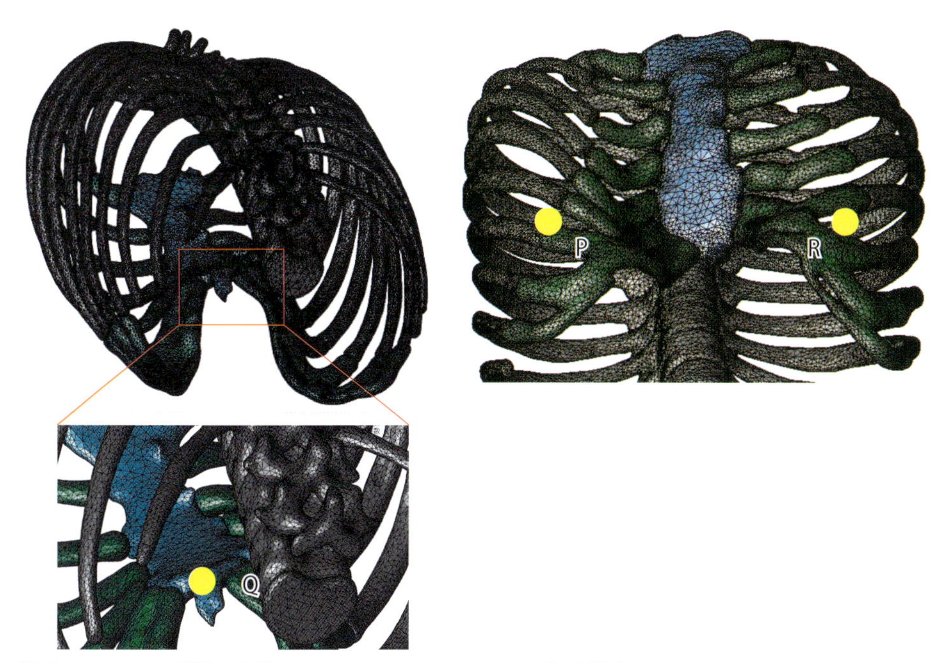

図 11　Nuss 手術の力学シミュレーションにおける条件設定
胸骨後面の点 Q が，前胸郭の最前点 P と R を結ぶ線分上にくるように負荷を加える。

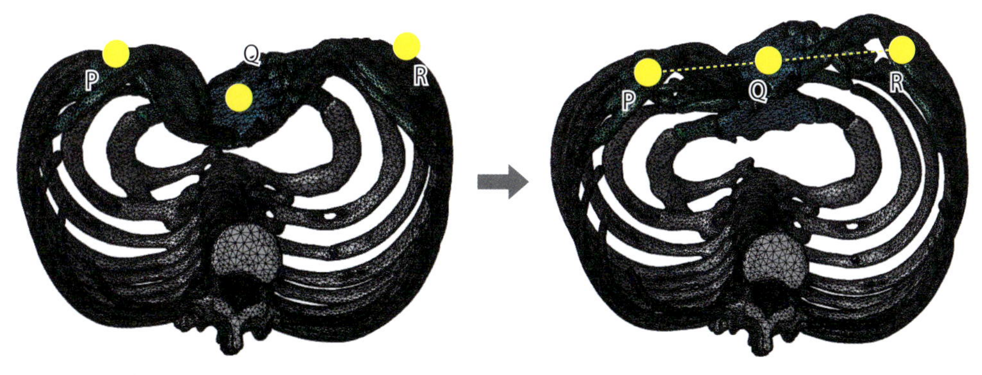

図 12　最近のモデルにおける手術シミュレーション
Q は胸骨後面の点，P と R は胸郭の最前点を示す。

る。また，この力学計算を通じて胸郭上に発生する応力についても評価することができる。本書では，Ⅳ-3「成人と小児における，Nuss 手術が胸郭に与える影響の差異」において胸郭に発生するストレスを，Ⅴ-7「Nuss 手術が脊椎の形態に及ぼす影響」において脊椎が弯曲する量についてそれぞれ評価を行っているが，本項で述べた解析テクニックを用いて計算したものである。

引用文献

1）永竿智久，宮本純平，緒方寿夫ほか：漏斗胸手術に伴う胸郭形態変化の予測システムの開発．日形会誌 29：412-420, 2009
2）岸正彦：構造解析のための有限要素法実践ハンドブック．森北出版，東京，2006
3）中村恒善：建築構造力学　図説・演習Ⅱ．丸善，東京，1994
4）Nagasao T, Miyamoto J, Jiang H, et al: Stress distribution on the thorax after the Nuss procedure for pectus excavatum results in different patterns between adult and child patients. J Thorac Cardiovasc Surg 34: 1502-1507, 2007
5）Nagasao T, Miyamoto J, Kokaji K, et al: Double-bar

application decreases postoperative pain after Nuss procedure. J Thorac Cardiovasc Surg 140: 39–44, 2010

6) Nagasao T, Miyamoto J, Ichihara K, et al: Age-related change of postoperative pain location after Nuss procedure for pectus excavatum. European J Cardio-Thoracic Surg 38: 203–208, 2010

7) Nagasao T, Noguchi M, Miyamoto J, et al: Dynamic effect of the Nuss procedure on the spine in asymmetric pectus excavatum. J Thorac Cardiovasc Surg 140: 1294–1299, 2010

8) Nagasao T, Shimizu Y, Morotomi K, et al: Irregular location of major pectoral muscle can be a causative factor of pectus excavatum. Medical Hypotheses 82 : 512–517, 2014

9) Nagasao T, Hamamoto Y, Tamai K, et al: Scoring of deformed costal cartilages reduces postoperative pain after Nuss procedure for pectus excavatum. Thorac Cardiovasc Surg PMID: 26166292(in press)

野口昌彦，永竿智久

3 「扁平胸郭」への適応の拡大

!! 近年の漏斗胸の治療技術の進歩により、以前に比してはるかに低い侵襲で胸郭の形態を修正することが可能になっている。これに伴って治療の概念も変遷しつつある。従来においては胸郭の「凹んだ」患者のみが治療を希望していた。しかし凹みは軽度であっても、幅がある割に厚みの乏しい胸郭を有する患者も多い。こうした変形を「扁平胸郭」という新しい疾患概念で著者らはとらえている。Nuss 手術を行うことにより、扁平胸郭は修正することができる。

胸郭形態は成長とともに扁平化する。Daunt ら[1]は557人の胸郭変形のない患児の胸郭形態について Haller index を用いて年齢別に評価し，胸郭は成長とともに扁平化することを報告している。つまり成長に伴い胸郭は前後径に比して横径が増すことになる。この変化は同様に漏斗胸患児にも認められ，その結果，漏斗胸の陥凹変形自体も成長に伴い浅く拡がる傾向にある。小児期の陥凹変形が比較的軽度であった場合，この成長変化は変形の改善と受け取られ治療の対象とならない場合も多かった。しかし，Nuss 法の開発に伴って治療の概念は変化しつつある。

例えば図 1 の症例は，陥没の程度はそれほど重篤ではない。激しい運動をした際に胸部が圧迫されるなどといった症状は認められるものの，従来の感覚からいうと，漏斗胸と正常の境界領域にある。ただし横径に比して縦径が小さく，いわゆる「胸板」が薄い状態である。著者ら（野口および永竿）はこうした状態を表現する「扁平胸郭」という新しい概念を提唱している。著者らの感覚によると，扁平胸郭を有する患者は100ないし200人に1人存在する。胸郭の厚さは男性らしさに大きく影響するので，扁平胸郭は患者にとって深い悩みになっている場合が多い。

インターネットを中心とする情報環境の改善に伴い，漏斗胸の治療が低侵襲になっていることを患者はよく把握するようになっている。これに伴い，胸郭形態の改善を求めて病院を受診する患者も増加している。著者らも漏斗胸の治療に取り組み始めた当初においては，扁平胸郭を取り扱うことはそれほど多くはなかった。これは生理学的検査を行っても，データ上は心肺機能に大きな低下がない場合がまま見られたためである。しかし患者の強い要請を受けて手術を行ってみると，図 1 のごとく胸郭の外観的印象は激変するし，運動時の胸部の圧迫感も改善する場合が多いことに気が付いてきた。

ゆえに次第に扁平胸郭の症例に対しても積極的に治療を行うようになった。Nuss 法お

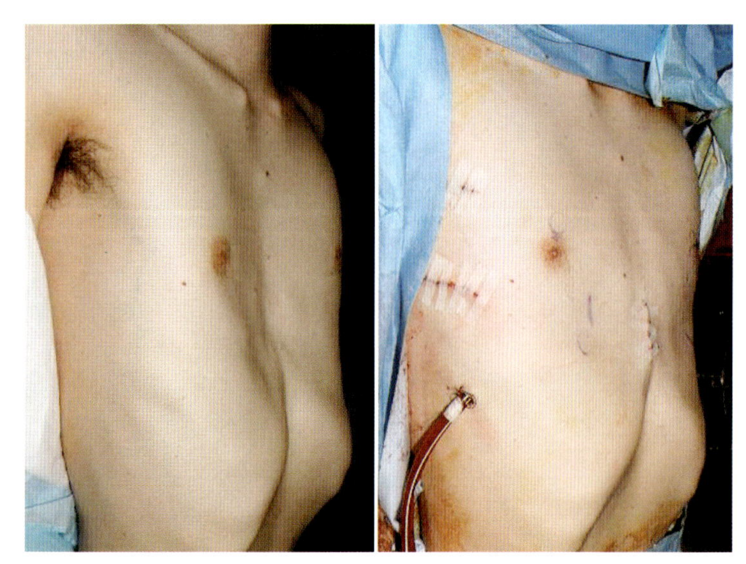

図 1　扁平胸郭に対して Nuss 変法を施行した症例
術前後の胸郭の印象には大きな差が見られる。

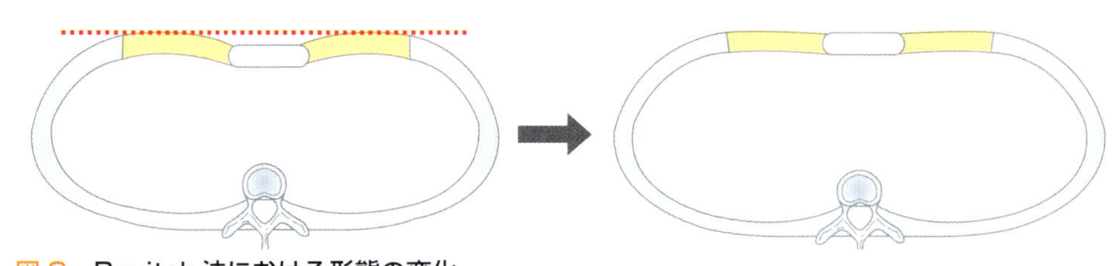

図 2　Ravitch 法における形態の変化
胸郭の最突出点を連結するレベル(左の点線)を基準として陥没は修正されるが，この基準線を越える前突は得られない。

よびその変法が普及したことにより扁平胸郭に治療の適応が広がってきたことは，Ravitch 法に比して小さな切開で手術が行えるという侵襲面での改善もさることながら，力学的な原理の点から見ても理に適っている。

Ravitch 法においては胸郭の陥没部分は，左右の最突出点を結ぶ面を基準として修正される。逆にいえば，この基準面を胸郭の前面が越えることはあり得ない(図 2)。また，胸郭の横径は手術に伴って変化しない

扁平胸郭において形態的改善を得るためには，前述した基準面まで陥没部分が挙上されるのみでは不十分である。扁平胸郭の形態的な問題は，横方向にのっぺりと長いことである。これを修正して美しい胸郭の形態を得るためには，胸郭の正中部分が基準面を越えて挙上されなくてはいけない。さらに扁平胸郭においては胸郭の横径が過長であるので，短く誘導されることが望ましい(図 3)。

この点，Nuss 法の治療原理は Ravitch 法に比してはるかに合目的的である。まず，Nuss 法においてはバーを用いることにより，前述の Ravitch 法における基準面よりもさらに腹側に正中部の位置を規定することができる。ゆえに，より大きな前突を得ることが可能である。さらに，バーの装着後は陥没の復元力はバーを介して外側から内側へ向

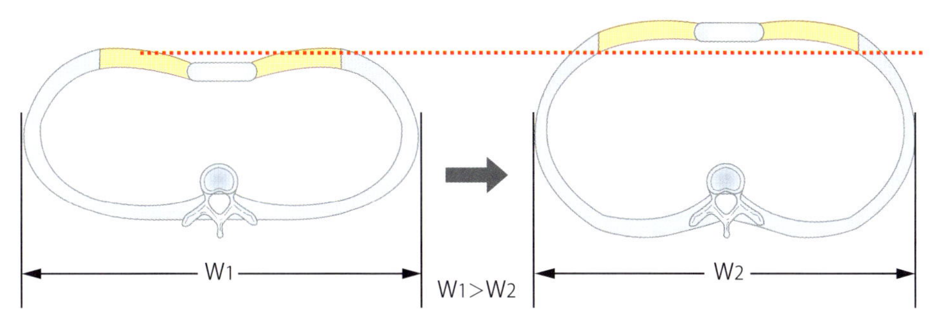

図3　扁平胸郭を修正するうえで必要な条件

左右の突出点を結ぶレベル(点線)を越えた突出が得られる必要がある。また胸郭の横径が過長であるので，短く誘導されるのが望ましい。

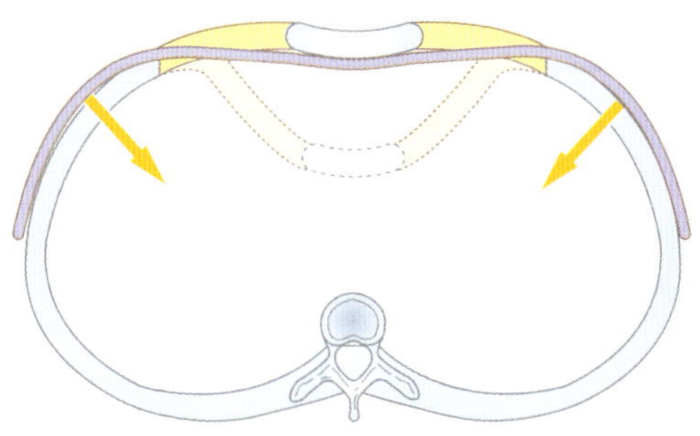

図4　Nuss手術の術後に扁平胸郭が修正される理由

Nuss法においてはバーの装着により内側に向かう力が作用するので(矢印)，胸郭の横径の減少・縦径の増加が期待し得る。

かう力を胸郭に及ぼす(図4)。ゆえに胸郭の横径を縮小する方向に作用する。これら2つの効果により，平板であった胸郭が立体的な形状に誘導される。

このように，扁平胸郭という新たな疾患概念が生じたことと，Nuss手術がこれを修正するうえで合目的的である点により，今後は胸郭変形を修正するために手術を受ける患者は漸増していくと予測される。

引用文献

1)Daunt SW, Cohen JH, Miller SF: Age-related normal ranges for the Haller index in children. Pediatr Radiol 34: 326-330, 2004

事項索引

和文索引

り

ろ

わ

英文索引

C

E

F

H

I

L

O

S

V

人名索引

A

B

D

E

G

H

J

K

L

M

N

O

P

R

S

T

W

Y

漏斗胸の治療　〈検印省略〉

2016年2月25日　第1版第1刷発行
定　価（本体16,000円＋税）

著　者　永竿 智久，野口 昌彦
発行者　今井　良
発行所　克誠堂出版株式会社
〒113-0033　東京都文京区本郷3-23-5-202
電話　03-3811-0995　　振替　00180-0-196804
URL　http://www.kokuseido.co.jp

印刷・製本：株式会社シナノパブリッシングプレス

ISBN 978-4-7719-0455-2 C3047　￥16,000E